U0257058

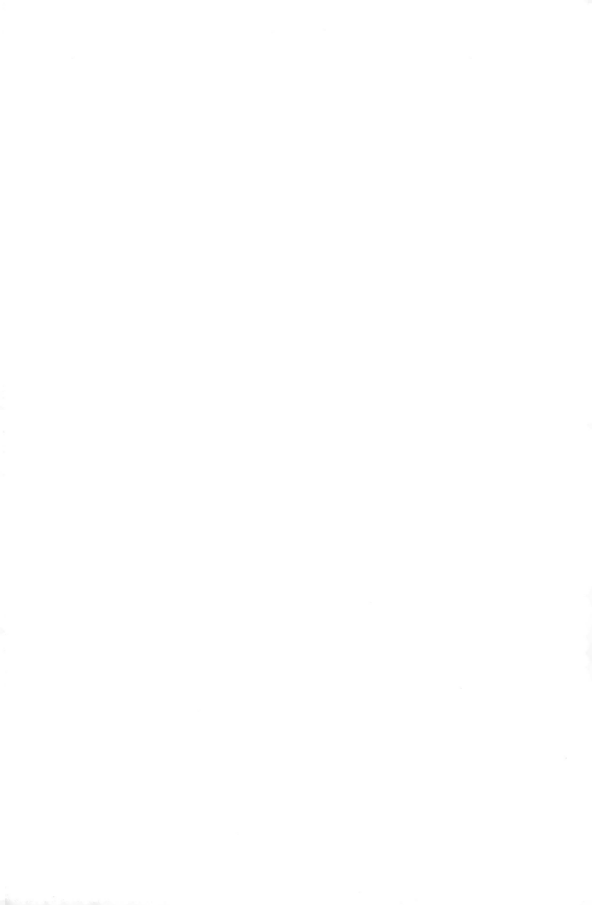

# 妇产科

## 临床疾病诊疗与护理

主　编　魏　利　林圣纳　刘　蓓

副主编　罗婷婷　王增秀　唐春莲

　　　　翟转礼　李钦凤　庄保慧

　　　　苏艳波　柏卓君　曹念怡

　　　　石　莉　李晓蕊　王　影

　　　　张　波　范季秋

编　委　龙　梅　白　雪　张　倩

中国出版集团公司

世界图书出版公司

广州·上海·西安·北京

**图书在版编目（CIP）数据**

妇产科临床疾病诊疗与护理 / 魏利，林圣纳，刘蓓
主编 . -- 广州：世界图书出版广东有限公司，2021.7
　　ISBN 978-7-5192-8847-1

　　Ⅰ．①妇⋯　Ⅱ．①魏⋯　②林⋯　③刘⋯　Ⅲ．①妇产科
病－诊疗②妇产科学－护理学　Ⅳ．①R71②R473.71

中国版本图书馆 CIP 数据核字（2021）第 155193 号

| | | |
|---|---|---|
| 书　　　名 | 妇产科临床疾病诊疗与护理 | |
| | FUCHANKE LINCHUANG JIBING ZHENLIAO YU HULI | |
| 主　　　编 | 魏　利　林圣纳　刘　蓓 | |
| 责任编辑 | 卢雁君 | |
| 装帧设计 | 刘梦杳 | |
| 责任技编 | 刘上锦 | |
| 出版发行 | 世界图书出版有限公司　世界图书出版广东有限公司 | |
| 地　　　址 | 广州市新港西路大江冲 25 号 | |
| 邮　　　编 | 510300 | |
| 电　　　话 | 020-84460408 | |
| 网　　　址 | http://www.gdst.com.cn | |
| 邮　　　箱 | wpc_gdst@163.com | |
| 经　　　销 | 各地新华书店 | |
| 印　　　刷 | 三河市嵩川印刷有限公司 | |
| 开　　　本 | 710 mm×1000 mm　1/16 | |
| 印　　　张 | 25.75 | |
| 字　　　数 | 463 千字 | |
| 版　　　次 | 2021 年 7 月第 1 版　　2021 年 7 月第 1 次印刷 | |
| 国际书号 | ISBN 978-7-5192-8847-1 | |
| 定　　　价 | 168.00 元 | |

# 前 言

随着科学技术的进步，妇儿疾病的诊治理论和技术不断更新，医疗护理水平也不断提高。人民群众要求医疗护理人员提供安全的医疗护理服务。为适应妇产科青年医师、进修医师、实习医师及其他妇产科护理人员的工作需要，我们结合妇产科学新进展和参考有关文献，编写了《妇产科临床疾病诊疗与护理》一书。

本书全面论述了妇产科学的基础理论、临床实践和临床护理，着重介绍了临床常见病及多发病的临床表现、诊断、治疗和护理措施。具体包括以下内容：妊娠期高血压、妊娠与心律失常、妊娠与心肌心包疾病、妊娠与肺部疾病、正常分娩与异常分娩手术、自然流产、产科其他疾病、产前超声检查、子宫输卵管超声造影、妇产科诊疗技术的护理配合、正常妊娠孕妇的护理、正常分娩孕妇的护理。全书理论联系实际，基础联系临床，内容新颖、实用，重点突出，深入浅出，简明扼要，内容涉及很多国内外研究的新进展及先进技术，可以反映目前该领域的新面貌。

由于我们的学识水平有限，书中失误与不足之处在所难免，恳请同行专家及读者批评指正。

编者

2021 年 5 月

# 目 录

CONTENTS

# 第一章　妊娠期高血压

妊娠期高血压疾病是孕产妇常见的并发症，其主要特点是生育年龄妇女在妊娠期20周以后出现高血压、蛋白尿等症状，在分娩后随之消失。该病是孕产妇和围生儿病率及死亡率的主要原因，严重影响母婴健康。妊娠期高血压与出血、感染、心脏病一起构成了致命的四大妊娠合并症，成为孕产妇死亡的主要原因之一。子痫是妊娠期高血压的一种危重病情，但在发达国家并不多见，可能与普通的良好的产前检查和治疗有关。在我国，特别是边远地区，妊娠期高血压综合征（妊高征）的发病率与死亡率较高。1984年及1988年我国先后对妊高征流行病学进行了调查，前瞻性调查370万人，实际调查孕产妇67 813人次，妊高征平均发生率为9.4%，其中子痫的发生率占孕产妇的0.2%，占妊高征的1.9%。国外报道先兆子痫、子痫发病率7%～12%。美国在1979年至1986和英国在1992年两个国家样本研究表明，子痫发生率大约在1/2000，比过去20年大幅度减少。

## 第一节　病因学

妊娠期高血压疾病的发病原因非常复杂，虽然各方学者研究100多年，迄今尚未阐明。近年来，集中于滋养细胞浅着床，胎盘缺血缺氧及具有生物活性的内皮细胞功能障碍的研究，即损伤、功能障碍，导致血管舒缩物质失衡，增加血管对舒缩物质的敏感性，但导致血管内皮损伤的机制有待进一步研究。最近，有研究认为胎盘免疫复合物的超负荷所致的血管免疫炎症是先兆子痫发病的主要原因之一。以下介绍目前认为与发病可能有关的几种因素与病因学说。

## 一、子宫胎盘缺血学说

胎盘滋养细胞侵入蜕膜的功能减退是引起子痫前期的关键因素，也是导致胎盘缺血或缺氧的主要原因之一。近年来的研究多集中于母体接触的滋养细胞，在妊娠12周滋养细胞穿破蜕膜与子宫肌层连接部；妊娠18周可进入子宫肌层动脉。由于滋养细胞入侵，螺旋动脉远端的结构与功能发生改变，重新塑形的螺旋动脉失去血管平滑肌及弹性结构，变成充分扩张、曲折迂回的管型，管壁内许多弥散的细胞滋养细胞代替了血管内皮细胞。覆盖在螺旋动脉中的滋养层细胞对血管紧张素的敏感性降低，使螺旋动脉扩张，子宫胎盘血流量增加。先兆子痫滋养层细胞在血管内移行受抑制，仅在螺旋动脉蜕膜顶部可见少量滋养层细胞，子宫肌层的螺旋动脉维持其平滑肌层及弹性结构。分娩时做胎盘病理，找不到通常所见的浸润的滋养层细胞。

## 二、胎盘免疫理论学说

子痫前期免疫适应不良，可能导致滋养细胞浸润螺旋动脉受到干扰；入侵不足和滋养细胞抑制血管扩张，降低产妇绒毛间血液供应空间，从而减少灌注或造成缺氧。近年研究认为子痫发病的胎盘免疫学有关因素有以下几方面：

第一，精浆—囊泡源性转化生长因子，它可以抑制Ⅰ型免疫反应的产生，被认为与胎盘胎儿发育不良有关。由于母胎免疫适应不良，可使胎盘浅表，随后增加滋养细胞脱落，可能触发一个系统的炎症反应。抗原刺激导致大量辅助Th-1细胞活化、内皮细胞活化和炎症缺血再灌注，或母体不适当地对存在的滋养层过度炎症反应。

第二，多态性的HLA-G在滋养叶细胞介导的细胞毒方面也起着重要的作用。

第三，自然杀伤细胞产生细胞因子，它们是与血管生成和结构有关的因子，包括血管内皮生长因子、胎盘生长因子和血管生成素Ⅱ。可见精浆—囊泡原性免疫因素、HLA-G活性、自然杀伤细胞的活性等与胎盘血管的重铸有着重要的关系，免疫机制控制着滋养层细胞的浸润，在子痫前期发病中起着重要的作用。

胎盘免疫复合物超负荷所致的炎症反应是先兆子痫发病的重要原因，先兆子痫的流行病学显示胎盘是免疫的源头，随着正常妊娠的进展，滋养细胞凋亡显著增加，释放合胞体滋养层碎片，其中包括合胞体滋养层微小碎片、游离胎儿DNA、细胞角质蛋白片段，这些细胞碎片导致循环免疫复合物形成，发起一连串的炎症反应。正常妊娠体内可以平衡免疫复合物的产生并清除。如果滋养细胞碎片过多，超过了产妇清除能力，体内发生氧化应激过程导致炎症进程。产妇体内氧化应激不断刺激胎盘细胞进一步凋亡、坏死。理论上，胎盘细胞某些过程，如滋养细胞脱落、排出，免疫复合物产生，炎症反应，氧化应激等均加重胎盘细胞凋亡。免疫复合物易沉积在血管壁，吸附在白细胞Fe受体，导致白细胞激活和组织损伤，许多数据表明先兆子痫发生血管炎症反应。在先兆子痫患者的肝脏、肾脏、子宫脱膜、皮肤组织的活检中证明有免疫复合物存在和补体沉积。动脉血管活检显示内皮细胞纤维素样坏死，急性动脉粥样硬化，这类似于器官免疫排斥改变。因此，认为先兆子痫的病理生理基础是循环免疫复合物超负荷的形成、介导血管损伤和炎症过程。

## 三、血管生成因子

现在认为子痫前期发病中胎盘血管改变是一个重要因素，最近研究可溶性酪氨酸激酶-1（sFIt-1），可结合循环血管内皮生长因子（VEGF）和胎盘生长因子（PIGF），阻止他们对血管内皮细胞的作用，从而导致内皮细胞功能障碍。最近的一项研究中，在孕妇容易发展子痫前期情况下，表现出更高水平的酪氨酸激酶-1，相反，胎盘生长因子和血管内皮生长因子减少。血管内皮生长因子（VEGF）被公认为有效的血管生成和增生的影响因子；它被确认为细胞平衡的一个重要因素，特别是在平衡氧化应激上。可溶性的内源性sFIt-1主要来源于胎盘，可能破坏血管内皮生长因子的信号。大量的临床证据说明子痫前期产妇循环因素与血管生成（VEGF和PIGF）和抗血管生成（sFIt-1）不平衡是密切相关的。子痫前期患者血浆和羊水sFIt-1的浓度升高，以及胎盘sFIt-1mRNA的表达增强。此外，子痫前期妇女血循环中高水平sFIt-1与PIGF和VEGF水平下降相关。最近研究报道认为sFIt-1升高可能有预测子痫前期价值，因为在出现临床症状高血压和蛋白尿之前血浓度似乎已增加。另外有人建议用sFIt-1与PIGF比率可能是预测子痫前期最准确的方法之一。

另一种抗血管生长因子，Endoglin（sEng）是子痫前期发病中的一个因素，

sEng是转化生长因子（TGF-β）受体复合物一个组成部分。是一个与缺氧诱导蛋白、细胞增生和一氧化氮（NO）信号相关的因子。sEng也被证明与抗血管生成有关，它能损害TGF-β结合细胞表面受体。

## 四、血管内皮细胞损伤

近年来研究认为，血管内皮细胞除具有屏障作用外，更是机体最大的内分泌组织，通过自分泌释放血管活性物质，如NO、内皮素、前列环素等调节血管舒缩，协调凝血和抗凝血之间的平衡，参与组织间与血液间的物质交换，吞噬细菌，起到血液净化器的作用。妊娠期高血压疾病时胎盘滋养细胞迁移至蜕膜及子宫肌层螺旋小动脉的功能减退，使螺旋小动脉对血管紧张素敏感性增加，导致了胎盘单位灌注不足。这使一些因子分泌入母血，从而活化血管内皮细胞，内皮细胞功能广泛改变。在妊娠期高血压疾病中血管内皮细胞形态受损，导致以下三种情况。

（1）造成血管内皮细胞连接破坏，致使血管内的蛋白和液体外渗。

（2）激活凝血系统造成DIC，并释放血管活性因子。

（3）增加血管收缩因子如内皮素（ET-1）的生成与释放，并减少血管扩张因子，如NO、前列环素的生成与释放，导致NO、$PGI_2$合成及成分减少，而ET合成或分泌量增加，小动脉平滑肌的兴奋性和对血管收缩物质（如血管紧张素）的敏感度增加，造成全身的小动脉痉挛，导致妊娠期高血压疾病病理发生。

## 五、氧化应激学说

在氧化应激升高状态，不平衡的抗氧化因子导致血管内皮功能障碍，或是通过对血管直接作用或通过减少血管舒张剂生物活性。在子痫前期，氧化应激可能是由于产妇原先存在的条件，如肥胖、糖尿病和高脂血症。胎盘中超氧化物歧化酶（SOD）水平减少和超氧化物转化酶活性降低，总抗氧化保护能力降低，有研究认为过氧化脂质是毒性物质，损害内皮细胞，增加末梢血管收缩和增加血栓合成，以及减少前列腺环素的合成。现认为过氧化脂质不是起因，而是氧化压力导致的胎盘缺血和细胞激活作用的结果，局部过氧化脂质的积蓄导致了自由基产物的增加，它改变了前列环素和（或）血栓素的合成，过氧化脂质、血栓素和（或）细胞激酶的增加激发了血管和器官的功能破坏。脂质蛋白代谢的改变主要是极低密度脂蛋白（VLDL）和氧化低密度脂蛋白的增加，还有富三酰甘油磷脂蛋白可能导致内皮细胞损害。过氧化脂质和它的相关性自由基已成为子痫前期患者胎盘功能损害的发病因素。目前的研究证实：母血中增高的过氧脂质主要来源于胎盘，可以损害滋养细胞的线粒体蛋白，使滋养细胞功能衰退，这是子痫前期病理生理学的一个因素。

## 六、凝血与纤溶系统变化

血液凝血机制和纤溶酶的改变被认为在子痫前期病理中起着一个重要的作用。正常妊娠时处于全身性血液高凝和胎盘局部血凝亢进状态，机体为适应这一变化，充分发挥了血管内皮细胞的抗凝功能，进行代偿。子痫前期时，血管内皮细胞代偿功能不全，所分泌的前列环素（$PGI_2$）、血栓调节蛋白（TM）、组织纤溶酶原激活物（tPA）、纤维结合蛋白（Fn）、抗凝血酶（AT-Ⅲ）比例失调，使凝血纤溶活性、凝血功能与抗凝血功能失调，难以对抗血液高凝，至血凝亢进，呈慢性DIC改变。近年来发现子痫前期尤其是重度子痫前期患者常有出血倾向，机体存在凝血因子不同程度的减少及纤维蛋白降解产物明显升高，血浆中低水平的纤溶酶原激动抑制因子Ⅱ与重度子痫前期及FGR有关。肾、胎盘免疫荧光技术亦证实肾和胎盘局部弥散性血管内凝血（DIC）改变，但DIC和妊娠期高血压疾病的因果关系尚待阐明。

另一个重要因素是血小板、血小板的活性因子（PAF）、血小板颗粒膜蛋白（GMP-140）的变化、活性增加与妊娠期高血压疾病的发生及病情有关。有研究提出，用流式细胞仪测定血小板活化可预测子痫前期的发生，测定$CD_{63}$表达增加是发生子痫前期的危险因素，但这种方法仍处于研究状态。血小板内皮细胞黏附分子-Ⅰ表达增强是鉴别妊娠期高血压疾病与正常妊娠最好的标志物。

# 第二节　病理生理

妊娠期高血压疾病的病理生理改变广泛而复杂，由于不正常的滋养细胞浸润和螺旋动脉重铸失败，使胎盘损害。各种损伤因子通过血管内皮细胞受体，引起内皮细胞损伤，使全身血管痉挛、凝血系统激活、止血机制异常、前列环素与血栓素比值改变等。这些异常改变导致视网膜、肝、肾、脑血液等多器官系统的病理性损害。

## 一、子宫胎盘病理改变

正常妊娠时，滋养细胞浸润蜕膜及子宫肌层内1/3部分的螺旋动脉，螺旋动脉的生理及形态改变，使子宫胎盘动脉血管床变成低阻、低压、高流量系统。而妊娠期高血压疾病时，螺旋动脉生理改变仅限于子宫蜕膜层，肌层的血管没有扩张，子宫螺旋动脉直径仅为正常妊娠的40%，并出现胎盘血管急性粥样病变。电镜下观察发现，妊娠期高血压患者子宫胎盘血管有广泛的血管内皮细胞超微结构损伤。临床上常见有胎儿发育迟缓、胎盘早剥、胎死宫内。

## 二、肾脏改变

妊娠高血压疾病时，由于肾小动脉痉挛，使肾血流量减少20%，GFR减少30%。低的过滤分数，肾小球滤过率和肾的灌注量下降，尿酸清除率下降在子痫前期是一个重要的标志。肾小球血管内皮增生是妊娠期高血压疾病特征性肾损害，肾小球毛细血管内皮细胞肿胀，体积增大、血流阻滞。肾小球可能有梗死，内皮下有纤维样物质沉积，使肾小球前小动脉极度狭窄，肾功能改变。在妊娠期高血压疾病早期血尿酸即增高，随着妊娠期高血压疾病的发展，尿素氮和肌酐均增高。严重者少尿（日量≤400mL），无尿（日量≤100mL）及急性肾衰竭。

## 三、中枢神经系统改变

脑部损害在子痫前期很多见，临床表现包括头痛、视力模糊和皮质盲，所有改变是瞬时的，是受血压和树突状的传递控制。出血是由于血管痉挛和缺血，血管被纤维蛋白渗透，导致水肿、血管破裂。脑血流灌注有自身调节，在较大血压波动范围内仍能保持正常血流，当脑动脉血管痉挛，血压超过自身调节上限值或痉挛导致脑组织水肿、血管内皮细胞间的紧密连接就会断裂，血浆以及红细胞渗透到血管外间隙，引起脑内点状出血，甚至大面积渗出血，脑功能受损。脑功能受损表现为脑水肿、抽搐、昏迷，甚至脑出血、脑疝。有资料显示 $MABP \geqslant 140mmHg$ 时脑血管自身调节功能丧失而易致脑出血。

最近，用MRI检查发现在重度子痫前期和子痫的脑出血有2种类型，大多数是遍及脑部的分散性出血和枕叶皮层，与收缩压和舒张压严重升高有关。许多脑出血继发死亡的病例，及不少脑血管破裂的原因，与脑深部微小动脉穿透有关，称夏科—布沙尔瘤，特别是在基底结、丘脑和深白质多见，并发现这种脑血管微小动脉瘤的破裂直接与血压升高有关。

## 四、心血管系统改变

一些临床研究报道，妊娠高血压疾病患者有左室重量增加与舒张功能不全的迹象，在子痫前期心输出量和血浆容量是下降的。胎盘灌注减少导致产妇血管内皮细胞广泛功能障碍，胎盘灌注不良和缺氧时合成和释放大量的因子如sFlt-1和sFng。这些因子在产妇肾脏和其他器官引起广泛的氧化激活或血管内皮细胞功能障碍，最终导致高血压。血管系统的抵抗力增加是由于 $PGI_2/TXA_2$ 的增加，内皮依赖性舒张受损。冠状动脉痉挛，可引起心肌缺血、间质水肿及点状出血与坏死，偶见毛细血管内栓塞，心肌损害严重可引起妊娠期高血压疾病性心脏病、心功能不全甚至心力衰竭、肺水肿。急性心力衰竭肺水肿患者的临床上可见肺淤血、肺毛细血管压增高、肺间质水肿、肺泡内水肿。心力衰竭的临床表现有脉率速、呼吸困难、胸闷、肺部啰音，甚至端坐呼吸。对全身水肿严重的患者，虽无端坐呼吸，应警惕右心力衰竭。扩容治疗使用不当可产生医源性左心力衰竭、肺水肿。

## 五、肝脏改变

病情严重时肝内小动脉痉挛与舒张，肝血管内层突然充血，肝静脉窦的内压力骤然升高，门静脉周围组织内可能发生出血。若肝血管痉挛收缩过久，肝血管内纤维蛋白的沉积和缺血，引起的肝周围和区域的坏死，则可导致肝实质细胞不同程度损害。妊娠期高血压疾病致肝细胞缺血、缺氧、细胞肿胀，可单项转氨酶增高，轻度黄疸，胆红素可超过51.3mmol/L。严重者甚至出现肝区毛细血管出血，可致肝被膜下血肿。

## 六、微血管病性溶血

妊娠期高血压疾病时由于微循环淤血，可并发微血管病性溶血。

### （一）原因

1.红细胞变形力差。

2.血管内皮受损，血小板被激活，血小板计数下降。

3.细胞膜饱和脂肪酸多于不饱和脂肪酸，比值失衡，细胞易裂解；肝细胞内SGOT释放至血循环。

### （二）临床主要症状

1.溶血性贫血。

2.转氨酶高。

3.血小板减少，命名为HELLP综合征。临床表现有上腹痛、肠胃症状、黄疸等。严重者发展为DIC，有DIC的临床及实验指标。这些病理改变发生在肾脏，可出现由于肾血管内广泛性纤维蛋白微血栓形成所致的产后溶血性尿毒症性综合征。

## 七、眼部改变

由于血管痉挛可发生视网膜剥离或皮质盲。视力模糊至双目失明，视网膜水肿至视网膜剥离失明，或大脑后动脉严重的血管痉挛性收缩致视觉皮层中枢受损失明。

## 八、血流动力学改变

正常妊娠是心输出量（CO）随心率及搏出量增加而增加，系统血管阻力（SVR）则下降，而肺血管阻力（PVR）、中心静脉压（CVP）、肺毛细血管楔压（PCWP）以及平均动脉压都没有明显改变，左心室功能保持正常水平。但未治疗的子痫前期患者，CO、PCWP下降，SVR可以正常或增高显示低排高阻的改变。

# 第三节　分类和诊断标准

## 一、由1983年第二届全国"妊娠高血压综合征防治科研协作组"命名

1983年第二届全国"妊娠高血压综合征防治科研协作组"建议统一命名为"妊娠高血压综合征"，简称"妊高征"。分类诊断标准见表1-1。

表1-1　1983年我国妊娠高血压综合征的分类

| 分类 | 定义 |
| --- | --- |
| 轻度妊娠高血压综合征（轻度先兆子痫） | 血压为130/90～140/100mmHg（17.3/12.0～18，7/13.3kPa），或较基础血压升高30/15mmHg（4.0/2.0kPa），亦可伴轻度蛋白尿及水肿 |
| 中度妊娠高血压综合征（中度先兆子痫） | 血压＞140/100、＜160/110mmHg（＞17.3/12.0、＜21.3/14.7kPa），蛋白尿在"＋"或伴有水肿及轻度自觉症状如头昏等 |
| 重度妊娠高血压综合征（重度先兆子痫及子痫） | 1.重度先兆子痫为血压≥160/110mmHg（21.3/14.7KPa），或蛋白尿"＋"→"＋＋＋＋"，伴水肿及头痛等自觉症状者<br>2.子痫：在妊高征基础上出现抽搐 |
| 未分类：<br>1.妊娠水肿<br>2.妊娠蛋白尿<br>3.慢性高血压合并妊娠 | 水肿延及大腿部及以上者<br>孕前无蛋白尿，妊娠期蛋白尿在"＋"及以上而产后恢复正常者<br>包括各种原因所致的高血压 |

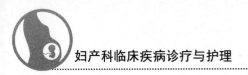 

我国现行的诊断标准根据妊娠期高血压疾病的病理生理变化，用客观指标来监测各器官系统的损害程度，综合评估病情及预后，及早诊断重度子痫前期，及早处理，为临床综合处理提供更有力的依据，更全面、更合理。同时也与国际诊断标准一致，更有利于与国际学术交流。

## 二、世界卫生组织 1985 年提出的重度子痫前期诊断标准（表1-2）

表1-2　重度子痫前期诊断标准

| 下列标准至少一条符合者可诊断为重度子痫前期 |
| --- |
| 1.中枢神经系统异常表现：视力模糊、头痛、头晕，严重者神志不清、昏迷等 |
| 2.肝包膜下血肿或肝破裂的症状：包括上腹部不适或右上腹持续性疼痛等 |
| 3.肝细胞损伤的表现：血清转氨酶升高 |
| 4.血压改变：收缩压≥160mmHg，或舒张压≥110mmHg |
| 5.血小板减少：<100×109/L |
| 6.蛋白尿：≥5g/24h，或间隔4小时两次蛋白尿（＋＋＋） |
| 7.少尿：24小时尿量<500mL |
| 8.肺水肿 |
| 9.脑血管意外 |
| 10.血管内溶血：贫血、黄疸或乳酸脱氢酶升高 |
| 11.凝血功能障碍 |
| 12.胎儿生长受限或羊水过少 |

# 第四节 临床监测治疗与预防

## 一、临床监测

### （一）一般临床症状

过去通常将高血压、蛋白尿、水肿被认为是妊娠期高血压疾病三大症状，作为监测主要项目。随着对妊娠高血压疾病病理生理的进一步认识，认为应将脏器损害的有关症状，特别是将心、肺、肾、脑、视觉、肝及血液系统损害的有关症状作为常规重点监测。

1.血压

血压升高是妊娠期高血压疾病诊断的重要依据，血压升高至少应出现两次以上，间隔6小时。基础血压较前升高，但血压低于140/90mmHg不作为诊断标准，必要时监测24~48小时的动态血压。

2.尿蛋白

尿蛋白是指24小时内尿液中的蛋白含量≥300mg，或在至少相隔6小时的两次随机尿液检查中，尿蛋白浓度为0.1g/L（定性＋）。尿蛋白通常发生在高血压之后，与病情及胎儿的病率和死亡率有密切相关，以24小时尿蛋白总量为标准。

3.水肿

水肿是妊娠期高血压疾病的早期症状，但不是特有的症状，一周体重增加超过2.5kg是妊娠期高血压疾病的明显症状。

4.心率和呼吸

休息时心率≥110次/分，呼吸≥20次/分，肺底细湿啰音，是早期心力衰竭的表现。

5.肾脏

肾小动脉痉挛在妊娠期高血压疾病患者是很常见的，在肾活检中有85%存在小动脉痉挛或狭窄，肾活检有助于鉴别诊断。

6.神经系统症状

头痛、头晕、眼花、耳鸣、嗜睡和间歇性突发性抽搐是常见的。在重度妊娠期高血压疾病，这些症状是由于脑血流灌注不足或脑水肿所致。

7.视觉

视力模糊、复视、盲点、失明，这些病变是由于视网膜小动脉痉挛，水肿，其病理变化可以是枕部皮质局部缺血和出血所致。

8.消化系统症状

恶心、呕吐、上腹部或右上腹部疼痛和出血，可能是由于肝纤维囊（liver's glucagon）水肿和出血。这是子痫前期的严重症状，可以发生肝破裂和抽搐。

## （二）实验室检查

根据症状、体征及实验室检查判定疗效及病情，主要实验室检查有以下几个方面：

1.血液及出凝血功能

常规检查血常规、网织红细胞、外周血涂片异常变形红细胞、红细胞碎片。凝血功能检查包括凝血酶原时间（PT）、活性部分凝血酶原时间（APTT）、纤维蛋白原和纤维蛋白原降解产物、D-二聚体。血液黏稠度检测包括血黏度、血细胞比容、血浆黏度等。血小板计数对子痫的监测非常重要，血小板减少是严重妊娠期高血压疾病的特征，血小板计数少于 $100 \times 10^9$/L 可能是 HELLP 综合征的症候之一。重度子痫前期常见有血小板减少，纤维蛋白降解产物升高，凝血酶原时间延长，提示可能有弥散性血管内凝血（DIC）存在。无论何种原因，全身溶血的证据如血红蛋白血症，血红蛋白尿或高胆红素血症都是疾病严重的表现，可能是由于严重血管痉挛引起的微血管溶血所致。

2.肾功能

肌肝清除率应列为肾功能常规检查，是检测肾小球滤过率的很有价值的指标。肌肝清除率降低表示妊娠期高血压疾病严重性增加。血清尿酸、肌肝和尿素氮也是评价肾功能的有价值的试验。

3.肝功能

血清天冬氨酸氨基转移酶（SGOT），谷丙转氨酶（SGPT）和乳酸脱氢酶升高是重度子痫前期和HELLP综合征的主要症状之一，肝功能异常，转氨酶升高提示有肝细胞损害、坏死，严重者可有肝包膜下血肿和急性肝破裂的可能。

4.脑电图、脑血流图、脑部计算机断层扫描等检查常有异常表现

脑损害主要的提示是水肿、充血、局部缺血、血栓和出血。子痫发作后常有异常发现。最常见的发现是皮质区的低密度，这些表现是大脑缺血和淤点伴皮层下损害的结果。昏迷患者的CT检查或磁共振成像（MRI）常见有广泛性的脑水肿。

5.心脏

心脏和超声心电图可了解心血管系统的情况。子痫患者常伴随血流动力学变化。

（1）在评价心功能时注意4个方面：

①前负荷，舒张末期压力和心腔容积。

②后负荷，心肌收缩张力或射血的阻力。

③心肌的收缩或变力状态。

④心率。应用非介入性心血管监测，子痫前期患者得到的血流动力学指标变化范围从高心输出伴有低血管阻力到低心输出伴有高血管阻力。不同的血流动力学改变与病情严重程度、患者慢性潜在的疾病和治疗的介入有关。心血管系统功能的评估对诊断和治疗方法的选择是需要的。至于介入性监测手段，如中心静脉压，肺毛细血管楔压的测定不应作为常规。中心静脉压只适用于重症抢救的患者，特别是少尿、肺水肿的患者。

（2）介入性监测的指征

①不明原因的肺水肿。

②少尿，输液后无变化。

③应用肼苯达嗪及强降压药后仍难以治疗的高血压。

④有其他需血流动力学监测的医学指标。至于肺毛细血管楔状压测定的指征尚未建立。

6.眼底检查

眼底检查应作为常规检查，常见有视网膜痉挛、水肿、出血及视网膜剥离。失明有时是由于脑部缺血和出血所致，称皮质盲。CT检查可显示。

7.电解质

妊娠期高血压疾病患者电解质浓度与正常孕妇比较无明显差异，但应用了较强的利尿剂、限制钠盐和大量催产素液体以致产生抗利尿作用而致低钾、低钠。子痫发作后乳酸性酸中毒和代偿性的呼出二氧化碳，重碳酸盐的浓度降低，导致酸中毒。酸中毒的严重程度与乳酸产生量和代谢速率有关，也与二氧化碳呼出的速率有关。因而，在妊娠期高血压疾病患者，特别是重度子痫前期患者作血电解质测定及血气分析检查非常必要。

8.胎儿宫内状况监测

妊娠期高血压疾病患者因血管痉挛导致胎盘灌注受损，是围生儿病率和死亡率升高的原因。因此对胎儿宫内情况监测很重要。胎儿宫内状况监测包括：妊娠图、宫底高度、胎动监测、电子胎心监护。

胎盘功能监测包括24小时尿雌激素/肌酐（E/C）比值、雌三醇$E_3$。胎肺成熟度测定包括卵磷脂/鞘磷脂（L/S）、磷脂酰甘油（PG）、泡沫试验。B超检查包括羊水量、胎儿生长发育情况、胎盘成熟度、胎盘后血肿、脐血流及胎儿大脑中动脉血流频谱、生物物理几项评分等。

## 二、治疗

### （一）治疗目的

1.预防抽搐，预防子痫发生。

2.预防合并脑出血、肺水肿、肾衰竭、胎盘早期剥离和胎儿死亡。

3.降低孕产妇及围产儿病率、死亡率及严重后遗症，延长孕周，以对母儿最小创伤的方式终止妊娠。对其治疗基于以下几点：

（1）纠正病理生理改变。

（2）缓解孕妇症状，及早发现并治疗，保证母亲安全。

（3）监测及促进胎儿生长，治疗方法尽量不影响胎儿发育。

（4）以解痉、降压、镇静、适时终止妊娠为原则。

### （二）一般治疗

1.左侧卧位、营养调节休息（但不宜过量）。

2.每天注意临床征象的发展，包括头痛、视觉异常、上腹部痛和体重增加过快。

3.称体重，入院后每天一次。

4.测定尿蛋白，入院后至少每2天一次。

5.测定血肌酐、转氨酶、血细胞比容、血小板、测定的间隔依高血压的程度而定，经常估计胎儿的宫内情况。

### （三）降压治疗

1.治疗时机

长期以来学者认为降压药虽可使血压下降，但亦可同时降低重要脏器的血流量，还可降低子宫胎盘的血流量，对胎儿有害。故提倡当SBP＞160mmHg或DBP≥110mmHg时，为防止脑血管意外，方行降压治疗。近年循证医学分析，表明降低血压不改善胎儿的结局，但减少严重高血压的发生率，并不会加重子痫前期恶化。因此，血压控制和适当的生化和血液系统的监测，在妊娠期高血压疾病的治疗中是需要的。

2.轻中度高血压处理

（1）甲基多巴

甲基多巴可兴奋血管运动中枢的α-受体，抑制外周交感神经而降低血压。作为降压剂尽管疗效有限，但仍是孕期长期控制血压的药物。甲基多巴是唯一的没有影响胎儿胎盘循环的降压药。常用剂量250mg，口服，每日3次。

（2）β-受体阻滞剂

β-受体阻滞剂如盐酸拉贝洛尔，能降低严重的高血压发生率，可能通过降低产妇心输出量，降低外周阻力。不影响肾及胎盘的血流量，有抗血小板聚集作用，并能促胎肺成熟。常用剂量100mg，口服，每日2次，轻中度高血压的维持量一般为每日400～800mg。其他β-受体阻滞剂，尤其是阿替洛尔减少子宫胎盘灌注可导致胎儿宫内生长受限。

（3）硝苯地平

硝苯地平为钙离子通道阻滞剂，具有抑制钙离子内流的作用，直接松弛血管平滑肌，可解除血管痉挛，扩张周围小动脉，可选择性的扩张脑血管。研究表明硝苯地平能够有效地降低脑动脉压。用法：10mg口服，每日三次，24小时总量不超过60mg。孕妇血压不稳定可使用长效硝苯地平；常用氨氯地平，一般剂量5mg，每日1次，或每日2次。硝苯地平控释片（nifedipine GITS，拜新同，拜心同），常用剂量30mg，每日一次。

（4）尼莫地平

尼莫地平为钙离子通道阻滞剂，选择性扩张脑血管。用法：20～60mg，口服，每日2～3次。

3.重度高血压处理

血压＞170/110mmHg的结果是直接血管内皮损伤，当血压水平在（180～190）/（120～130）mmHg时脑血管自动调节功能失衡，从而增加脑出血的危险，也增加胎盘早剥或胎儿窘迫的风险。因此，血压＞170/110mmHg迫切需要处理。应选用安全有效、不良反应较少的药物，既能将孕妇血压降低到安全水平，又不会造成突然血压下降，因这可能减少子宫胎盘灌注，导致胎儿缺氧。严重急性高血压管理应是一对一护理；连续血压、心率监测，至少每15分钟一次。

（1）肼屈嗪

肼屈嗪为直接动脉血管扩张剂，舒张周围小动脉血管，使外周阻力降低，从而降低血管压。并能增加心搏出量、肾血流量及子宫胎盘血流量。降压作用快，舒张压下降明显，是妊娠高血压疾病最常用的控制急性重度高血压的药物。

用法：

①静脉注射：先给1mg静脉缓注试验剂量，如1分钟后无不良反应，可在4分钟内给4mg静脉缓慢注射。以后根据血压情况每20分钟用药1次，每次5～10mg稀释缓慢静脉注射，10～20分钟内注完，最大剂量不超过30mg。一般以维持舒张压在90～100mmHg为宜，以免影响胎盘血流量。静脉注射方法比较烦琐，且难以监测，较少采用。

②静脉滴注：负荷量10～20mg，加入5％葡萄糖250mL，从10～20滴/分开始；将血压降低至安全水平，再给予静脉滴注1～5mg/h，需严密监测血压。或40mg加入5％葡萄糖500mL内静脉滴注。

③口服：25～50mg，每日3次。

有妊娠期高血压疾病性心脏病、心力衰竭者不宜应用此药。常见不良反应有头痛、心悸、气短、头晕等。但最近Meta分析发现，肼屈嗪比硝苯地平或拉贝洛尔更容易发生产妇低血压、胎盘早剥、剖宫产和胎心率变化等不利因素。多年来在国外一般选用肼屈嗪，但目前在欧洲、南非等地区肼屈嗪已不作为治疗子痫前期的一线药物。

（2）拉贝洛尔

拉贝洛尔又称柳胺苄心定，结合α和β肾上腺素受体拮抗剂，已成为最常用治疗急性重症高血压的药物。

用药方案有以下几种方法可参考：

①首次剂量可给口服，20mg，若10分钟内无效后再给予40mg，10分钟后仍无效可再给80mg，总剂量不能超过240mg。

②静脉用药首剂可给20～40mg，稀释后10～15分钟静脉缓慢推注，随后静脉滴注20mg/h。根据病情调整滴速、剂量，每日剂量控制在200～240mg。

③也可用拉贝洛尔200mg加入生理盐水100mL，以输液泵输入，从0.1～0.2mg/min低剂量开始，5～10分钟根据血压调整剂量，每次可递增0.1～0.2mg/min，用药时需严密监测血压，24小时总量不超过220mg。

④血压平稳后改为口服，100mg，每8小时1次。心脏及肝、肾功能不全者慎用，给药期间患者应保持仰卧位，用药后要平卧3小时。不良反应有头晕、幻觉、乏力，少数患者可发生体位性低血压。

（3）硝苯地平

硝苯地平为钙离子拮抗剂，是有效的口服控制急性重症高血压药，在怀孕期间不能舌下含服，以免引起血压急剧下降，减少子宫胎盘血流，造成胎儿缺氧。此药商品名为"心痛定"，自20世纪70年代以来我国广泛用于临床，特别是基层医院。在急性高血压时首剂用10mg，30分钟后血压控制不佳再给10mg，每日总量可用60mg。亦可考虑用长效硝苯地平，口服，5～10mg，每日一次。不良反应包括头痛、头晕、心悸。

（4）防止惊厥和控制急性痉挛药物

镁离子作为一种外周神经肌肉连接处兴奋阻滞剂，抑制运动神经末梢释放乙酰胆碱，阻断神经肌肉接头间的信息传导，可作为N-甲基右旋天门冬氨酸受体拮抗剂发挥抗惊厥作用。镁离子竞争结合钙离子，使平滑肌细胞内钙离子水平下降，从而解除血管痉挛，减少血管内皮损伤。镁离子刺激血管内皮细胞合成前列环素，抑制内皮素合成，降低机体对血管紧张素Ⅱ的反应，从而缓解血管痉挛状态。随机对照试验比较使用硫酸镁治疗重度子前期防止惊厥，表明在重度子痫前期硫酸镁预防与安慰剂相比会大大降低子痫的发病率。

①硫酸镁用药指征：控制子痫抽搐及防止再抽搐，预防重度子痫前期发展为子痫，子痫前期临产前用药预防抽搐。

②硫酸镁用药方法：根据2001年我国妊高征协作组及中华医学会推荐治疗方案。

首次负荷剂量：静脉给药，25％硫酸镁2.5～4g加于10％葡萄糖20～40mL，缓慢静脉注入，10～15分钟推完。或用首剂25％硫酸镁20mL（5g）加入10％葡萄糖100～200mL中，1小时内滴完。

维持量：继之25％硫酸镁60mL加入5％葡萄糖液500mL静脉滴注，滴速为1～2g/h，用输液泵控制滴速。

根据病情严重程度，决定是否加用肌内注射，用法为25％硫酸镁10～20mL（2.5～5g），臀肌深部注射，注射前先于肌内注射部位注射2％利多卡因2mL。第1个24小时硫酸镁总量为25g，之后酌情减量。24小时总量控制在22.5～25g。

使用硫酸镁静脉滴注治疗重度子痫前期，硫酸镁用量在第1个24小时用22.5～25g，用法：硫酸镁2.5g，稀释在5％的葡萄糖溶液20mL中缓慢静脉注射；或者不用静脉注射，改用硫酸镁5g加入5％葡萄糖液100～200mL中静脉滴注，1小时内滴完。这样既可使血镁迅速达止惊的有效浓度，又可避免高浓度的硫酸瞬时进入心脏引起房室传导阻滞，致心搏骤停；继之以硫酸镁15g加入5％葡萄糖液500～1000mL静脉滴注，1.5～2g/h；夜间（约晚上10pm）肌内注射硫酸镁2.5～5.0g，一般在静脉用药后5～6小时以上，或前次用药5～6小时后始能加用肌内注射，因硫酸镁的半衰期为6小时；用药1～2天后，若病情稳定，而孕周未达34周，胎儿未成熟，需延长孕周者，可用硫酸镁15g加入5％葡萄糖液500～1000mL静脉滴注，1.5～2g/h，用药天数酌情而定。

我国学者丛克家研究各种治疗方案患者血中镁浓度，硫酸镁用量每天浓度20.0～22.5g，在不同时间段血镁浓度均达有效浓度（1.73～2.96mmol/L），用首剂负荷量后血镁浓度迅速上升至1.76mmol/L，达到制止抽搐的有效血镁浓度。静脉滴注后5小时，血镁浓度已下降到1.64mmol/L，接近基础值，药效减弱，故主张静脉滴注后加用肌内注射。监测血镁浓度（按上述使用方法），在用药2～4小时后，血镁浓度达4.8～5mmol/L，在连续静脉滴注6小时后血镁浓度4.6mmol/L，能维持有效治疗量。有学者将硫酸镁用量控制在20g/d左右，亦收到治疗效果，未发生过镁中毒反应。我国南方人、北方人体重差异较大，用药时注意按患者体重调整用量。有学者认为，国外学者提出的硫酸镁每日用量可达30g以上，甚至更高，不适合亚洲低体重人群，临床中应注意，以免引起镁毒性反应。

硫酸镁主要是防止或控制抽搐，用于紧急处理子痫或重度子痫前期患者，用药天数视病情而定，治疗或防止抽搐有效浓度为1.7～2.96mmol/L，若血清镁离子浓度超过3mmol/L，即可发生镁中毒。正常人血镁浓度为1mmol/L左右，当血镁≥3mmol/L膝反射减弱，≥5mmol/L可发生呼吸抑制，≥7mmol/L可发生传导阻滞，心跳骤然。硫酸镁中毒表现首先是膝反射减弱至消失，全身张力减退，呼吸困难、减慢，语言不清，严重者可出现呼吸肌麻痹，甚至呼吸、心跳停止，危及生命。曾有因硫酸镁中毒，呼吸抑制而死亡之病例发生。应引起临床医生的高度重视，严格掌握硫酸镁用药的指征、剂量、持续时间，严密观察，使既达疗效，又能防毒性反应的发生。

硫酸镁用药注意事项：用药前及用药中需定时检查膝反射是否减弱或消失；呼吸每分钟不少于16次；尿量每小时不少于25mL，或每24小时不少于600mL。硫酸镁治疗时需备钙，一旦出现中毒反应，应立即静脉注射10%葡萄糖酸钙10mL。我国近20年来，广泛应用硫酸镁治疗重度子痫前期及子痫。但大剂量的硫酸镁（22.5～25g）稀释静脉滴注，必然会增加患者细胞外组织液、明显水肿和造成血管内皮通透性增加，可导致肺水肿。在应用硫酸镁的同时应控制液体输入量，每小时不应超过80mL，在使用硫酸镁静脉滴注期间应记录每小时尿量，如果患者尿少，需要仔细评定原因，并考虑监测中心静脉压或肺毛细血管压。根据病情结合CVP调整液体的出入量。如果出现肺水肿的迹象，应给予20mg的呋塞米。

（5）血管扩张剂

血管扩张剂硝酸甘油、硝普钠、酚妥拉明，是强有力的速效的血管扩张剂，扩张周围血管使血压下降，可应用于妊娠期高血压疾病，急进性高血压。

①硝酸甘油：硝酸甘油为静脉扩张剂，常用20mg溶于5%葡萄糖250mL静脉滴注，滴速视血压而调节，血压降至预期值时调整剂量至10～15滴/分钟，或输液泵调节滴速，为5～20mg/min。或用硝酸甘油20mg溶于5%葡萄糖50mL用微量泵推注，开始为5mg/min，以后每3～5分钟增加5mg，直至20mg/min，即有良好疗效。用药期间应每15分钟测一次血压。

②酚妥拉明：酚妥拉明为小动脉扩张剂，可选择性扩张肺动脉，常用10～20mg溶于5%葡萄糖液250mL中静脉滴注，以0.04～0.1mg/min速度输入，严密观察血压，根据血压调节滴速。或用10～20mg溶于5%葡萄糖液50mL中用微量泵推注。先以0.04～0.1mg/min速度输入，根据血压调整滴速。酚妥拉明有时会引起心动过速，心律异常，特别是用静脉泵推注，现已少用。

③硝普钠：硝普钠兼有扩张静脉和小动脉的作用，常用25～50mg加入5%葡萄糖液500mL中静脉滴注（避光）或25mg溶于5%葡萄糖液50mL中用微量泵静脉注射。开始剂量为8～16mg/min，逐渐增至20mg/min，视血压与病情调整剂量。用药期间严密观察病情和血压。每个剂量只用6小时，超过6小时需更换新药液。24小时用药不超过100mg，产前用药不超过24小时，用药不超过5天，仅用于急性高血压或妊娠高血压疾病合并心力衰竭的患者。硝普钠能迅速通过胎盘进入胎儿体内，其代谢产物氰化物对胎儿有毒性作用，不宜在妊娠期使用。

（6）利尿

利尿剂仅在必要时应用，不作常规使用。

①利尿指征：急性心力衰竭、肺水肿、脑水肿、全身性水肿；慢性血管性疾病如慢性肾炎、慢性高血压等；血容量过高，有潜在性肺水肿发生者。

②药物：呋塞米（速尿，furosemide）20～40mg溶于5%葡萄糖液20～40mL中缓慢静脉注射（5分钟以上）。必要时可用呋塞米160～200mg静脉滴注，可同时应用酚妥拉明10～20mg静脉滴注。适用于肺水肿、心、肾衰竭。甘露醇：20%甘露醇250mL静脉滴注（30分钟滴完）。仅适用于脑水肿，降低脑内压、消除脑水肿。心功能不全者禁用。

（7）镇静

镇静剂兼有镇静及抗惊厥作用，不常规使用，对于子痫前期和子痫，或精神紧张、睡眠不足时可选择镇静剂。

①地西泮（diazepam，安定）。具有较强的镇静和止惊作用，用法：10mg肌内注射或静脉注射（必须在2分钟以上），必要时可重复一次，抽搐过程中不可使用。

②冬眠药物：一般用氯丙嗪、异丙嗪各50mg，哌替啶100mg混合为一个剂量，称冬眠Ⅰ号。一般用1/3～1/2量肌内注射或稀释静脉注射，余下2/3量做静脉缓慢滴注，维持镇静作用。用异丙嗪25mg、哌替啶50mg配合称"杜非合剂"，

肌内注射有良好的镇定作用，间隔12小时可重复一次。氯丙嗪可使血压急剧下降，导致肾及子宫胎盘供血不足，胎儿缺氧，且对母亲肝脏损害，目前仅用于应用安定、硫酸镁镇静无效的患者。

③苯巴比妥：100~200mg肌内注射，必要时可重复使用。用于镇静口服剂量30~60mg，3次/天，本药易蓄积中毒，最好在连用4~5天后停药1~2天。目前已较少用。

（8）抗凝和扩容

子痫前期存在血凝障碍，某些患者血液高凝，呈慢性DIC改变，需进行适当的抗凝治疗。

①抗凝参考指征：多发性出血倾向；高血黏度血症，血液浓缩；多发性微血管栓塞之症状、体征，如皮肤皮下栓塞、坏死及早期出现的肾、脑、肺功能不全；胎儿宫内发育迟缓、胎盘功能低下、脐血流异常、胎盘梗死、血栓形成的可能；不容易以原发病解释的微循环衰竭与休克；实验室检查呈DIC高凝期，或前DIC改变：如血小板$<100\times10^9$/L或进行性减少；凝血酶原时间比正常对照延长或缩短3秒；纤维蛋白原低于1.5g/L或呈进行性下降或超过4g/L；3P试验阳性，或FDP超过0.2g/L，D-二聚体阳性（20mg/mL）并是进行性增高；血液中红细胞碎片比例超过2%。

②推荐用药：丹参注射液12~15g加入5%葡萄糖液500mL静脉滴注；川芎嗪注射液150mg加入5%葡萄糖液滴注。以上二药适用于高血黏度、血液浓缩者，或胎儿发育迟缓，病情较轻者；低分子肝素：分子量<10000的肝素称低分子肝素，即LMH0.2mL（1支）皮下注射。适用于胎儿宫内发育迟缓、胎盘功能低下、胎盘梗死，或重度子痫前期、子痫有早期DIC（前-DIC）倾向者。小剂量肝素：普通肝素12.5~25mg溶于5%葡萄糖液250mL内缓慢静脉滴注，或0.5~1.0mg/kg，加入葡萄糖溶液250mL分段静脉滴注，每6小时为一时间段。滴注过程中需监测DIC指标，以调剂量。普通肝素用于急性及慢性DIC患者。产前24小时停用肝素，产后肝素慎用、量要小，以免产后出血。亦可用少量新鲜冰冻血浆200~400mL。

③液体平衡：20世纪70~80年代研究认为，妊娠高血压疾病，特别是重度子痫前期患者，存在血液浓缩，胎盘有效循环量下降，故提出扩充血容量稀释血液疗法。多年来，在临床实践中发现，有因液体的过多注入，加重心脏负担诱发肺

水肿的报道。产妇的死亡率与使用过多的侵入性液体相关。对于有严重低蛋白血症贫血者，可选用人血清蛋白、血浆、全血等。对于某些重度子痫前期、子痫妇女，有血液浓缩、有效循环量下降、胎盘血流量下降或水电解质紊乱情况，可慎重的使用胶体或晶体液。现一般不主张用扩容剂，认为会加重心肺负担，若血管内负荷严重过量，可导致脑水肿与肺水肿。多项调查结果表明，扩容治疗不利于妊娠高血压疾病患者。尿量减少的处理应采用期待的方法，必要时用CVP监测，而不要过多的液体输入。重度子痫前期患者，施行剖宫产术麻醉前不必输入过多的晶体液，因没有任何证据表明晶体液可以预防低血压。

4.子痫的治疗原则

子痫是重度子痫前期的严重表现，因此在妊娠期高血压疾病的防治中，预防子痫的发生是防治子痫前期的主要目标之一。一旦发生抽搐（子痫）则子痫前期严重并发症，如胎盘早剥、胎儿宫内窘迫死亡、脑出血、肺水肿、肾衰竭等的发病率将随之增加，严重威胁母儿的生命。及时正确地处理能改善子痫的预后，其基本处理与重度子痫前期相同，但需注意以下几个环节：

（1）控制抽搐

安定10mg缓慢静脉推注，继之以安定20mg加入5%葡萄糖250mL中缓慢静脉滴注，根据病情调整滴速。亦可选用冬眠合剂Ⅰ号（氯丙嗪、异丙嗪各50mg、哌替啶100mg）1/3~1/2量稀释缓慢静脉注射，1/2量加入5%葡萄糖250mL中缓慢静脉滴注，根据病情调整速度。或用硫酸镁2.5g加5%葡萄糖40mL缓慢推注；或25%硫酸镁20mL加入5%葡萄糖100mL中快速静脉滴注，30分钟内滴完，后继续静脉点滴硫酸镁，以1~2g/h速度维持。注意硫酸镁与镇静剂同时应用时，对呼吸抑制的协同作用。

（2）纠正缺氧和酸中毒

保持呼吸道通畅，面罩给氧，必要时气管插管，经常测血氧分压，预防脑缺氧，注意纠正酸中毒。

（3）控制血压

如血压过高则加用降压药物，如肼屈嗪或拉贝洛尔等静脉滴注。也可用其他药物治疗。

①心钠素：是人工合成的心钠衍化物，为心肌细胞分泌的活性物质，具有很强的降压利尿作用。主要作用是增加肾血流量，提高肾小球滤过率，降低血管紧

张素受体的亲和力，可对抗A Ⅱ的缩血管作用。具有强大的利钠、利尿及扩张血管活性。20世纪80年代有报道，经临床应用人心钠素Ⅲ（haANP Ⅲ）治疗妊娠期高血压疾病并发心力衰竭，心力衰竭可获得控制，血压下降，水肿消退，蛋白尿转阴，是治疗妊娠期高血压疾病引起心力衰竭的理想药物，近年应用较少，临床资料报道不多。

②抗凝血酶（AT-Ⅲ）：抗凝血酶对各种凝血机制中的酶具有抑制作用，实验证明抗凝血可以预防妊娠期高血压疾病动物模型上的血压升高和蛋白尿的发生，因此AT-Ⅲ很可能有效地处理子痫前期患者的临床症状和体征。重度子痫前期时AT-Ⅲ下降，如AT-Ⅲ/C下降70%以下则有出现血栓的危险。一般可静脉滴注，AT-Ⅲ1000～3000U，血中AT-Ⅲ/C上升至130%～140%。如同时应用小剂量肝素可提高抗凝效果。

③血管紧张素转换酶（ACE）抑制剂：开博通（capoten）或厄贝沙坦（irbesartan），其作用是抑制血管紧张素转换酶（ACE）活性，阻止血管紧张素Ⅰ转换成血管紧张素Ⅱ，有明显降低外周阻力，增加肾血流量的作用。但这些药物可导致胎儿死亡、羊水少、新生儿无尿、肾衰竭、胎儿生长迟缓、新生儿低血压和动脉导管未闭，因此任何妊娠妇女均禁忌用血管紧张素转换酶（ACE）抑制剂，孕期禁止使用。

④L-Arg：最近的报道认为NO和前列环素的减少可能是妊娠期高血压疾病发病机制的主要原因，与血管舒张因子和收缩因子的不平衡有关。L-Arg是合成NO的底物，它可以刺激血管内皮细胞的NO合成酶（NOS）而增加NO的合成和释放，通过扩张外周血管发挥降压作用。随着人们对NO的了解逐步深入，L-Arg在临床和基础的研究和应用更加广泛。近年国外已有应用L-Arg治疗或辅助治疗高血压的报道。国内有学者报道：高血压患者静脉滴注L-Arg（20g/150mL/30分钟）5分钟后血压开始下降，15分钟达稳定值，平均动脉压以（115.4±9.9）mmHg降至（88.5±7.6）mmHg。2007年国外有学者对尿蛋白阴性的妊娠高血压患者及尿蛋白＞300mg/24h的子痫前期患者各40例用L-Arg治疗；L-Arg20g/500mL静脉滴注一日一次，共5天，再跟随4g/d，口服2周，或安慰剂治疗。结果见在用L-Arg治疗组的患者收缩压与安慰剂组相比有明显下降，认为应用L-Arg治疗有希望可以延长孕周和降低低体重儿的发生率。但左旋精氨酸在预防子痫前期的发生方面还缺乏大样本的研究。2006年Rytiewski报道，应用L-Arg治疗子痫前期，

口服L-Arg3g/d（L-Arg组）40例，安慰剂组41例。结果提示应用L-Arg组病例的胎儿大脑中动脉的灌注量增加，脑胎盘血流量比率增加，分娩新生儿Apgar评分较高，提供口服L-Arg治疗子痫前期的患者似乎有希望延长孕周改善新生儿结局。但还需要大样本的研究以进一步的得到证实。总的认为，对子痫前期患者给予L-Arg治疗可能通过增加内皮系统和NO的生物活性降低血压，认为应用L-Arg治疗可能改善子痫前期患者内皮细胞的功能，是一种新的、安全、有效的治疗预防子痫前期的方法。

⑤硝酸甘油（NG）：用于治疗心血管疾病已多年，随着NO的研究不断深入，其作用机制得到进一步的认识，目前认为NG在体内代谢和释放外源性NO，促进血管内生成一氧化氮，通过一系列信使介导，改变蛋白质磷酸化产生平滑肌松弛作用。由于有强大的动静脉系统扩张作用，使其对其相关的组织器官产生作用。NG还能有效地抑制血小板聚集。在先兆子痫患者应用NG能降低患者血压和脐动脉搏动指数（PI）。有学者2004年报道应用NG治疗子痫前期，用硝酸甘油20mg加入生理盐水50mL用静脉泵推注，注速5～20mg/min，5～7天，与用MgSO4病例比较，见前者SBP、DBP、MAP均较后者低，新生儿低Apgar评分，新生儿入NICU数NG组较MgSO4组低。母亲急性心力衰竭、肺水肿的发生率NG组较MgSO4组明显降低。但硝酸甘油作用时间短，停药后数分钟降压作用消失，故宜与长效钙离子拮抗剂合用。有学者等应用NG治疗没有并发症的子痫前期，方法为硝酸甘油25mg加入5％葡萄糖20～30mL用静脉泵推注，以5～20mg/min，5～7天后改用缓释的钙离子拮抗剂拜心酮口服，直至分娩，平均治疗时间2周。由于孕周延长，新生儿低Apgar评分，入NICU的病例比用MgSO4治疗组低，母婴预后较好，母体无严重并发症发生。多项研究认为，NG治疗子痫前期不仅可扩张母体血管，还可明显降低脐—胎盘血管阻力，有助于改善宫内环境，而且未发现胎心有变化；但NG是否会对胎儿的血管张力、血压、外周血管阻力、血小板和左旋精氨酸功能产生不良影响，及其确切疗效有待于进一步的研究。

（4）降低颅内压

20％甘露醇0.5mL/kg，静脉滴注，现已少用，因会加重心脏负担。现常用呋塞米20mg静脉注射，能快速降低颅内压。

（5）减少刺激、防止受伤

室内应置帘幔遮光，保持环境安静，避免声、光、触动等刺激诱发抽搐；对子痫神志不清者需专人护理，床沿置档板，以防跌落。如有义齿应取出，并用缠以纱布的压舌板，置于上下臼齿之间，以防咬伤舌头。

（6）严密监护

监测血压、脉搏、呼吸、体温及尿量，记出入水量；定时定期作尿常规、血液生化检查、眼底、心电图、血凝系统、肝肾功能等测定，及时发现胎盘早剥、心衰、肺水肿、脑出血及急性肾衰竭，并采取积极的相应处理。

（7）治疗昏迷

Richard子痫昏迷治疗方案：

①立即用硫酸镁控制抽搐，舒张压＞110mmHg，加用降压药。

②24小时内常规用地塞米松5～10mg，莫斐管内滴注，以减轻脑水肿。

③监测血压、保持呼吸道通畅、供氧，必要时气管插管。

④经常测血氧分压，预防脑缺氧。

⑤终止妊娠，已停止抽搐4～6小时不能分娩者急行剖宫产。

⑥置患者于30°半卧位，降低颅内静脉压。

⑦产后如仍不清醒，无反应，注意与脑出血鉴别，有条件医院做CT检查。

⑧神经反射监护。

⑨降低颅内压，20%甘露醇0.5mL/kg静脉滴注降低颅内压。

（8）终止妊娠

因妊娠期高血压疾病是孕产妇特有的疾病，随着妊娠的终止可自行好转，故适时以适当的方法终止妊娠是最理想的治疗途径。

①终止妊娠时机：密切监护母亲病情和胎儿宫内健康情况，监测胎盘功能及胎儿成熟度，终止妊娠时机。重度子痫前期积极治疗2～3天，为避免母亲严重并发症，亦应积极终止妊娠。子痫控制6～12小时的孕妇，必要时子痫控制2小时后亦可考虑终止妊娠。有明显脏器损害，或严重并发症危及母体者应终止妊娠。孕34周前经治疗无效者，期待治疗延长孕周虽可望改善围产儿的死亡率，但与产妇死亡率相关。对早发型子痫前期孕32周后亦可考虑终止妊娠。重度子痫经积极治疗，于孕34周后可考虑终止妊娠。

②终止妊娠指征：多主张以下几点。重度子痫前期患者经积极治疗24～72小时仍无明显好转；病情有加剧的可能，特别是出现严重并发症者。重度子痫前期患者孕周已超34周。子痫前期患者，孕龄不足34周，胎盘功能减退，胎儿尚未成

熟，可用地塞米松促胎肺成熟后终止妊娠。子痫控制后2小时可考虑终止妊娠。在观察病情中遇有下列情况应考虑终止妊娠：胎盘早剥、视网膜出血、视网膜剥离、皮质盲、视力障碍、失明、肝酶明显升高、血小板减少、少尿、无尿、肺水肿、明显胸腹水等。胎儿窘迫，胎心监护出现重度变异减速、多个延长减速和频发慢期减速等提示病情严重的症候时应考虑终止妊娠。

③终止妊娠的方法：第一，阴道分娩。病情稳定，宫颈成熟，估计引产能够成功，已临产者不存在其他剖宫产产科指征，可以选用阴道分娩。第二，剖宫产。病情重，不具备阴道分娩条件者，宜行剖宫产术。子痫前期患者使用麻醉方式是有争议的，但是如果母亲凝血功能正常，没有存在低血容量，使用硬膜外麻醉是安全、有效的，不会引起全身麻醉所致的血压升高。

④产褥期处理：重症患者在产后24～72小时内，尤其24小时内，仍有可能发生子痫，需继续积极治疗，包括应用镇静、降压、解痉等药物。产后检查时，应随访血压、蛋白尿及心肾功能情况，如发现异常，应及时治疗，防止后遗症发生。

## 三、预防

目前对妊娠高血压疾病缺乏有效的治疗措施，预防工作对降低疾病的发生发展显得更重要。预防工作主要包括几方面。

### （一）围生期保健

1.建立健全的三级保健网，开展围妊娠期和围生期保健工作。

2.坚持左侧卧位，增加胎盘和绒毛的血液供应，避免胎盘灌注不良和缺血缺氧。

3.针对高危因素进行预防，保持合理的体重指数，肥胖妇女适当减肥，避免多胎妊娠、高龄妊娠、低龄妊娠和捐赠精子、卵子的怀孕；有复发性流产史；抗心磷脂抗体综合征、易栓症等妊娠高血压疾病危险性增加。

### （二）药物、微量元素、营养素的预防作用

1.阿司匹林和其他抗血小板药物

阿司匹林可以选择性抑制环氧合酶，减少血栓素$TXA_2$的合成。在20世纪80

年代一些临床试验也取得可喜的成果；于孕22周以前预防性使用低剂量的阿司匹林50～100mg可使该病的风险度下降，阿司匹林治疗23周后妊娠不能预防先兆子痫。然而，至20世纪90年代3个独立的大规模的调查，认为阿司匹林不能降低妊娠高血压疾病的发生率，反而增加胎盘早剥的发生率。一个大型的多中心研究，其中包括2539例高风险的妇女，包括糖尿病、慢性高血压、多胎妊娠或先兆子痫，使用低剂量的阿司匹林（60mg）没有降低子痫前期发生率。现在阿司匹林不建议常规使用预防子痫前期，而应该个体化。对高危患者选择性用药是可以接受的。

2.妊娠期补钙

补钙可稳定细胞膜的结构，控制膜离子的通透性，减少钙离子内流的积聚，可预防妊娠高血压疾病的发生。国外有作者报道从妊娠20～24周或24～28周开始服用钙元素1200mg增至2g，经观察不补钙组妊娠高血压疾病的发病率为18%，补钙不足2g组妊娠高血压疾病发病率为7%～9%，补钙2g组发病率为4%，效果最佳，对母婴无不良影响。

3.抗氧化剂维生素C和维生素E的补充

多个中心随机试验结果显示，孕期补充维生素C和维生素E不能降低子痫前期的发生。

4.左旋精氨酸（L-Arginine，L-Arg）的补充

L-Arg是合成一氧化氮（NO）的底物，它可以刺激血管内皮细胞的NO合酶（NOS），而增加NO的合成和释放，减轻微血管的损伤，改善子宫胎盘的血流。已有报道用于妊娠高血压疾病的治疗和预防；用L-Arg口服4g/d，连用2周，可以延长孕周和降低低体重儿的发生率。虽然左旋精氨酸在预防子痫前期的发生方面还缺乏大样本的研究，但随着人们对NO了解的逐步深入，L-Arg在临床应用将更加广泛，用于预防妊娠高血压疾病已初露前景。

# 第五节　并发症的诊断和治疗

## 一、妊娠期高血压疾病并发心力衰竭

### （一）妊娠期高血压疾病并发心力衰竭的诱因及诊断

妊娠期高血压疾病时冠状动脉痉挛，可引起心肌缺血、间质水肿及点状出血与坏死，偶见毛细血管内栓塞，心肌损害严重可引起妊娠期高血压疾病性心脏病，心功能不全，甚至心力衰竭、肺水肿。不适当的扩容、贫血、肾功能损害、肺部感染等常为心力衰竭的诱发因素。心力衰竭的临床表现可有脉率快，部分患者可听到舒张期奔马律、肺动脉瓣区$P_2$亢进、呼吸困难、胸肺部啰音，颈静脉充盈、肝大，甚至端坐呼吸。对全身水肿严重的患者，虽无端坐呼吸，应警惕右心力衰竭。心电图提示心肌损害，有T波改变、减低或倒置，有时呈现ST倒置或压低。X线检查可见心脏扩大及肺纹理增加，甚至肺水肿表现。

妊娠期高血压疾病并发心力衰竭需与各科原因所致心力衰竭鉴别。包括孕前不健康的心脏：如先天性心脏病、风湿性心脏病、贫血、甲亢心、胶原组织性疾病引起的心肌损害；红斑狼疮等。孕前健康的心脏，如围生期心肌病、羊水栓塞或肺栓塞可根据不同病史及心脏特征加以鉴别。围生期心肌病易与妊娠期高血压疾病性心脏病混淆。妊娠期高血压疾病时全身小动脉痉挛，影响冠脉循环，心脏供血不足、间质水肿，致心功能受损，是发生围生期心脏病的原因之一，发生率为27.2%，为正常孕妇的5倍，国外报道发生率高达60%，说明两者有密切相关。围生期心肌病患者可能会有中度血压升高，中度蛋白尿常诊断为妊娠期高血压疾病。鉴别主要依靠病史及心脏体征。围生期心肌病除有心力衰竭的临床表现外，主要体征包括两肺底湿啰音、奔马律及第三心音、二尖瓣区有收缩期杂音。超声心动图检查所有病例均有左室扩大，腔内径增大，以左室腔扩大最为显著。部分病例由于心腔内附壁血栓脱落，可导致肺动脉栓塞，病情急剧恶化。国内曾报道一例重度子痫前期合并围生期心肌病患者，产后第4天死于肺栓塞。妊娠期高血压疾病心力衰竭临床表现有较严重高血压、蛋白尿、水肿，当血压显著升高时，冠状动脉痉挛导致心肌缺血，甚至灶性坏死而诱发心功能不全，但无心脏显著扩大，无严重心律失常，常伴有肾损害。妊娠期高血压疾病心力衰竭患者的预后较好。

### （二）妊娠期高血压疾病心力衰竭的治疗

1.积极治疗妊娠期高血压疾病

解除小动脉痉挛，纠正低排高阻，减轻心脏前后负荷。

2.可选用以下一种或两种血管扩张剂

酚妥拉明，10mg加入5%葡萄糖液250mL内，静脉滴注，0.1～0.3mg/min；硝酸甘油10mg，加入5%葡萄糖25～50mL内，微量泵推注，5～20mg/min，根据血压调整速度；硝普钠25～50mg，加入5%葡萄糖50mL内，微量泵推注，10～20mg/min，根据血压调整速度。扩血管治疗后能迅速降压，降低心脏的后负荷，改善心肌缺氧，是治疗妊娠高血压疾病心力衰竭的主要手段。

3.增强心脏收缩力

用毛花苷C0.4mg，加入5%葡萄糖液20mL内，稀释缓慢静脉注射。也可用地高辛，每日0.125～0.25mg，口服。非洋地黄类正性肌力药物，如多巴胺（dopamine）、多巴酚丁氨（dobu-tamine）、前列腺素E（米力农，milrinone）、门冬氨酸钾镁等。血压高者慎用多巴胺类药物或用小剂量，并与血管扩张剂合用。

4.利尿剂

呋塞米20～40mg，加入5%葡萄糖液20mL，静脉注射，快速利尿。

5.呼吸困难

有严重呼吸困难，可用吗啡3～5mg，稀释，皮下注射。

6.心力衰竭控制后宜终止妊娠。

7.限制液体入量。

## 二、溶血性尿毒综合征

溶血性尿毒综合征（HUS）是以急性微血管病性溶血性贫血、血小板减少及急性肾衰竭三大症状为主的综合征。其发病机制是由于妊娠期，特别是妊娠期高血压疾病时血液处于高凝状态，易有局限性微血栓形成，当红细胞以高速度通过肾小球毛细血管及小动脉时，受血管内纤维网及变性的血管壁内膜的机械性阻碍，红细胞变形、破裂，造成血管内溶血与凝血活酶的释放，促进了血管内凝血的进行。由于纤维沉积于肾小球毛细血管与小动脉内，减少了肾小球的血流灌注量，最终肾衰竭。另外免疫系统的变化及感染因素可诱发HUS。

（一）诊断

临床表现：溶血性贫血、黄疸、阴道流血、瘀斑、瘀点，有些患者会发生心律不齐、心包炎、心力衰竭、心肌梗死、支气管肺炎、抽搐发作等。同时有一过性血尿及血红蛋白尿，尿少，可发展到急性肾衰竭至少尿、无尿。

实验室检查：

1.外用血象显示贫血、红细胞异常，出现形态异常、变形的红细胞，及红细胞碎片、网织红细胞增多。

2.血小板减少，常降至$100 \times 10^9$/L以下。

3.黄疸指数升高，血清胆红素及肝功能SGPT增高。

4.乳酸脱氢酶（HPL）升高达600μg/L以上，表示体内有凝血存在。

5.血红蛋白尿或血尿，尿蛋白及各种管型。

6.氮质血症，血尿素氮、肌酐及非蛋白氮增高。

（二）鉴别诊断

1.单纯性妊娠期高血压疾病

不出现HUS的进行性溶血、血小板下降、血红蛋白尿等临床表现和实验室结果。

2.HELLP综合征

HUS和HELLP综合征均可在妊娠期高血压疾病患者中出现。而HUS以肾损害表现为主，急性肾功损害和血红蛋白尿。而HELLP综合征常以肝损害为主。以肝功能转氨酶升高、溶血性黄疸为主。根据临床及实验室检查可以鉴别。

3.与系统性红斑狼疮性肾炎及急性脂肪肝引起的肾衰竭应以区别。

（三）HUS 肾衰竭治疗原则

1.积极治疗妊娠期高血压疾病。

2.保持肾功能，血管扩张药物应用，新利尿合剂：酚妥拉明10～20mg、呋塞米100mg各自加入5%葡萄糖250mL静脉滴注（根据病情调整剂量）。

3.严重少尿、无尿可用快速利尿剂。

4.终止妊娠。

5.透析。

应早期透析，如少尿、无尿，血钾升高>5.5mmol/L；尿素氮>17.8mmol/L（50mg/L）；血肌酐>442mmol/L（50mg/L），需用透析治疗，或用连续性肾滤过替代治疗（CRRT）、静脉—静脉连续滤过（CVVH）。

## 三、弥散性血管内凝血（DIC）

子痫前期、子痫与DIC关系密切，重度子痫前期时，全身血管明显痉挛，血液黏度升高，全身组织器官血流量减少，血管内皮损伤引起血管内微血栓形成，患者血液中凝血因子消耗多引起凝血因子减少。子痫前期、子痫本身是一种慢性DIC状态。严重DIC或产后即会发生出血倾向，如血尿、产后出血等。

（一）子痫前期、子痫并发 DIC 的早期诊断

1.子痫前期、子痫并发DIC的临床表现

（1）多发性出血倾向如血尿、牙龈出血、皮肤瘀斑、针眼出血、产后出血等。

（2）多发性微血管血栓之症状体征，如皮肤皮下栓塞、坏死及早期出现的肾、脑、肺功能不全。

2.子痫前期、子痫并发DIC实验室检查

（1）血小板减少<100×10$^9$/L或呈进行性减少。

（2）凝血酶原时间比正常延长或缩短3秒。

（3）纤维蛋白低于1.5g/L（150mg/dL）或呈进行性下降或超过4g/L。

（4）D-二聚体阳性，FDP超过0.2g/L（20ug/mL），血液中的红细胞碎片超过2%。

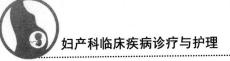

（5）有条件可查抗凝血酶Ⅲ（ATⅢ）活性。

## （二）妊娠期高血压疾病并发DIC的治疗

妊娠期高血压疾病并发DIC的早期表现主要是凝血因子改变，若能及早检查这些敏感指标，即可早期发现慢性DIC。及早处理，预后良好。妊娠期高血压疾病合并严重DIC发生率不高。治疗以积极治疗原发病，控制子痫前期及子痫的发展，去除病因，终止妊娠为主。根据病情可适当使用新鲜冰冻血浆，低分子肝素或小剂量的肝素（25～50mg/d），血压过高时不适宜使用肝素，以免引起脑出血。子痫前期、子痫并发DIC多较轻，积极治疗后终止妊娠，多能治愈。

# 第二章　妊娠与心律失常

## 第一节　妊娠期心律失常的发生机制与诊断

在妊娠期间常会发生心律失常，通常心律失常可发生在母亲和胎儿都健康的情况下。既往有心律失常的患者，妊娠期间可以复发，或者心律失常的发生可以作为已知心脏疾病的表现。然而，大多数患者既往没有心脏病史，如果为新发的心律失常，应给予警惕和关注。在妊娠期间发生的心律失常大多是良性的，过程较简单，通常不会影响患者的活动能力，也大多不会对生命造成威胁。但在症状发生过程中，患者应注意休息和限制活动，同时应给予安慰。少数患者需合理地使用抗心律失常药物，以保证母婴的安全和良好的妊娠结局，心律失常致孕妇死亡的情况极其罕见。

### 一、妊娠期间心律失常的发病和流行病学

妊娠期间窦性心律将增加10次/分，窦性心率大于100次/分、异位搏动、间歇性窦性心动过速和非持续性心律失常在妊娠期间很常见。50%以上的心律失常妊娠女性因为症状而就诊，持续性的心动过速较少见，据估计，在孕龄女性中的心律失常的诊断仅为2/1000～3/1000，某些在妊娠期间发生的心律失常为妊娠前已有的复发性心律失常，但也有相当数量的病例为妊娠中首次发生。心动过缓在妊娠中很少见，发病率约为1/20000，通常为窦房结病变或先天性完全性房室传导阻滞。因为心动过速而死亡的孕妇极少见。在英国，近12年来没有因为非结构性心脏病心律失常而死亡的记录。近年我国报道，妊娠合并心律失常中，合并器质性心脏病占6.14%～13.1%，无器质性心脏病心律失常患者，妊娠结局良好。合并器质性心脏病心律失常患者早产、围生儿死亡、孕产妇死亡均明显增加。国

内报道心律失常产妇足月分娩率在89.67%~90.3%，其中剖宫产率32%、自然分娩率新生儿低于胎龄儿为4.89%~9.7%，新生儿窒息率4.5%~5.34%。大多数妊娠合并心律失常能顺利通过妊娠期和分娩期。对有器质性病变的严重心律失常宜采取有效措施，以确保母婴安全。

## 二、妊娠对心动过速机制及节律起源的影响

正常女性妊娠后心血管系统发生一系列变化，子宫体积增大，宫底位置逐渐升高，膈肌上升使心脏向上及向前外移位，大血管轻度发生扭曲；孕期血容量增加，心排血量增加，心血管对妊娠的代偿适应包括增加静息心率、血管内容积和心排血量，减低外周血管阻力，心脏的房室腔扩大，增加射血容积和增强儿茶酚胺的张力，增加心房和心室壁张力，心肌细胞延伸依赖性离子通道激活。除了这些改变，妊娠期间内脏的警觉性增高，使患者较为注意窦性心动过速的症状和异位搏动的发生，而这些异位性搏动通常不会被患者妊娠期孕妇的恶心、呕吐、进食少，造成水电解质失衡，或孕前有心脏病史，如风湿性心脏病、先天性心脏病（手术或未手术矫正）、心肌炎或心肌病、预激综合征、遗传性或其他形式的获得性长QT综合征妊娠后可以诱发或加重心律失常。妊娠期心律失常的常见病因见表2-1。

表2-1　妊娠期心律失常的常见病因

| 结构性心脏病 | 结构正常心脏 |
| --- | --- |
| 先天性心脏病形成的折返环 | 先天性单纯性心电异常传导 |
| 非发绀性心脏病，如房间隔缺损或室间隔缺损 | 房室结双通道致房室折返性心动过速 |
| 发绀性心脏病，如法洛四联症 | 预激综合征/加速性旁路 |
| 瓣膜性心脏病，如双叶主动脉瓣 | 离子通道病 |
| 获得性 | 获得性 |
| 瓣膜性心脏病，风湿热活动 | 获得性传导系统退行性疾病 |
| 瓣膜性心脏病，心内膜炎 | 获得性长QT综合征，药物或代谢 |
| 心肌病 | |

心动过速往往由一个或多个机制触发和持续，心动过速的机制包括局灶性、折返性和离子通道的原因（表2-2）。妊娠期间的生理改变可以触发或改变这些机制。

（一）异位局灶性心动过速

局灶性的心动过速可由一小簇异常的细胞也称为"ectopic focus，异位局灶性细胞"引起。自律性、折返性和触发活动都可能是局灶性心动过速的原因。异位局灶性细胞可以在心房或心室的心肌中产生。但某些部位往往是好发部位，例如，右心室流出道和心房与肺动脉和腔静脉连接部毗邻的地方。异位局灶可以产生去极化，提前阻止了下一个窦性激动，从而产生心房或心室的异位心搏。这种情况可以产生单个或持续的心动过速。每个异位的心脏搏动的心电图形态是统一的，前面都有一个异位的P波（例如，房室局灶性心动过速）或形态畸形的QRS波（例如，室性局灶性心动过速）。

妊娠的心血管生理改变可以使异位局灶的活性增强，异位早搏在妊娠期间特别常见。持续性的局灶房性或室性心动过速可以在妊娠期间第一次出现。临床发现频发的异位早搏或反复自行中止的心动过速多为局灶性心动过速。

局灶性心动过速可由体力活动激发，并可随着运动的停止而自行中止。通常，对作用在结区的抗心律失常药物反应敏感，如β受体阻滞剂、维拉帕米或地高辛。

（二）折返性心动过速

心脏可能存在一些异常的电流称"折返性的电流"，折返性的电流由一个或多个以下的成分构成：心房肌、心室肌、房室结、附属的房室结通道。折返性心律失常的特征是：一个激动的脉冲围绕折返的电流通路传导，每一个折返电流可产生一个心搏，脉冲环绕折返电流的距离越大，下一个折返脉冲返回时，电兴奋回复的可能性越大，从而形成持续的折返，其特点如下：

1.折返电流的长度（mm）>脉冲传导速度（mm/ms）×不应期（ms）。

2.妊娠的生理改变更符合这个规律，心室腔的扩大增加了折返环的长度，儿茶酚胺张力增加可缩短折返的周期。

表2-2　心动过速的发生机制与临床特点

| 局灶性心动过速 |
| --- |
| 为QRS形态相同的早搏型的心动过速 |
| 通常为"骤停——骤起" |
| 运动和儿茶酚胺张力增高时可磁加速 |
| 通常心脏结构正常 |
| 对β受体阻滞剂和维拉帕米反应敏感 |
| 心脏转复通常无效，容易早期复发 |
| 折返性心动过速 |
| 折返是最常见的心动过速机制 |
| 超声心动图和静息心电图通常正常，或有基础疾病的表现 |
| 偶发的早搏可触发和终止心动过速，通常与心动过速发生时的形态不同 |
| 对第Ⅰ类和Ⅲ类抗心律失常的药物敏感，特别是房室结不参与的心动过速 |
| 心脏转复较理想 |
| 离子通道和长QT综合征 |
| 静息心电图的ST段和（或）T波可异常 |
| 可以发生晕厥和心脏骤停 |
| 为多形性室速，其终止依赖触发因素 |
| 缓慢型心律失常是引起长QT综合征的常见原因 |
| 发作的形式与某些相关的药物类型或离子的不足有关 |
| 家族的趋向性 |
| β受体阻滞剂有效，但其他抗心律失常药物应避免使用，因为可加重病情 |

　　折返性的心动过速较局灶性心动过速更常见，心率更稳定，第Ⅱ、Ⅲ类的抗心律失常药物可作用在心房或心室的心肌，治疗更有效，这些药物可延长心肌折返的周期，预防持续折返的发生。

## （三）离子通道异常

心肌细胞内$K^+$、$Na^+$通道蛋白基因密码的畸变可以损伤和延迟心肌的复极，并引起不同形式的先天性长QT间期综合征。在先天性长QT间期综合征的研究中Levine Bailey和EI-Sherif等发现阻滞钾通道及增加钙内流能诱发早期后除极的发生，从而延长心肌复极时间而引起触发活动及室性快速心律失常。遗传的多样性也是对药物诱导或其他形式获得性长QT综合征的基础。其他的离子通道畸变是某些家族性心房颤动和Brugada综合征的发病原因，受影响患者的心电图特点为不完全右束支阻滞图形，胸导联$V_1$至$V_3$，ST段上抬。患者很容易发生室性心动过速而晕厥或猝死。

妊娠对心脏离子通道、长QT综合征和多形性室速的影响尚未有详尽的研究报道。尽管大多数的患者为常染色体显性遗传，但强烈提示遗传的表达依赖性激素，反过来，提示妊娠期激素环境的改变也可以影响相关心脏离子通道的表达情况。

## 三、临床表现与辅助检查

### （一）病史与症状

病人的现病史和既往史有助于心律失常的诊断。病史包括发作的时间、频度、持续时间、伴随的症状、治疗情况（使用过的药物、药物治疗反应）等；详细询问发作时的心率、节律、发作起止与持续时间，了解发作时有无低血压、晕厥、抽搐、心绞痛、心力衰竭等表现。既往合并哪些疾病，如风湿性心脏病、先天性心脏病及手术矫治的情况、心肌炎、心肌病等。对于有遗传倾向的心律失常患者，特别是有猝死家族史的患者。还要了解其家族成员发病情况。

心悸是最常见的症状，通常呈间歇性，发生严重症状的情况罕见。根据病史，间歇性的心跳和漏搏为早搏的症状。早搏通常在休息时比较显著，在运动时可自觉消失。

心房颤动与规律的心动过速的鉴别是节律不规则，心房颤动的发作与其他常见的心动过速一样，可以骤发，也可以骤然终止，室上性心动过速既可以自动终止，也可以通过例如屏气、用力、喝冷饮等常用的自我迷走刺激法而终止。窦性心动过速通常需要数分钟后心率才逐渐减慢。

首次发生室上性心动过速的患者可出现晕厥前或晕厥症状，但通常可自动恢复神志；再次复发时，晕厥或晕厥前的症状少见，患者通常会自行坐下或躺下，以避免晕厥的发生。如果室上性心动过速终止后出现晕厥前或晕厥症状，可能为窦性心律恢复延迟，为病态窦房结综合征的一个标志性症状，且可以被β受体阻滞剂加重。

伴或不伴心悸的复发晕厥，对胎儿都不利，因为可以减少胎盘的血流，在某些情况下为母亲死亡的先兆。

心律失常导致的晕厥可引起短暂的神志不清或合并外伤。在运动期间或运动开始后出现的晕厥常引起较严重的后果，并提示心律失常的机制有儿茶酚胺依赖性的情况，相反，典型的迷走机制诱发的晕厥多呈渐进性，患者多能避免损伤的发生。

心律失常的患者可表现为疲倦、气短、水肿和心悸、胸闷等心功能不全的症状，心房颤动和心房扑动的患者可能会出现血栓栓塞的症状。

既往有心脏病病史的患者，发生心律失常的可能性会增加。在儿童期，已行心脏手术的先天性心脏病患者通常都可存活到成年或育龄期，但常易患心律失常，虽然血流动力学的状况良好，但也应特别给予重视。曾接受心房外科手术如已行Mustard或Fontan纠正术的大动脉转位患者，特别容易合并心房扑动，同样，右心室损伤的患者也容易合并心房扑动。

如曾经行Fallot's四联症纠正术的患者可能会发生心房扑动或右心室流出道起源的室性心动过速，特别是纠正术不完全，而且存在持续血流动力学异常者。

（二）体格检查

体格检查的重点是心脏听诊，以了解病人心率的快慢、节律是否规整，可初步判断病人是缓慢性还是快速性心律失常。心律失常发作并伴症状时可出现脉搏异常、第一心音强度改变、颈静脉波呈间歇性的大炮波，提示房室脱节，是度房室传导阻滞或室性心动过速的特征。应注意寻找心律失常相关心脏疾病的体征，包括既往心脏外科术后的瘢痕、结构性心脏病的杂音和心力衰竭的体征。同时听诊双肺，若双肺底闻及水泡音，则提示病人已存在心功能不全。系统查询也很重要，例如，甲状腺毒性作用也可以心律失常作为表现。

## （三）体表心电图

体表心电图是心律失常诊断的最主要手段。临床上采用12导联心电图。可以从心脏的立体结构方面判断心律失常的性质和部位。然而12导联心电图由于记录时间短，不容易描记到短暂心律失常的图形。所以临床上常常采用P波清楚的导联（Ⅱ、Ⅲ、aVF和V$_1$导联）较长时间描记，便于捕捉心律失常。注意P波和QRS波形态，P-QRS关系，PP、PR与RR间期，判断基本心律是窦性还是异位。房室独立活动时，找出P波与QRS波群的起源（选择Ⅱ、aVF、aVR、V$_1$和V$_5$、V$_6$导联）。P波不明显时，可试加大电压或加快纸速，做P波较明显的导联的长记录。

既往无心脏病的患者，在无心律失常发生期间，心电图可表现正常，有些患者的12导联心电图可反映患者基础的心电异常情况，如频发的早搏或预激综合征。

心动过缓的患者的心电图可表现为静息时的窦性心动过缓或间歇性的窦性停搏，疾病继发的PR间期延长，或束支阻滞。窦性心动过缓可以窦房结的自律性减低（P-P间期＞1秒）或是二度或三度房室传导阻滞（体表心电图上P波频率＜100次/分时，QRS波少于P波）。

合并心脏病的患者，静息心电图的异常表现可反映心脏的情况及其既往接受过的外科干预的情况。QRS波电压增高和电轴转位的改变可能是左心室肥厚的表现，心房扩大可合并P波异常，Fallot's四联症患者，多可合并右束支传导阻滞异常。

患者发生症状期间的12导联心电图记录对心律失常的诊断最有帮助，但这种情况通常不易做到，QRS波绝对不规则的心动过速通常为心房颤动的结果，偶然也可为房性心动过速或为心房扑动伴不同比例房室传导的表现。QRS波规则，无增宽（＜120ms）的心动过速（＞100次/分）如果每个QRS波伴随正常P波规则出现，多为窦性心动过速；如果无P波或P波异常，可为阵发性室上性心动过速。

规则、宽大的QRS波（＞120ms）的心动过速通常是阵发性室上性心动过速伴束支差异性传导或室性心动过速，或室上性心动过速伴预激，通常由异常旁路形成。置入心脏起搏器的患者，宽大的QRS波心动过速可能为起搏器介导的心动过速。应细致地在心电图上寻找起搏脉冲信号，如果为双腔起搏系统，起搏电压会较低，并可被心电图高度滤过。

## （四）持续心电记录

当心律失常的发生呈间歇性，症状发生时，12导联体表心电图常不能及时记录。持续心电监护可用于住院病人的床边检测，或者24小时动态监测，常可捕获症状发生较频繁患者的心律失常事件。对症状发生频率较低的患者，可以为患者佩戴心脏节律事件监测器。做7天或更长时间的连续记录，可以记录患者活动状态下症状事件发生时的情况，保存患者每日症状发生时的心电记录，记录的心脏节律可能与患者的症状相关。当心率超过心电记录仪已程控的范围时，也可记录无症状的心脏事件。在持续心电记录期间，应鼓励患者按正常的活动生活，特别要进行先前可激发症状的活动。

置入式的loop记录仪主要是用于诊断不明原因的晕厥。虽然妊娠期间使用置入式loop记录仪的公开资料不多。但妊娠期间使用持续心电记录并没有反指征。电池的寿命通常可达18个月。已发表的非妊娠患者的资料中，诊断率可高于50%。

## （五）超声心动图

超声心动图对具有结构和功能性心脏病患者的诊断和随诊具有无可争辩的价值，是所有心律失常的妊娠患者临床检查不可缺少的部分，因为是非侵入性的检查，对胎儿没有危险，是排除围生期心肌病最好的检查方法。

## （六）运动心电图

除了产科的原因需要绝对卧床休息外，运动心电图的检查可考虑在妊娠期间使用。特别适用于由于反复运动而激发症状，而其他检查不能明确心律失常的诊断。在运动心电图检查期间，应给予密切的监护。运动负荷不能超过大部分患者每日常规体力活动的最高水平。运动期间，若出现低血压，对胎儿具有风险，应立即停止运动检查。

## （七）倾斜试验

根据病史，对可疑血管迷走机制为诱因反复发作性晕厥的患者，倾斜试验可用于明确诊断。因为检查可以诱发显著和持续的低血压，对胎儿会产生影响，然而，有资料证实检查过程安全。有人认为，在妊娠中首次发生迷走性晕厥较罕见，因为妊娠期间女性患者可由于循环血容量和儿茶酚胺水平增加而得到相应的保护，晕厥在产后发生的情况较常见，因为产后体液迅速丢失，血管内的容量相对不足，机体需重新调节到非妊娠的生理状态，机体的易损性增加。

### （八）侵入性的心脏电生理检查和导管射频

心脏电生理是目前心动过速患者导管射频治疗前通常进行的检查过程。但电生理与射频的过程都可因离子辐射对胎儿产生风险。几乎所有患者的心律失常都可通过药物治疗，直到分娩。对那些不能控制并有生命危险的心律失常，可选择射频治疗，应使射线对胎儿的暴露减至最小可能。在母亲的腹部用铅衣覆盖屏蔽。或可使用超声心动图或非荧光导管定位（如CARTO或EnSite NavX）指引导管的放置。

# 第二节　妊娠期心律失常的治疗

在妊娠期间早搏和持续性心动过速会出现更频繁，或可以首次在孕期中出现，症状性的阵发性室上性心动过速也可在孕期急性发作。2011年ESC《妊娠心血管疾病诊疗指南》指出，在妊娠期约15%（平均5%）的先天性心脏病患者因为室上性心动过速或室性心动过速而需治疗。在孕期，患者自觉心悸更加明显，但是大多都是良性的表现。妊娠期首次发生室性心动过速的患者应给予密切的关注，应注意是否为结构性心脏病的表现。孕期主要关注的还有应用心律失常药物对胎儿的不良影响。另外，对孕期复发性快速心律失常要注意应用或停止抗心律失常药物的获益和风险问题。治疗中应根据孕妇的基础疾病的特点给予个体化的处理。对症状性的快速心律失常，建议患者尽可能在孕前接受导管射频治疗。

## 一、抗心律失常的药物治疗

妊娠的生理改变可影响药物的吸收作用和某些途径的代谢。因此，要获得合适的治疗药物水平而又避免毒性作用是较困难的。这样可解析为何某些女性患者虽然继续维持妊娠前的有效治疗，但在妊娠期间心律失常的症状仍反复发生。

抗心律失常药物本身有致心律失常作用的不良反应，大多数抗心律失常药物被美国食物和药物管理局（FDA）作为妊娠期间C类药物。抗心律失常药物诱导先天性畸形的最大风险发生在胎儿器官形成时期，这个时间在孕3～11周，直至第一孕季末结束。此后的风险主要是影响发育和功能完善，或直接对胎儿组织的毒性作用，在足月分娩前或在分娩期间短时间给药对分娩有不良的影响，或分娩后对新生儿产生影响。

如果心律失常对血流动力学产生影响，存在心动过速心肌病的影响，或存在其他不稳定的症状，应给予药物干预。患者能耐受的、良性的心动过速可不需药物治疗，但应给予常规心电监测。药物的合理选择要依据心律失常发生机制，以及具有在妊娠中安全使用的依据。

### （一）腺苷

腺苷可作为室上性心动过速（SVT）和宽QRS波心动过速的紧急治疗用药，具有在妊娠女性中安全使用的依据。其可以直接快速静脉推注，有非常短的药物作用有效时间，正常小于5～10秒。其抑制窦房结和房室结构的功能，可诱发短暂的心动过缓和房室传导阻滞，但对胎儿心率的影响不明确。腺苷对支气管哮喘患者禁忌，容易诱发支气管痉挛，也禁用于正服用双嘧啶氨醇的患者，因为有延长心脏停搏时间的风险。

### （二）地高辛

地高辛在妊娠中使用的历史较长，被认为是安全的。地高辛可通过胎盘，但不会致畸，可通过肾脏排泄，但可被联合应用的胺碘酮所抑制。其主要用于心房颤动患者控制心室率，也可对局灶性房性心动过速有效。

## （三）β 受体阻滞剂

普萘洛尔是具有最长使用历史的受体阻滞剂，在妊娠中使用被认为是安全的。β受体阻滞剂无致畸作用，β受体选择性阻滞如美多心安的使用较广泛，因为其对β$_2$受体介导的子宫无力作用影响较少。但是，β$_1$选择性阻滞剂对心脏的β受体阻滞不完全，因为心肌存在功能性的β$_2$受体，因此抗心律失常的作用稍弱。已有相关的报道，β受体阻滞剂与胎儿心动过缓、张力减退、低血糖和宫内发育迟缓有关。2011年的ESC指南建议妊娠期的任何心律失常不应选择阿替洛尔。

索他洛尔（sotalol）是具有β受体阻滞剂和Ⅲ类抗心律失常药物共同作用的药物，可以通过胎盘，由肾脏排泄，被FDA分类为妊娠B类药物，在妊娠患者的应用中无不良后果的报道。

## （四）氟卡尼

氟卡尼常被用于妊娠的患者，对心脏结构正常的患者可合理使用，但应避免用于心肌疾病的患者，特别是避免用于伴室性心动过速或心肌缺血的患者。

## （五）胺碘酮

关于使用胺碘酮对母亲的益处与胎儿安全性之间的争论已得到显著的缓和，胺碘酮是一种非常有效的抗心律失常药物，用于治疗和预防具生命威胁伴心肌疾病的室性心律失常。然而，人们真正关注的是，胺碘酮可致胎儿甲状腺功能低下和脑部的损害。胺碘酮可通过胎盘，胎儿的药物浓度约为母亲血清水平的10%，母亲使用胺碘酮可致胎儿甲状腺肿，可压迫新生儿的上气道。因此，胺碘酮只能在母亲的生命受到威胁而没有其他药物可选择的情况下才可以使用，而且，应控制在最低的有效剂量以内。

## （六）维拉帕米

没有致畸作用的报道，维拉帕米可通过胎盘，对胎儿的心血管可产生影响。静脉注射维拉帕米用于替代腺苷终止室上性心动过速。如果β受体阻滞剂为禁忌的药物，或患者不能耐受的VP服维拉帕米可预防室上性心动过速的复发。

## 二、常见心律失常的治疗

### （一）心动过缓

**1.窦性心动过缓**

**（1）临床症状**

发生窦性心动过缓的患者，静息心率<60次/分应考虑甲状腺功能低下，或体温过低，应用了降低心率的药物如β受体阻滞剂、钙拮抗剂或地高辛等。间歇性的窦性心动过缓可见于窦房传导异常的疾病，高度迷走张力的患者可发生迷走性的晕厥。窦性心动过缓和窦性停搏可发生在呼吸暂停综合征的患者。

妊娠期间心动过缓和传导阻滞罕有发生，妊娠期患者需要提高心率和心排血量，有结构性心脏病的心动过缓患者可出现症状，无结构性心脏病的心动过缓患者预后良好。

分娩时可由于Valsalva的反射方式而出现窦性心动过缓。极少数产妇可能会出现仰卧位低血压综合征的心动过缓，是由于子宫压迫下腔静脉回流受阻而出现反常的血压下降和窦性过缓。

**（2）心电图**

窦性心律的频率低于60次/分；常伴有窦性心律不齐；病态窦房结综合征可表现为窦性停搏、窦房阻滞或窦性停搏、慢-快综合征。

**（3）治疗**

仰卧位低血压综合征的心动过缓可通过改变为左侧卧位而缓解。窦性心动过缓持续出现症状者可给予临时心脏起搏。

**2.房室传导阻滞**

**（1）临床症状**

先天性完全性的心脏传导阻滞通常在小儿时期被发现，约30%在成年时发现，也可在妊娠时被发现。无症状的患者平均心率>50次/分。获得性的二度或三度房室传导阻滞通常见于特发性的传导系统疾病，最常见于先天性心脏病外科纠正术后，孕期中较少发现，个别患者可能有其他明确的病因。

**（2）心电图**

①一度房室传导阻滞：每个心房冲动都能传导至心室，但PR间期>0.20秒。

②二度房室传导阻滞：二度Ⅰ型又称莫氏Ⅰ型或文氏阻滞：PR间期进行性延长直至下一个P波受阻不能下传心室；相邻R-R间期进行性缩短直至下一个P波不能下传心室；包含受阻P波在内的R-R间期小于正常窦性P-P间期的2倍。二度Ⅱ型房室传导阻滞又称莫氏Ⅱ型房室传导阻滞：心房冲动传导突然阻滞，数个P波之后有一次QRS波群脱落，而PR间期恒定（正常或延长），形成2：1、3：2、4：3等比例的房室传导阻滞。

③三度房室传导阻滞：心房与心室活动无固定关系。心房率快于心室率，心房冲动可为窦性或房性（房速、房扑、房颤）。心室起搏点：第一，希氏束及近邻：心室率40~60次/分，QRS波群正常。第二，室内传导系统远端：心室率20~40次/分，QRS波宽大畸形。

（3）治疗

孤立性的先天性完全性心脏阻滞妊娠的预后良好，不需心脏起搏器帮助。获得性的二度或三度房室传导阻滞，经病因治疗不能缓解症状的患者需要置入永久心脏起搏器治疗。

## （二）期前收缩

1.房性期前收缩

（1）临床症状

妊娠期间，房性的期前收缩通常会增加，患者可有心悸或无症状，症状与患者的个体敏感性有关。房性期前收缩患者可合并或不合并结构性和先天性心脏病。房性期前收缩可由情绪、疲劳、饮酒或咖啡、喝茶、吸烟等，以及心力衰竭、洋地黄中毒等病理的情况发生或加重。

（2）心电图

提前出现的房性P波；PR间期＞0.12秒；P波后的QRS波形态正常或畸形；期前收缩后有不完全性代偿间歇。

（3）治疗

无结构性心脏病患者通常不需药物治疗。去除诱因，避免过度疲劳，根据患者的情况需要，可给予β受体阻滞剂。心力衰竭患者可用洋地黄和（或）利尿剂等改善血流动力学情况。

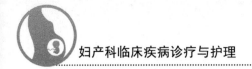
2.室性期前收缩

（1）临床症状

妊娠期间，室性期前收缩也会明显增加，患者对室性期前收缩的感知也增加。室性期前收缩为合并或不合并结构性和先天性心脏病患者，在妊娠期最常见的心律失常。

（2）心电图

提前发生的QRS时限＞0.12秒，宽大畸形，ST与T波的方向与QRS波主波方向相反；室性期前收缩后代偿间歇完全。

（3）诊断和治疗

心电图的检查有助于明确期前收缩的起源。动态心电图可记录早搏和心动过速的发生情况，超声心电图有助于对症状持续或症状加重患者心脏结构和功能的评估，但超声心动图的结果通常为正常。患者通常不需药物治疗。但如果患者的情况需要，可给予β受体阻滞剂。

（三）窦性心动过速

1.临床症状

妊娠期间窦性心动过速（心率＞100次/分）的情况较常见，如果心率持续超过110次/分，应迅速查找发生心动过速的基础病因，包括感染、炎症性的疾病、甲状腺毒性作用和心肌病的可能等。

2.诊断和治疗

动态心电图检查有助于鉴别窦性心动过速在正常昼夜节律的变异与固定频率的加速性房性心动过速。这个鉴别诊断很重要，因为持续长时间快速心室律的患者可发生心动过速性心肌病，患者需要给予治疗，妊娠期间症状明显的窦性心动过速患者可给予β受体阻滞剂治疗，患者的症状可在分娩数天内缓解。

（四）室上性心动过速

1.临床症状

室上性心动过速是妊娠期间最常见的严重心脏事件。对在妊娠期间首次发作，既往有室上性心动过速病史的女性，在妊娠期心动过速的发作会加重。获得性或先天性结构性心脏病的妊娠患者更多见，而容易出现血流动力学和左心室功能的障碍，患者可出现头晕、晕厥、心绞痛和呼吸困难等。妊娠期间，局灶性房性心动过速患者对药物不敏感，房速发作持久，而且常合并结构性心脏病，常使治疗更困难。无结构性心脏病的患者对室上性心动过速耐受性较好。

2.心电图

室上性心动过速为QRS波不宽、规则、P波异常或缺如的心动过速。QRS波增宽的心动过速可见于室上性心动过速合并差异性传导，可呈左或右束支阻滞图形。宽QRS波心动过速患者，阵发性室上性心动过速与室性心动过速的鉴别特点见表2-3。

心房扑动常需与其他形式的阵发性室上性心动过速相鉴别，心房扑动心电图的基线呈典型的大锯齿状，在体表心电图的Ⅱ、Ⅲ和aVF导联容易被发现。房室结折返、房室折返性心动过速和房性心动过速的典型表现常为规则的、窄的QRS波心动过速，在无症状期患者的心率可正常。根据心律失常发作和终止过程、P波的形态和与QRS波的关系及对腺苷的反应性，常有助于鉴别阵发性室上性心动过速的发生机制。但也有例外的患者。

3.治疗

无论是什么样的发生机制，通过颈动脉窦的按摩等迷走刺激手法可能会终止室上性心动过速。反复室上性心动过速发作的患者常会用这种手法自行终止，当应用这种手法失败时，可通过应用腺苷静脉注射处理，逐渐增加注射剂量，直致获得理想的反应。如果心动过速不被腺苷终止，根据2011年ESC《妊娠心血管疾病治疗指南》建议，可静脉注射美托洛尔。任何血流动力学不稳定的阵发性室上性心动过速建议选用紧急电复律。只有患者不能耐受发生的症状，或由于心动过速导致血流动力学的改变，方建议预防性使用抗心律失常药物。地高辛或心脏选择性β受体阻滞剂（美托洛尔）是一线药物，其次为索他洛尔、氟卡尼或普罗帕酮。妊娠的患者只有在非常特殊的情况下才考虑导管消融术。

表2-3　宽QRS波心动过速与室性心动过速的鉴别诊断要点

| 宽QRS波心动过速的鉴别 | |
| --- | --- |
| 室性心动过速 | 室上性心动过速伴束支阻滞或差异性传导 |
| 过去史 | 过去史 |
| 心肌梗死 | 相同的心动过速反复发作 |
| 心肌病 | 病情多年无恶化的证据 |

| 宽QRS波心动过速的鉴别 | |
|---|---|
| 心室外科手术史 | 有明确的室上性心动过速病史 |
| 其他心室损伤或瘢痕 | 颈动脉部位随脉搏同步快速搏动 |
| 体格检查 | |
| 第一心音强度变化 | |
| 颈静脉波间歇的Cannon波 | |
| 心动过速的心电图 | |
| 融合波和窦性夺获 | QRS波升支/降支尖锐 |
| 胸前导联QRS的同向性一致 | |
| QRS形态呈不典型束支阻滞图形 | |
| 窦性心律心电图 | 窦性心律心电图 |
| 宽QRS波与心动过速QRS波形态完全不同 | 无异常/预激综合征 |
| 对颈动脉窦按摩或高剂量腺苷无反应 | 颈动脉窦按摩或腺苷可使心动速逐渐减慢或终止 |

2008年Vereckei提出了aVR单导联鉴别宽QRS波心动过速的新流程：

（1）QRS波起始为R波时诊断室性心动过速，否则进入第二步。

（2）QRS波起始为r波或q波的时限＞40ms为室性心动过速。

（3）以QRS为主波时起始部分有顿挫时为室性心动过速，否则进入第四步；

（4）QRS波的心室初始除极速度（Vi）与终末除极速度（Vt）的比值Vi/Vt值≤1为室性心动过速，Vi/Vt值＞1为室上性心动过速。

## （五）预激综合征（WPW syndrom）

### 1.临床表现

预激综合征无心动过速发作不引起症状，心动过速发作可引起心悸、心慌、心跳。大多数患者的心脏结构正常，但是WPW综合征的患者可能会合并肥厚性的心肌病或Ebstein's的畸形，WPW综合征患者很容易发生房室折返性心动过速（AVRT），在妊娠期间发作的机会可能会增加。WPW综合征的患者同时也容易发生心房颤动，通过异常旁路心房快速的频率传递到心室，结果，某些患者可造成超过300次/分的快速心室率，这种情况可造成充血性心力衰竭、低血压、心室颤动或心脏骤停，对生命造成威胁。

2.心电图

（1）房室旁道

PR间期（实质上是P-δ间期）缩短至0.12秒以下，大多为0.10秒；QRS时限延长达0.11秒以上；QRS波群起始部粗钝，与其余部分形成顿挫，即所谓预激δ波；继发性ST-T波改变。

（2）房结

房希旁道PR间期少于0.12秒，大多在0.10秒，QRS波群正常，无预激波。这种心电图表现又称为短PR、正常QRS综合征或LGL（Lown-Ganong-Levine）综合征。

（3）结室

束室连接PR间期正常，QRS波群增宽，有预激波。

3.治疗

并发室上性心动过速时，治疗同一般室上性心动过速。Ⅰ类的抗心律失常药物，例如，氟卡尼（flecamide）可抑制或阻滞异常旁路的传导，同时对心房具有抗颤动的作用，是折返性心动过速紧急和预防性用药的选择。调节房室结功能的药物，如β受体阻滞剂、维拉帕米和地高辛对房室结的影响都是非选择性的，甚至可以加速旁路的传导。患者分娩后可选择导管射频治疗。

心电图表现为WPW综合征的患者可从未有心律失常发生的经历，这样的患者不需给予治疗性的药物，如果患者存在自限性心悸，但未能被证实心动过速的发生，应给予24小时动态心电图检查。有时δ波的出现可为间歇性，这种情况说明患者发生心动过速的风险很低。

（六）心房扑动和心房颤动

1.心房扑动

心房扑动（AF）是指快速、规则的心房电活动。在心电图上表现为大小相等、频率快而规则（心房率一般在240~340次/分）、无等电位线的心房扑动波。在没有结构性心脏病的妊娠女性中，心房扑动并不常见。如果心脏的右心房负荷被加重（如Fontan循环术后），则容易发生心房扑动。

临床表现：

（1）心室率不快的患者可无明显不适，或仅有心悸、心慌、乏力。

（2）严重者头晕、晕厥、心绞痛或心功能不全，少数患者可因心房内血栓形成脱落而引起脑栓塞。

（3）房扑伴2：1房室传导时心室率规则为140～160次/分，伴不规则房室传导时心室率可较慢，且不规则。

房扑往往有不稳定的趋向，可恢复窦性心律或进展为心房颤动，但亦可持续数月或数年。房扑时心房收缩功能仍得以保存，栓塞发生率较心房颤动低。

按摩颈动脉窦能突然减慢房扑的心室率，停止按摩后又恢复至原先心室率水平。

2.心房颤动

心房颤动简称房颤，是最常见的持续性心律失常，房颤总的发病率为0.4%，随着年龄增长，房颤的发生率不断增加，75岁以上人群可达10%。

国内研究报道妊娠期心房颤动患者大多合并结构性心脏病，而且主要见于风湿性心脏病，如果左心房血流动力学负荷被加重，例如，二尖瓣狭窄容易发生心房颤动。少数患者为非结构性心脏病，如甲亢，或特发性心房颤动。

（1）临床表现

大多数患者有心悸、胸痛、疲乏、头晕或黑矇，甚至呼吸困难等症状。患者的症状与房颤的心室率、心功能及伴随疾病、房颤持续时间等因素有关。妊娠期间患者对症状的敏感性增加。部分患者房颤发生后可无任何症状。

二尖瓣狭窄或心室舒张功能不全的患者会合并心室充盈障碍，合并心房颤动或扑动快速心室率的患者将会减低心室的充盈。因为，随着心率增加，心脏循环的周期中，舒张充盈间期的比例相对减少，结果心室的充盈压力增加，前向血流减少，同时周围血管收缩，反射性使水潴留增加。除非给予处理，否则，患者会迅速发展为急性肺水肿。对于肺水肿患者，儿茶酚胺的水平增加，又进一步使心率和心室的充盈压增加，并形成恶性循环。

当发生了心房颤动或扑动，左房心耳部的血流容易停滞并可能形成血栓，血栓形成后，常只是松弛地黏附在心房的内膜上，可以形成栓塞的碎片并脱落，造成系统动脉分支的栓塞。血栓栓塞和卒中常为二尖瓣狭窄患者、左心房扩大或左心功能不全患者、有既往血栓栓塞病史患者的合并症。在心脏复律为窦性心律的开始几天，随着心房收缩功能逐渐恢复至正常，栓塞的风险特别高。

（2）心电图

P波消失，由形态和时限均不规则的颤动波代替；心室率极不规则；QRS波形态通常正常，合并室内差异性传导时QRS波可增宽。

（3）治疗

通常急性肺水肿的处理可使用利尿剂、吗啡和硝普钠。国内报道，对二尖瓣狭窄妊娠患者合并心房颤动或扑动快速心室率的处理大多用西地兰静脉给药，或地高辛口服，以减慢心室率。近年来，按美国和欧洲的指南意见，建议使用心脏选择性的β受体阻滞剂如美托洛尔，口服或在必要时静脉缓慢给药。经合理的处理，患者的生命可能被挽回。

如果心房颤动或扑动已存在数周或更长的时间，患者会逐渐耐受。通常的处理方法是使用房室结阻滞剂控制心室率，而不是力求恢复窦性心律，应同时长期使用抗凝剂。患者如果不能耐受心房颤动或扑动，或出现胎儿低灌注，则需要给予直流电转复。地高辛可以控制心室率，但没有预防复发的作用；对左心功能不全的患者，β受体阻滞剂、Ⅰ类抗心律失常药物氟卡尼、索他洛尔应谨慎使用。胺碘酮在其他药物治疗无效时可以选用，对心功能不全的患者使用安全，但应注意控制在最低的有效剂量，以免对胎儿造成影响。如果患者未给予长期抗凝的处理，心房颤动或扑动一旦被诊断，应尽早给予抗凝治疗。

大多数非结构性心脏病的心房扑动可通过射频有效地消除，是预防复发的治疗选择。通常，治疗应延迟至分娩后进行。近年，心房颤动根治性射频治疗的研发和应用已取得显著的进展。然而，据报道，成功率各异，长期随访的资料不足，仍然存在一些较大和严重的、与治疗过程相关的并发症，因此，最好只选择在最合适的患者中进行。

在我国妊娠合并心房颤动的患者，通常在控制心室率和心功能的处理后，根据患者的心功能和产科的情况适时给予医源性的流产、引产或剖宫产结束妊娠。据国内报道，医源性早产的发生率为2L08%，妊娠足月分娩占53.8%。

（七）特发性室性心动过速

特发性室性心动过速（TVT）是一组没有明显心脏结构和功能异常的单形性

室性心动过速。发生在妊娠期最常见的特发性室性心动过速是起源于肺动脉瓣下右心室流出的局灶性室性心动过速，左心室后下部也常是好发部位，虽然左、右心室的其他部位，如游离壁、心尖部也可发生，但相对少见。发生在左心室后下部者多与左后分支有关，故亦称为分支性室性心动过速。特发性的左心室室性心动过速在妊娠期间发生的情况少见，呈右束支阻滞图形，对钙通道阻滞药维拉帕米敏感，其发生机制可能是左后分支参与的折返，也不排除触发活动。电生理检查时能被心室程序期前刺激或周长递减刺激所诱发，有时心房刺激也能诱发。

1.临床表现

特发性室性心动过速与其他类型的室性心动过速不同，特发性室性心动过速几乎不会加速成为不稳定的节律，也不会发生心脏停搏，其预后被认为是良性的。

2.心电图

典型的患者可发生频发、成对的室性早搏，骤发和短阵的复发性非持续性室性心动过速。有报道在Holter的监测中早搏的比例可占心室率的 $1\% \sim 50\%$ 或更高比例，早搏或心动过速时QRS波的形态通常呈左束支阻滞（LBBB）的图形，QRS的电轴 $+90° \sim +110°$ ，在 II 、III 、aVF导联中QRS波为正向波，偶然在 $V_1$ 导联中QRS波呈双向或正向，而不是典型的LBBB图形，这种情况提示起源在左心室流出道，或在主动脉根部左冠状动脉Valsalva窦的位置。

3.治疗

大多数特发性室性心动过速患者对 β 受体阻滞剂的反应良好，最好选用根治性的射频治疗。建议在分娩后给予导管射频治疗，因为，复发的可能性很大。

特发性的左心室室性心动过速在心动过速发生期间， $V_1$ 导联的QRS波呈典型的右束支阻滞图形，QRS波电轴约在 $-60°$ 。这种情况通常为折返性的心律失常，对维拉帕米反应敏感。

## 三、妊娠期的处理

孕期指导：心律失常的患者应按期进行产前检查，合并结构性心脏病心功能 HI ~ IV级的心律失常患者应按高危孕产妇给予密切的观察或监护。患者应限制体力活动，增加休息时间，左侧卧位以增加心搏出量，给予合理的营养和饮食，纠正和治疗损害心功能的各种因素和疾病。

## （一）妊娠期间心律失常患者的处理要点

1.明确诊断是首要的目的，心律失常的诊断可通过临床评估和合理的心电学检查。明确诊断有助于对患者的预后和合理的治疗提供可靠的依据。对于心律失常的患者，不应凭经验给予症状性的治疗，因为通常症状治疗可能无效、不合理或可能对患者有害。

2.要明确心律失常患者是否存在心脏疾病，心脏超声心动图是最有价值的辅助检查项目。例如，新发心房颤动的患者可能被发现过去被漏诊的二尖瓣狭窄，这样可为妊娠患者的抗凝治疗提供重要的依据。

3.心律失常可能是系统疾病的临床表现，因此应通过合理的临床检查，积极寻找和排除病因。例如，窦性心动过速的患者，应常规排除和考虑甲状腺功能异常、出血、肺栓塞、感染和炎症的情况。

## （二）妊娠与非妊娠患者处理的差异

妊娠期心律失常的治疗与非妊娠患者有显著的差异。其原因为：

1.由于使用X线对胎儿潜在的危害，因此要避免包括射频导管消融术和心脏起搏器的安置术，虽然这些都是对非妊娠患者的常规治疗手段。

2.某些可造成胎儿危害的抗心律失常药物要注意谨慎使用。

3.妊娠期间的生理改变可影响抗心律失常药物的药动学作用，从而影响评估药物血浆水平的准确性，影响药物治疗的安全性和有效性。

4.与非妊娠患者相比，妊娠患者对心律失常症状的耐受性较好，而不需简单地依赖药物，而且分娩后心律失常的症状可能会自动改善。

## 四、分娩的原则

妊娠期间合并心律失常患者的心功能Ⅰ～Ⅱ级，血流动力学稳定，无合并严重器质性心脏病，一般可在严密监护下阴道分娩。对合并严重心律失常和严重器质性心脏病的患者，在病情改善、血流动力学和心电稳定的情况下行剖宫产术，国内资料显示剖宫产率占32%。因心律失常行剖宫产的比例占剖宫产总数的30%～40%。

## 六、产后的处理

妊娠期间曾发生对患者和胎儿造成威胁的许多心律失常要给予根治性的射频导管消融。应建议患者在分娩后进行治疗。分娩后心律失常通常会减轻，少数患者也可能没有症状，产后哺乳期的患者可能不愿进行介入性心脏治疗，虽然严重并发症的发生率非常低（但不等于零）。尽管新近无症状发生，但打算在将来再次妊娠的患者仍建议给予射频治疗。既往曾发生过严重心律失常，在往后的妊娠中复发的风险会增加。

妊娠期间发生心律失常的情况较常见，大多通过保守治疗都能成功，通常相对较少或非常慎重地使用抗心律失常的药物（表2-4）。合并结构性心脏病的心律失常或在窦性心律下的异常心电图都应受到关注。需要产科、新生儿科和心脏病科的密切合作以保证患者得到合理的治疗，使母亲和胎儿获得最理想的预后。

表2-4  2011年欧洲心脏病学会（ESC）《妊娠心血管疾病治疗指南》关于心律失常的治疗建议

| 室上性心动过速（SVT）的治疗建议 | 推荐分级[a] | 证据水平[b] |
|---|---|---|
| 阵发性SVT的紧急复律建议：迷走方法，后选iv腺苷 | I | G |
| 任何血流动力学不稳定的SVT建议：选择紧急电复律 | I | C |
| SVT的长期维持治疗建议：口服地高辛[c]或美托洛尔或普萘洛尔[c, d] | I | C |
| 阵发性SVT的紧急复律可考虑：iv，美托洛尔或普萘洛尔 | IIa | C |
| SVT的长期治疗：如果地高辛或β受体阻滞剂无效，应考虑口服索他洛尔[c]或恩卡尼[f] | IIa | C |
| 阵发性SVT的紧急复律可考虑：iv，维拉帕米 | IIb | C |
| SVT的长期治疗：如果建议使用的药物无效，在选择胺碘酮前应考虑口服普罗帕酮或普鲁卡因酰胺，并作为最终的选择 | IIb | C |
| SVT的长期治疗：如果其他房室结阻滞剂无效，应考虑口服维拉帕米以调节心室率 | IIb | C |
| 任何心律失常都不应选择阿替洛尔 | III | C |
| 如果临床有适应证，建议在妊娠前或在任何的妊娠期间多可置入ICD | I | C |
| 先天性长QT综合征的长期治疗：当治疗可显著获益，在妊娠期间和产后建议应用β受体阻滞剂 | I | C |
| 特发性持续性VT：建议口服美托洛尔[c, d]，普萘洛尔[c, d]，维拉帕米[c, d] | I | C |

续表

| 室上性心动过速（SVT）的治疗建议 | 推荐分级[a] | 证据水平[b] |
|---|---|---|
| 持续性的稳定型或不稳定型的VT：建议紧急电转复 | I | C |
| 持续性，血流动力学稳定的单型性VT的紧急复律：应考虑iv索他洛尔[f]，或普鲁卡因酰胺 | IIa | C |
| 永久心脏起搏器或ICD（最好选单腔）的置入术，特别是在胎龄大于8周时，应考虑在超声心动图指引下进行 | IIa | C |
| 持续性、单型、血流动力学不稳定、电复律不敏感，或对其他药物无反应的VT紧急复律，应考虑iv胺碘酮 | IIa | C |
| 特发性VT的长期治疗：如果其他的药物无效，应考虑口服索他洛尔[c]、恩卡尼[f]、普鲁卡因酰胺[f] | IIa | C |
| 药物难治性而且患者不能耐受的心动过速，应考虑导管消融术 | IIa | C |

注：药物剂量的用法请参考心房颤动、室上性心律失常和室性心律失常三个已发表的患者治疗指南。a.推荐分级；b.证据水平；c.房室结阻滞药不能用于静息ECG有预激表现的患者；d.β受体阻滞剂在第一孕季需慎用；e.Ⅲ类药物不能用于QTc延长的患者；f.某些房性心动过速可考虑在交界区房室结使用房室结阻滞药，如恩卡尼和普罗帕酮。

# 第三章　妊娠与心肌心包疾病

## 第一节　围生期心肌病

围生期心肌病（PPCM）是一种围生期扩张型心肌病。2010年欧洲心脏病学会心力衰竭分会心脏病学PPCM专家组对围生期心肌病的定义再次给予说明。围生期心肌病的定义为一个妊娠晚期和分娩后数月内左心室收缩功能失调伴有心力衰竭症状，可除外任何其他心力衰竭病因的特发性心肌病。围生期心肌病是一个排他性的诊断，患者可伴或不伴左心室扩张，其左心室射血分数大多低于45%。

1849年Richies首先报道了与妊娠有关的心力衰竭。1870年Vichow特别描述了与妊娠晚期及产褥期有关的原发性心肌病。1937年，围生期心肌病第一次描述为"与妊娠特别是产褥期相关的特发性心肌变性"。随着20世纪60年代心肌病诊断的确立与分类，围生期心肌病被划分为与妊娠相关的扩张型心肌病。

### 一、病因

围生期心肌病的发病原因未完全明确，可能是多种因素功能作用的结果，其易感因素包括经产妇、多胎妊娠、家族史、种族、吸烟、糖尿病、高血压病、子痫、营养不良、高龄产妇、青春期妊娠及β受体激动剂的长期应用，也包括感染、先天性因素、炎症和自身免疫进程，现普遍认为与下列因素有关。

#### （一）炎症

围生期心肌病患者心肌活检可见心肌炎症样的组织学改变，其发病率在不同的研究中的结果差异较大，为9%~78%。该病患者血清γ-干扰素、C反应蛋白（CRP）、白介素-6（IL-6）和肿瘤坏死因子α（TNF-α）显著增高。有研究显示，CRP与本病患者的左心室舒张末及收缩末内径呈显著正相关，而与LVEF呈负相关。

### （二）病毒感染

一项小规模临床研究发现，在围生期心肌病患者的心肌病理检查标本中可检出亲心性病毒基因，但病毒的检出率在患者组和健康产后妇女组间并无显著差异，且2/3的患者存在心肌炎症反应但未检出病毒。2005年的一项研究发现，26例患者心肌活检标本中8例发现$B_{19}$病毒、人类疱疹病毒6、爱泼斯坦–巴尔病毒、巨细胞病毒。目前对于病毒感染在围生期心肌病中的意义尚不明确。

### （三）自身免疫

Ansari等提出，胎儿细胞微嵌合可能触发了母体的异常自身免疫反应。在一些围生期心肌病的患者中也检出了多种针对不同心肌抗原的自身抗体。一项大规模多中心临床研究比较了围生期心肌病、特发性扩张型心肌病及正常对照组间免疫球蛋白G（IgG）谱的差异，结果显示，在围生期心肌病组中，IgG的所有亚型均显著升高，而特发性扩张型心肌病组中的IgG仅部分亚型升高。对于自身免疫是否参与了围生期心肌病的发生，抑或仅仅只是心脏损伤的结果，尚须进一步研究明确。

### （四）氧化应激及泌乳素

研究发现，围生期心肌病的发生与氧化应激、泌乳素裂解蛋白酶–组织蛋白酶D（eathepsin D）及泌乳素密切相关。动物实验显示，敲除大鼠心肌细胞中的转录信号转导子与激活子–3（STAT–3），可使STAT–3的表达下降，增强氧化应激反应，激活组织蛋白酶D可使32u的泌乳素裂解为16u的泌乳素片段，诙片段可抑制内皮细胞增生，破坏毛细血管，促进血管收缩，抑制心肌细胞功能，促进细胞凋亡等。敲除STAT–3基因的大鼠可发生围生期心肌病，对上述基因敲除大鼠，给予多巴胺$D_2$受体激动剂溴隐亭，可抑制泌乳素的分泌，阻止围生期心肌病的发生。人体试验也发现，围生期心肌病患者心肌中STAT–3的浓度显著降低。在围生期心肌病急性期，患者血清中氧化应激的标志物——氧化的低密度脂蛋白显著升高，活化的组织蛋白酶D、泌乳素及16u的泌乳素片段也显著升高。

### （五）基因学

围生期心肌病被归类子非缺血性扩张型心肌病，但部分个案显示，围生期心肌病存在家族聚集性，部分患者的母亲或姐妹也诊断为围生期心肌病。Morales等对来自520个家庭的110位患有非缺血性扩张型心肌病的女性患者进行筛查，发现有45例符合围生期心肌病的诊断，其中19例存在与扩张型心肌病相关的异常基因。上述研究表明，一部分围生期心肌病可能为基因异常所致，但也不排除部分患者本身即为家族性扩张型心肌病，只是首次于妊娠期发现并诊断。

### （六）围生期心肌病相关的危险因素

多产、多胎妊娠、高龄产妇、长时间使用缩宫素，是发生围生期心肌病的危险因素。另有研究显示，非洲裔及高血压也与该病有显著相关性，但不除外二者仅为伴发疾病。此外，吸烟、营养不良、可卡因滥用、低社会经济地位、肥胖等也被认为与该病相关，但需大规模临床研究进一步证实。

### （七）血浆硒的影响

近期有报道血浆低硒是引起围生期心肌病的一个危险因素。至于硒缺乏是围生期心肌病的诱发因素还是其病因，有待进一步研究证实。

## 二、临床表现

围生期心肌病患者的许多主诉也可在正常妊娠期观察到。呼吸困难、头晕、端坐呼吸、运动能力降低往往是正常孕妇的症状。运动期间的轻度呼吸困难在正常妊娠尤为常见。孕期典型的呼吸困难常被描述为无法得到足够的空气，或无法深呼吸。孕期的这些症状被认为是孕激素介导的过度换气。

围生期心肌病（PPCM）的早期快速诊断常不规范。48%的患者其确诊的时间常需7天以上，其中一半确诊前已发生重大的不良事件。患者在分娩前往往没有相关的典型症状，分娩相当于心脏的负荷试验，如果患者在分娩中没有出现症状，医生常不会把PPCM作为心功能失代偿的首要病因。

许多PPCM患者出现心力衰竭或重大不良事件（如卒中或呼吸衰竭）前，常没有相应的体征或症状，医生对心肌病的进展也常缺乏警惕，约19%的患者在妊娠的最后一个月出现典型的症状。患者的症状与心脏收缩功能不全的非妊娠患者相同。如果围生期的患者在短期内迅速发生典型的症状应及时给予正确的评估。

（一）症状

临床症状表现轻重不一，轻者无明显症状，重者呈难治性心力衰竭甚至死亡。本病起病突然或隐匿，主要有以下临床表现。

1.以左心室充血性心力衰竭症状为主，表现为咳嗽、端坐呼吸、阵发性夜间呼吸困难、疲劳、心悸、水肿。

2.肺循环及栓塞引起的症状：50%伴有相应器官栓塞症状，肺动脉栓塞者可突然出现胸痛、呼吸困难、咯血和咳嗽、缺氧等症状，大面积肺梗死则可引起急性右心衰竭、休克和猝死。脑、肾、脾等重要脏器的栓塞症状：偏瘫、昏迷、急性肾衰竭、剧烈腹痛。

（二）体征

正常的怀孕，由于内源性孕激素的增加，呼吸潮气量增加，患者常需深呼吸，然而，呼吸频率在正常范围。正常妊娠的特点是颈静脉X和Y波降支明显加深，但颈静脉压力正常。心脏听诊，96%的孕妇可于胸骨旁左缘、肺动脉瓣区闻及收缩期喷射性杂音，吸气时肺动脉的血流杂音减弱。由于右心的血流增加，第一心音（$S_1$）亢进，第二心音（$S_2$）分裂更显著。但是在正常的妊娠期能否闻及第三心音（$S_3$）仍存在不同的看法。约1/S的正常妊娠妇女可发生外周水肿。然而，在怀孕后期应警惕水肿的突然变化，水肿常为异常的表现，应进一步进行检查。

围生期心肌病的病人，心力衰竭的体征与非妊娠心脏收缩功能障碍的患者是相同的。在海平面，97%的患者可表现为心动过速和脉搏血氧饱和度降低。深部腱反射亢进和阵挛提示先兆子痫的可能。围生期心肌病的体征包括：

1.心脏普遍性扩大，搏动弱而弥散。

2.心音低钝，心尖区可闻及第三心音（$S_3$）或奔马律，肺动脉瓣第二心音响亮，可闻及二尖瓣或三尖瓣收缩期反流性杂音，心律失常。

3.双肺散在湿啰音。

4.颈静脉怒张、颈静脉压升高，肝大、腹水，下肢水肿。

5.血压可增高、正常或偏低。

6.栓塞现象。

患者的体征可随心功能改善而迅速减轻或消失。

## 三、诊断和鉴别诊断

### （一）诊断标准

1.既往无心脏病史。

2.发生于妊娠期最后1个月至产后数月内的充血性心力衰竭。

3.无其他可确定的心力衰竭原因。

4.超声心电图检查发现有左心室收缩功能减退：左心室射血分数<45%，左心室短轴缩短率<30%，左心室舒张末期内径>2.7cm/m$^2$。

### （二）鉴别诊断

1.起病在妊娠28周前及产后5个月后，在孕前或产前已经长时间内有心脏病症状及体征的患者，可不考虑围生期心肌病。

2.注意与孕前各种心脏病鉴别

尤其是与风湿性心瓣膜病、先天性心脏病、心肌炎及其他类型的原发性或继发性心肌病。此类疾病可在妊娠前或妊娠前期无症状体征，到妊娠后期心脏负荷加重后才出现症状。可通过心脏体格检查、心脏彩超及心电图等相关检查进行鉴别诊断。

3.与先兆子痫并发心力衰竭相鉴别

先兆子痫临床表现主要为高血压、蛋白尿、水肿，机制主要为：当血压显著升高时，冠状动脉痉挛致心肌缺血甚至灶性坏死而诱发心功能不全；特点主要为：心脏无显著扩大，无严重心律失常，常伴肾脏损害。先兆子痫心力衰竭患者预后较好。因为先兆子痫患者的血容减少，只有合并肺水肿的患者才应该接受低剂量的利尿药治疗，误诊为先兆子痫的围生期心肌病患者可能会影响其合理的治疗。

4.与羊水栓塞、肺栓塞相鉴别

羊水栓塞的典型症状包括肺循环衰竭、全身出血倾向、多器官功能衰竭。肺栓塞常见症状包括不明原因呼吸困难及气促、胸痛、晕厥、咯血等。可通过检测凝血功能、肺动脉CTA、母体循环或肺组织中羊水成分等相关项目来明确诊断。

## 四、治疗

围生期心肌病初次心力衰竭经早期治疗后1/3～1/2患者可完全康复，因此早发现、早治疗相当重要。患者应迅速转移重症监护病房（ICU）以便密切监测患者状态，强化对母亲和胎儿的全面医疗服务。如果母亲的孕龄大于37周，患者应转移到一个具有新生儿重症监护中心的医疗单位。

收缩功能障碍妊娠患者的治疗与非妊娠患者的处理一样，主要的治疗药物包括地高辛、利尿药、肼屈嗪和硝酸盐，可减轻心脏的负荷；而β肾上腺素能阻滞药包括卡维地洛或琥珀酸美托洛尔，已经显示可以降低各种病因致收缩功能障碍的死亡率和住院率。由于存在静脉和动脉血栓形成的风险，如果患者的左心室射血分数小于30%，应考虑启动肝素抗凝治疗。一旦胎儿被娩出后，患者的血流动力学情况稳定，可以按标准的抗心力衰竭方案进行治疗。

### （一）心力衰竭前期治疗

对无明显临床症状，但心电图及超声心动图呈左心室肥大及心功能代偿期的患者，应该在严密监测下卧床休息，但不宜绝对卧床休息，适当被动或主动活动肢体，保证充足的睡眠，同时加强营养、补充维生素，应用改善心脏代谢的药物如辅酶A、ATP、腺苷等。

### （二）心力衰竭的治疗

1.休息

临床上有心功能不全症状者，应该绝对卧床休息，间断低流量吸氧，保证充足睡眠。

2.利尿

给予患者低盐饮食，利尿药仅允许在肺淤血的情况下使用，因为利尿药可以引起胎盘血流灌注不足。呋塞米及氢氯噻嗪最为常用。醛固酮拮抗药应避免使用。螺内酯在妊娠早期可能与抗雄激素作用有关。应用利尿药时应该注意水、电解质平衡。血管内容量不足是先兆子痫患者的临床特征，利尿药应非常谨慎地使用。但是围生期心肌病患者在诊断肺水肿时，袢利尿药应该是第一线的治疗，呋塞米的起始剂量应由10mg小剂量开始。

3.强心治疗

β受体兴奋药多巴胺和多巴酚丁胺为正性肌力作用的强心治疗。目前推荐使用多培沙明，具有多巴胺能和β$_2$受体兴奋作用，其抗心力衰竭处理优于多巴胺和多巴酚丁胺，适用于顽固性心力衰竭，通过降低心脏前后负荷和正性肌力作用，明显提高每次心搏量、心排血量和降低心室充盈状况，增加肝肾等重要脏器的血流量，改善重要脏器的功能，增加尿和钠的排泄，而且可以改善心室顺应性。

左心功能不全的患者也可应用洋地黄类药物进行强心治疗，尤其适合合并心房颤动的心力衰竭患者。宜根据病情轻重、缓急选择洋地黄制剂种类及其剂量，用药期间密切观察洋地黄毒性反应，以便及时处理。洋地黄类药物可缩短产程，可能与其对子宫肌直接作用有关。洋地黄类药物可通过胎盘循环，但胎儿很少出现洋地黄中毒。

4.镇静剂

一般可使用地西泮、艾司唑仑、硝西泮等，避免使用吗啡，慎用哌替啶，在孕期禁用吗啡，以免影响胎儿呼吸。

5.血管扩张剂

本类制剂主要应用于急性左心衰竭或经强心、利尿等抗心力衰竭处理后效果不佳的心力衰竭患者，尤其适用血压明显升高的心力衰竭患者。血管扩张药主要有：

（1）硝酸酯类

如硝普钠、单硝酸异山梨酯，此类药物可有效减轻心脏前后负荷，且负性肌力较弱，但使用该类药物会减少子宫和胎盘血流灌注，分娩前应慎用。

（2）钙离子阻滞剂

如尼群地平、尼莫地平等，该类药物会影响产程，临产前禁用。

（3）血管紧张素转化酶抑制剂（ACEI）、血管紧张素受体阻滞剂（ARB）及肾素抑制剂在妊娠期内禁止使用，在哺乳期如果病情需要可以使用ACE1，如贝那普利、卡托普利或依那普利，围生期心肌病孕产妇在胎儿娩出后，如果心功能未能纠正，可以选择使用ACEI或ARB。

6. β受体阻滞剂

不推荐用于心力衰竭早期，因为它可以导致心力衰竭加重。如患者心功能稳定，尤其是合并快速型心律失常，可使用$\beta_1$高选择性受体阻滞剂（如美托洛尔），但阿替洛尔不允许使用。已有较多的资料显示孕期可使用美托洛尔，使用卡维地洛也是合理的。

### （三）抗凝治疗

在妊娠期，孕妇的凝血功能活性增加，再加上围生期心肌病的左心室射血分数降低，因此应该考虑使用低分子肝素或口服抗凝药物。对于通过影像学检查发现心内血栓形成或是有全身性栓塞证据的患者，推荐使用抗凝治疗；同样也推荐在阵发性或持续性心房颤动，左心室射血分数小于30%的患者启动抗凝治疗。抗凝药物主要有普通肝素、低分子肝素、华法林。推荐在妊娠期内使用低分子肝素或维生素K拮抗药预防卒中。当使用低分子肝素时，需要密切监测Xa抗体水平。如使用普通肝素抗凝，应注意在分娩前4小时停用，分娩后6~12小时继续使用。产前停止使用华法林，产后可长期口服，但应密切监测患者的凝血功能。

### （四）抗心律失常治疗

围生期心肌病患者心律失常发生率高达10%~60%。对于频发房性或室性早搏，可选用心律平或奎尼丁，严重室性心律失常可静脉滴注利多卡因。应避免使用胺碘酮，以免对胎儿甲状腺发育造成影响，仅在其他治疗失败时以最低有效量应用。在抗心律失常药物无效的情况下，可考虑使用电复律、超速起搏。

### （五）免疫抑制治疗

妊娠期一般以肾上腺皮质激素作为免疫抑制药，静脉注射地塞米松10~20mg/d，连用5~7天，病情稳定者可口服泼尼松20~60mg/d。也可使用免疫球蛋白治疗，有小型临床试验表明：对比未予免疫球蛋白治疗的围生期心肌病患者，已给予免疫球蛋白者可显著提高心脏射血分数。

### （六）疼痛控制

在分娩过程中，尽早有效控制产妇的疼痛至关重要。区域麻醉，如硬膜外麻醉或腰麻不会引起吸入麻醉所致的心肌抑制。理想的情况下，分娩的患者应早期接受硬膜外麻醉，必要时应用催产素可增加产力。镇痛药可以减轻疼痛，降低患者的交感神经张力，可部分减轻患者的心脏前负荷。

### （七）溴隐亭治疗

新近的实验数据显示催乳素在围生期心肌病的发病中起作用。使用溴隐亭可以减少催乳素的分泌。在小型研究中显示溴隐亭在治疗中获益。一位急性围生期心肌病的日本女性经溴隐亭治疗后，血清催乳素水平下降，左心室功能改善，心力衰竭症状很快减轻，BNP水平下降。目前，溴隐亭对围生期心肌病治疗作用的报道不多，在有力的证据公布以前应谨慎使用。

## 五、产科处理

### （一）分娩处理

胎儿娩出后可以降低母亲代谢的需求，但由于分娩时子宫及全身骨骼肌收缩而使大量血液涌向心脏，产后循环血量的增加，使病变的心脏发生心力衰竭。如果患者的血流动力学情况稳定，产科学上没有剖宫产的适应证，应推荐阴道分娩，阴道分娩通常为首选，因为其合并子宫内膜炎和肺栓塞的合并症较低，而这些并发症大多继发于剖宫产。如果药物治疗无效或因为产科的原因而胎儿必须分娩，最好采用引产经阴道分娩。在分娩的过程中，需严密监测血流动力学的情况。主张镇痛分娩，避免患者过度用力，必要时产科医生可应用低位产钳或吸引器阴道助产以协助胎儿娩出。据报道，17%患者的足月胎儿可以经阴道分娩，而胎儿的情况良好。

如果经充分的治疗后患者心力衰竭进行性加重及血流动力学不稳，应该采取紧急分娩。剖宫产术的适应证如下：

1.妊娠最后1个月发生的心力衰竭。

2.既往及孕期曾发生过心力衰竭，或心功能Ⅲ～Ⅳ级，应在心力衰竭控制后的适宜时机行剖宫产。

3.胸片有肺淤血的表现（早期心力衰竭）即使心功能Ⅰ～Ⅱ级也应行剖宫产。剖宫产术的麻醉方式首选硬膜外麻醉，或腰硬联合麻醉，注意麻醉深度的选择。

## （二）母乳喂养

由于母乳喂养可以导致高代谢状态，建议产后人工喂养并应予回奶。

## （三）再次妊娠

围生期心肌病患者再次妊娠的复发风险可达30%～50%，产后应避免再次妊娠。围生期心肌病患者如果要再次妊娠应参考以下的建议：

1.孕前应接受超声心动图检查，如果结果正常，应进行多巴酚丁胺负荷超声心动图再评价。

2.持续左心功能不全的患者不建议再次妊娠。

3.超声心动图结果正常，但收缩功能储备降低的患者应该接受警告，她们不能耐受妊娠期增加的血流动力学负荷。

4.完全恢复的患者应告知，如果再次妊娠会存在复发的可能。

# 第二节　心肌炎与妊娠

心肌炎指心肌本身的局灶性或弥漫性炎症病变，分为急性、亚急性或慢性，也可分为感染性和非感染性两大类。感染性可由细菌、病毒、立克次体、螺旋体或寄生虫等引起。非感染性包括免疫介导损伤（如移植心脏排斥）、免疫性疾病（如红斑狼疮）及中毒（如化学、物理或药物中毒）。目前我国最常见的心肌炎是病毒性心肌炎。本节重点叙述病毒性心肌炎。

病毒性心肌炎（VMC）是由于病毒感染引起的局限性或弥漫性心肌炎性病变，其典型病理改变为心肌间质增生、水肿及充血，内有多量的炎性细胞浸润。大部分可以自愈，部分迁延而遗留各种心律失常，少数可发展为扩张型心肌病（DCM），可导致心脏损伤和严重的急性心力衰竭，甚至猝死。

## 一、病因

几乎所有的人类病毒感染均可累及心脏，引起病毒性心肌炎，其中以肠道病毒包括柯萨奇A、B组病毒及脊髓灰质炎病毒等常见，尤其是柯萨奇B组病毒（CVB）占30%～50%。此外，人类腺病毒、风疹、流感、单纯疱疹、脑炎、肝炎（A、B、C型）病毒及HIV等都能引起心肌炎。

病毒性心肌炎的发病机制为病毒的直接作用，包括急性病毒感染及持续病毒感染对心肌的损害；病毒介导的免疫损伤作用，主要是T细胞免疫；以及多种细胞因子和一氧化氮等介导的心肌损害和微血管损伤。这些变化均可损害心脏功能和结构。

## 二、临床表现

### （一）症状

病毒性心肌炎患者症状取决于病变的广泛程度，轻重变异很大，轻者可完全没有症状，重者也可以猝死。多数患者于发病前1～3周有病毒感染前驱症状，如发热、咽痛、全身倦怠感，即所谓"感冒"样症状，或恶心、呕吐等消化道症状。然后可出现心悸、胸痛、呼吸困难、水肿，甚至阿-斯综合征（Adams-Stokes）。

### （二）体征

1.心脏增大

轻者心界不增大，也可有暂时性心脏浊音界增大，不久恢复正常。歌者心脏显著增大，反映心肌炎症范围广泛而病变严重。

2.心率改变

心率增速与体温不相称，心音呈胎心音，如有心包摩擦音则反映有心包炎存在。

3.杂音

心室区可能有舒张期杂音或收缩期吹风样杂音。舒张期杂音是由左心室扩大造成的相对二尖瓣狭窄，收缩期吹风样杂音为发热、贫血、心腔扩大所导致。一般杂音响度不超过3级，病情好转后消失。

4.心律失常

各种心律失常都可能出现，以室性期前收缩最常见，其次为房室传导阻滞。此外，病态窦房结综合征、心房颤动均可出现。心律失常也是造成病毒性心肌炎猝死的原因之一。

5.心力衰竭

危重症病毒性心肌炎患者可出现急性心力衰竭，属于心肌收缩功能衰竭，全心衰竭，所以除一般心力衰竭表现外，易合并心源性休克。

### 三、诊断和鉴别诊断

1999年全国心肌炎心肌病专题研讨会提出的成人急性心肌炎诊断参考标准如下。

#### （一）病史与体征

在上呼吸道感染、腹泻等病毒感染后3周内出现与心脏相关的表现，如不能用一般原因解释的感染后严重乏力、胸闷头晕（心排血量降低）、心尖第一心音明显减弱、舒张期奔马律、心包摩擦音、心脏扩大、充血性心力衰竭或阿-斯综合征等。

#### （二）心律失常或心电图表现

上述感染后3周内出现下列心律失常或心电图改变者

1.窦性心动过速、房室传导阻滞、窦房阻滞或束支阻滞。

2.多源、成对室性期前收缩，自主性房性或交界性心动过速，阵发或非阵发性室性心动过速，心房或心室扑动或颤动。

3.两个以上导联ST段呈水平型或下斜型下移≥0.05mV，ST段异常抬高或出现异常Q波。

#### （三）心肌损伤的参考指标

病程中血清心肌肌钙蛋白I或肌钙蛋白T（强调定量测定）、CK-MB明显增高。超声心动图示心腔扩大或室壁活动异常和（或）核素心功能检查证实左心室收缩或舒张功能减弱。

（四）病原学依据

1.在急性期从心内膜、心肌、心包或心包穿刺液中，检测出病毒、病毒基因片段或病毒蛋白抗原。

2.病毒抗体第2份血清中同型病毒抗体（如柯萨奇B组病毒中和抗体或流行性感冒病毒血凝抑制抗体等）滴度较第1份血清升高4倍（2份血清应相隔2周以上），或一次抗体效价≥640者为阳性，320者为可疑（如以1∶32为基础者则宜以≥256为阳性，128为可疑阳性，根据不同实验室标准做决定）。

3.病毒特异性IgM以≥1∶320者为阳性（按各实验室诊断标准，需在严格质控条件下）。如同时有血中肠道病毒核酸阳性者更支持有近期病毒感染。

同时具有上述1、2中任何一项，3中任何二项，在排除其他原因心肌疾病后临床上可诊断急性病毒性心肌炎。如具有（四）中的第1项者可从病原学上确诊急性病毒性心肌炎；如仅具有（四）中第2、3项者，在病原学上只能拟诊为急性病毒性心肌炎。如患者有阿-斯综合征发作、充血性心力衰竭伴或不伴心肌梗死心电图改变、心源性休克、急性肾衰竭、持续性室性心动过速伴低血压发作或心肌心包炎等在内的一项或多项表现，可诊断为重症病毒性心肌炎，如仅在病毒感染后3周内出现少数期前收缩或轻度T波改变，不宜轻易诊断为急性病毒性心肌炎。对难以明确诊断者，可进行长期随访，有条件时可做心内膜心肌活检进行病毒基因检测及病理学检查。

在考虑病毒性心肌炎诊断时，应除外β受体功能亢进、甲状腺功能亢进症、二尖瓣脱垂综合征，及影响心肌的其他疾病如风湿性心肌炎、中毒性心肌炎、冠心病、结缔组织病、代谢性疾病及克山病（克山病地区）等。

## 四、治疗

首先抗病毒治疗。近年来提出用丙种球蛋白冲击疗法和干扰素或干扰素诱导，预防和治疗病毒性心肌炎。干扰素也具抗病毒、调节免疫等作用，但价格昂贵，非常规用药。近年来采用黄芪、牛磺酸、辅酶$Q_{10}$等，中西医结合治疗病毒性心肌炎有抗病毒、调节免疫和改善心脏功能等作用，具有一定疗效。

其次抗炎治疗。目前不主张早期使用糖皮质激素，但在有房室传导阻滞、难治性心力衰竭、重症患者或考虑有自身免疫的情况下则可慎用。

再次支持对症处理。病毒性心肌炎患者应卧床休息，急性期应卧床休息2～3个月。少食多餐，膳食中含足够的热量、高蛋白、丰富维生素。可使用促进心肌代谢药物，补充维生素B，和维生素C，酌情应用能量合剂。心力衰竭时使用利尿剂、血管扩张剂、血管紧张素转化酶（ACE）抑制剂等药物。期前收缩频发或有快速心律失常者，应用抗心律失常药物。高度房室传导阻滞、快速室性心律失常或窦房结功能损害而出现晕厥或明显低血压时，可考虑使用临时性心脏起搏器。

使用上述药物治疗病毒性心肌炎的同时应注意对孕妇、胎儿的不良影响。

### 五、产科处理

妊娠早期患病者，应警惕胎儿畸形，孕期应建议行胎儿产前咨询。妊娠晚期患病者除严重病例，一般在内科治疗病情稳定的基础上维持妊娠至足月，但应注意宫内感染给新生儿带来的危害。早孕发病，心功能Ⅲ级患者应行治疗性人工流产，心功能Ⅰ级、Ⅱ级可继续妊娠。心力衰竭时必须纠正后才考虑终止妊娠。终止妊娠方法：妊娠3个月内，宜采用人工流产；超过3个月，应在严密监护下进行引产术；孕晚期，检测胎儿成熟可行剖宫产。

# 第三节 肥厚型心肌病与妊娠

肥厚型心肌病（HCM）是以左心室或右心室肥厚为特征，常为不对称肥厚并累及室间隔，左心室血液充盈受阻、舒张期顺应性下降为基本病态的原发性心肌病。

根据心室壁肥厚的部位又可以分为四型：前室间隔肥厚型（Ⅰ型）；前和后室间隔肥厚型（Ⅱ型）；室间隔与左心室前侧壁均肥厚型（Ⅲ型）；肥厚累及后间隔和（或）左心室侧壁，也可仅累及心尖部，前间隔和左心室下（后）壁不厚（Ⅳ型）。其中Ⅲ型最为常见，约占52%，Ⅳ型最少见。也可根据左心室流出道有无梗阻分为非梗阻性肥厚型和梗阻性肥厚型心肌病。梗阻性肥厚型心肌病以主动脉瓣下部室间隔肥厚明显，过去亦称为特发性肥厚型主动脉瓣下狭窄（IHSS）。

## 一、病因

肥厚型心肌病病因未完全明确，目前被认为是常染色体显性遗传疾病，其依据是本病常有明显家族史（约占1/3），常合并其他先天性心血管畸形，可见到HLA抗原的遗传基因型。肌节收缩蛋白基因，如心脏肌球蛋白重链及心脏肌钙蛋白T基因突变是主要的致病因素。还有人认为本病发病的促进因子有儿茶酚胺代谢异常、细胞内钙调节异常、高强度运动、高血压等。

## 二、临床表现

大部分患者可无自觉症状，而因猝死或在体检中被发现。症状大多开始出现于30岁以前，男女均可患病。

### （一）症状

1.呼吸困难

呼吸困难多见于劳累或情绪激动后。其原因主要为左心室顺应性降低，舒张末期压力升高，引起肺静脉压力升高，造成肺淤血。同时，与室间隔肥厚伴存的二尖瓣关闭不全可以加重肺淤血。

2.乏力、头晕与晕厥

乏力、头晕与晕厥多见于活动或情绪激动后。其原因主要有以下两点：

（1）由于流出道梗阻和左心室顺应性差，因此造成心排血量降低，导致体循环、脑动脉供血不足。

（2）体力活动或情绪激动后交感神经兴奋性增高，使肥厚心肌收缩力增加，致使左心室顺应性进一步降低，舒张期血液充盈更少，流出道梗阻更加重，心排血量更少。

3.心前区疼痛

心前区疼痛多见于活动或情绪激动后，与心绞痛相似，但可能不典型。这是由于肥厚的心肌需氧增加而冠状动脉供血相对不足引起的。

**4.心悸**

心悸由于心律失常或心功能减退所致。

**5.心力衰竭**

心力衰竭多见于晚期肥厚型心肌病患者。晚期患者心肌广泛纤维化，心室收缩功能减弱，易发生心力衰竭与猝死。

**6.猝死**

近年认为室性心律失常是肥厚型心肌病患者猝死的主要原因。据报道，室性心律失常总的发生率高达50%，严重的心律失常最常见于下列患者：

（1）有晕厥史；

（2）心脏肥厚范围广泛；

（3）左心室流出道梗阻明显；

（4）室间隔厚度超20mm；

（5）左心室舒张末期压力大于2.67kPa（20mmHg）；

（6）动态心电图有室性心律失常证据和严重的心肌缺血证据。

## （二）体征

**1.体格检查**

可有心脏轻度增大，心尖搏动向左下移位，有抬举性搏动。

**2.心脏杂音**

流出道有梗阻的患者可在胸骨左缘第3～4肋间或心尖部听到较粗糙的喷射性收缩中晚期杂音，可伴有收缩期震颤。杂音产生机制考虑为：

（1）主要是由于收缩期血流经过狭窄处时的漏斗效应，将二尖瓣吸引移向室间隔使狭窄更为严重，收缩晚期甚至可完全阻挡流出道；而同时二尖瓣本身出现关闭不全。

（2）室间隔不对称肥厚造成左心室流出道狭窄。胸骨左缘3～4肋间所闻及的流出道狭窄所致的收缩期杂音，不同于主动脉瓣膜器质性狭窄所产生的杂音。凡能增加心肌收缩力或减轻心脏负荷的措施均可使杂音增强，如使用异丙肾上腺素、硝酸甘油及洋地黄类药物，做Valsalva动作及体力活动后。凡使心肌收缩力下降或增加心脏负荷的措施可使杂音减轻，例如给予血管收缩药物和β受体阻滞药、取下蹲位、握拳。

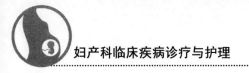

**3.异常心音**

第二心音可以呈反常分裂，原因为左心室喷血受阻，从而导致主动脉瓣延迟关闭。第三心音常见于伴有二尖瓣关闭不全的患者。

## 三、诊断和鉴别诊断

### （一）诊断

由于肥厚型心肌病常常无症状。因此，此病往往是孕妇在例行产前检查时被发现，或因妊娠激发出相应症状而通过客观检查做出诊断。有心室流出道梗阻的患者因具有特征性临床表现，因此诊断并不困难。对于无心室流出道梗阻的患者，需结合心电图、超声心动图及心导管检查做出诊断。对临床或心电图表现类似冠心病的患者，诊断冠心病依据不充分又不能用其他心脏病来解释，则应想到本病的可能。如有阳性家族史（猝死、心脏增大等）更有助于诊断。

### （二）鉴别诊断

本病通过超声心动图、心电图、心血管造影及心内膜心肌活检，可与高血压心脏病、冠心病、先天性心血管病、主动脉瓣狭窄等相鉴别。

## 四、治疗

### （一）肥厚型心肌病的治疗原则

本病的治疗原则为弛缓肥厚的心肌、减轻左心室流出道狭窄和控制心律失常。药物治疗包括β-受体阻滞剂及钙通道阻滞剂。对重症梗阻性患者可进行介入或手术治疗，置入双腔DDD型起搏器，如果发生猝死风险可置入ICD，消融或切除肥厚的室间隔心肌。

### （二）妊娠期肥厚型心肌病的处理

在无症状的轻型患者中，可以很好地耐受妊娠，怀孕和分娩的结果常常是良好的，但是，需密切随访。因为血流动力学和临床症状的恶化多发生在妊娠的晚期和分娩过程中。

1.对有左心室流出道梗阻的患者，应尽量避免：

（1）因大量利尿、失血引起血容量骤降；

（2）地高辛或拟交感神经药对心脏的刺激；

（3）药物或麻醉造成的血管扩张；

（4）闭气（Valsalva）动作。

2.妊娠期肥厚型心肌病的治疗措施

（1）β受体阻滞剂：对于较轻的左心室流出道梗阻和（或）室壁最厚超过15mm的患者推荐应用β受体阻滞剂，目的是为了预防因劳力或情绪激动后突发的肺淤血。β受体阻滞剂还可以应用于心房颤动的心室率控制及控制室性心律失常。β受体阻滞剂的目标剂量是将心室率控制在70/min以下。在有症状的HCM孕妇中常规使用已取得满意的效果。但值得注意的是，应用β受体阻滞剂有可能导致胎儿在宫内生长迟缓、新生儿低血糖、低阿普加评分及房室传导阻滞，但上述现象较少发生。因此，仅用于有明显症状的HCM孕妇，并密切监测胎儿在宫内的生长及产后新生儿48小时心率、血糖。在哺乳期，β受体阻滞剂不是禁忌证，但研究发现，阿替洛尔、醋丁洛尔、纳多洛尔、索他洛尔在乳汁中的血药浓度比其他β受体阻滞剂显著增高。

（2）钙通道阻滞剂：当β受体阻滞剂不能耐受时可以应用维拉帕米。维拉帕米可以安全地应用于妊娠期女性，但对于重症的左心室流出道梗阻，应用维拉帕米可能引起血流动力学的恶化和猝死。因此，对于严重左心室流出道梗阻患者，应在医院严密监护下使用维拉帕米。

（3）抗心律失常药物：抗心律失常药物用于控制快速室性心律失常与心房颤动，以胺碘酮较常用。药物治疗无效时可考虑电复律。

（4）抗心力衰竭治疗：对晚期已有心室收缩功能损害而出现充血性心力衰竭者，其抗心力衰竭治疗与其他原因所致的心力衰竭相同。

（5）对于阵发性或持续性心房颤动患者，推荐按妊娠阶段剂量应用低分子肝素或维生素K拮抗药抗凝治疗。

（6）双腔DDD型起搏器或ICD置入：有报道HCM伴有症状的孕妇，联合运用钙通道阻滞剂和β受体阻滞剂，仍不能完全控制症状，经置入房室顺序双腔起搏器后症状明显改善，如果有发生猝死风险可置入ICD。操作中胎儿母亲要受到放射线照射危险。因而，此措施仅用于严重症状、药物不能耐受或不起反应的孕妇。

（7）外科心肌切除术：对诊断肯定，内科药物治疗不佳的梗阻性肥厚型心肌病患者考虑外科手术治疗，行间隔肌纵深切开术和肥厚心肌部分切除术，部分患者需要同时行二尖瓣置换术或成形术以缓解症状。

多数HCM患者，呼吸困难的症状与左心室舒张功能障碍导致肺静脉压升高有关。因此，正性肌力药物（如洋地黄）不但无益，甚至会加重流出道梗阻，致使病情加重。血管紧张素转化酶抑制剂，因有潜在的不良反应，孕妇禁止使用，

## 五、产科处理

### （一）分娩方式

大部分肥厚型心肌病患者可顺利完成正常的阴道分娩，剖宫产术仅适用于产科学的适应证。无症状的肥厚型心肌病患者，在分娩过程中可能出现临床症状病情恶化，这可能与子宫收缩时血管内血容量增加有关，在分娩的过程中，须严密监测血流动力学的情况，主张镇痛分娩，避免患者过度用力，必要时产科医生可应用低位产钳或吸引器阴道助产以协助胎儿娩出。为了防止左心室流出道梗阻加重，分娩时应注意避免低血容量，评估失血量并及时补充，催产素在梗阻性肥厚型心肌病患者中使用是安全的，而由于前列腺素有强烈的扩血管作用，因此对梗阻性肥厚型心肌病患者不用作产前、产后的子宫收缩药物。梗阻性肥厚型心肌病患者可用硫酸镁作为解痉药，治疗早产和子痫前期。

### （二）麻醉方式

麻醉方式取决于左心室流出道梗阻程度。硬膜外麻醉可以引起全身性血管舒张及低血压，所以对于严重的流出道梗阻患者应小心应用。

# 第四节  心包疾病与妊娠

心包疾病可来源于各种病因，常表现为心包炎、缩窄性心包炎和心包积液。按病情进展，可分为急性心包炎（伴或不伴心包积液）、慢性心包炎。临床上以急性心包炎和慢性缩窄性心包炎最常见。据国内临床资料统计，心包疾病占心脏疾病住院患者的1.5%～5.9%。心包疾病的发病风险女性与男性相同，然而，自身免疫性疾病在女性中更常见。虽然心包疾病在怀孕期间可能会零星地出现，但目前尚没有证据显示妊娠可增加各种心包疾病的易感性。女性心包疾病患者的特殊处理包括妊娠与哺乳期的处理，特别是药物的治疗问题。心包疾病合并妊娠的患者如果能给予多学科的密切关注和治疗，期待的妊娠结局也与非妊娠患者相同。

## 一、急性心包炎

急性心包炎为心包脏层和壁层的急性炎症，也可以同时合并心肌炎和心内膜炎，常由病毒、细菌、自身免疫、肿瘤、物理、化学等因素引起。心包炎常是某种疾病表现的一部分或为其并发症，常被原发疾病所掩盖，也可以单独存在。

### （一）病因

急性心包炎可由各种原发的内外科疾病引起。常见的病因包括：

1.急性特发性或称急性非特异性

2.感染

病毒、立克次体、细菌、真菌、寄生虫等。

3.异常免疫反应

风湿热、系统性红斑狼疮、类风湿关节炎、心肌梗死后综合征、心包切开后综合征、过敏性等。

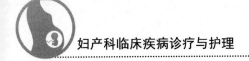

4.邻近器官疾病

急性心肌梗死、肺梗死、胸膜炎、主动脉夹层等。

5.肿瘤性

原发或继发。

6.代谢性疾病

尿毒症、痛风等。

7.物理因素

外伤、放射性。过去常见病因，为风湿热、结核及细菌感染。近年来，随着抗生素和化学治疗的进展，结核性、化脓性和风湿性心包炎的发病率已明显减低。病毒感染、肿瘤、尿毒症性及心肌梗死性心包炎发病率明显增多。

妊娠期间，主动脉壁层变薄，容易发生主动脉根部撕裂并导致急性心包填塞和突然死亡，常见于合并高血压、Marfan综合征，双叶主动脉瓣或主动脉瓣缩窄的经产妇患者。急性特发性和自身免疫性疾病是妊娠合并大量心包积液最常见和最主要的病因。

（二）临床表现

1.纤维蛋白性心包炎

（1）症状

纤维蛋白性心包炎以心前区疼痛为主要症状。缓慢发展的结核性或肿瘤性心包炎疼痛症状可能不明显，如急性非特异性心包炎及感染性心包炎。胸骨后、心前区疼痛示急性心包炎的特征，可为剧痛、刀割样疼痛；也可为钝痛或压迫样痛。与呼吸运动有关，常因咳嗽、深呼吸、变换体位或吞咽而加重，尤其是左侧卧位或抬腿时加重，坐位或前倾位时减轻。疼痛位置常局限于胸骨下或心前区，可放射到颈部、左肩、左臂及左肩胛骨，也可达上腹部。本病所致的心前区疼痛可能与心绞痛类似，但心绞痛不受呼吸和体位的影响，持续时间较短，舌下含服硝酸甘油有效。

（2）体征

心包摩擦音是纤维蛋白性心包炎的典型体征，有60%～85%的病例可闻及心包摩擦音。因炎症而变得粗糙的壁层与脏层，在心脏活动时相互摩擦而发生的声音，呈搔刮样粗糙的高调声音，与心音的发生无相关性，往往盖过心音又较心音更贴近耳边。典型的摩擦音可听到与心房收缩、心室收缩和心室舒张相一致的三个成分，但大多为与心室收缩、舒张相一致的双相性摩擦音。心前区均可闻及，以胸骨左缘第3～4肋间、胸骨下部和剑突附近最为显著。其强度常受呼吸和体位的影响，坐位时身体前倾、深吸气、俯卧位或将听诊器胸件加压时摩擦音增强。心包摩擦音可持续数小时或持续数天、数周。当积液增多将二层心包分开时，摩擦音消失，但如有部分心包粘连，虽有大量心包积液，有时仍可闻及。心前区听到心包摩擦音就可做出心包炎的诊断。

2.渗出性心包炎

渗出性心包炎临床表现取决于心包积液对心脏的压塞程度，轻者仍可维持正常的血流动力学，重者则出现循环障碍或衰竭。

（1）症状

①心脏压缩的症状：可出现呼吸困难、烦躁不安、面色苍白、乏力、发绀、水肿，甚至休克。

②心包积液对邻近器官压迫的症状：呼吸系统和大血管受压迫可引起肺淤血、通气受限、肺活量减少，从而加重呼吸困难。呼吸困难严重时，患者呈端坐呼吸，身躯前倾、呼吸浅速、面色苍白，可有发绀。气管受压可产生咳嗽和声音嘶哑。食管受压常可出现吞咽困难症状。

（2）体征

①心脏体征：心尖搏动减弱或消失，可出现于左侧心浊音界内侧或不能闻及。心脏叩诊浊音界向两侧增大，皆为绝对浊音区，相对浊音界消失。心音低而遥远。在有大量积液时可在左肩胛骨下出现浊音及左肺受压迫所引起的支气管呼吸音，称心包积液征（Ewart征）；少数患者在胸骨左缘第3～4肋间可闻及心包叩击音。大量渗液可使收缩压降低，而舒张压变化不大，脉压差变小。

②心脏压塞：快速心包积液时，即使仅100mL，也可引起急性心脏压塞，出现明显心动过速、脉压变小、血压下降和静脉压明显上升。如心排血量显著下降，可产生急性循环衰竭、休克等。当心包积液积聚较缓慢时，可出现亚急性或慢性心脏压塞，表现为颈静脉怒张、奇脉（Griesimger-Kussmaul's征）和静脉压升高等。此时，还可以出现体循环静脉淤血体征，如肝大、腹水、皮下水肿、肝颈静脉反流征等表现。

## （三）诊断和鉴别诊断

根据临床表现、X线、心电图及超声心动图检查可做出心包炎的诊断，然后需结合不同病因性心包炎的特征及心包穿刺、活体组织检查等资料，对其病因学做出诊断。现将五种常见的心包炎鉴别如下：

### 1.急性非特异性心包炎

发作前数日常有上呼吸道感染史，起病多急骤，反复发作，呈持续发热，胸痛剧烈，心包摩擦音出现早而明显。实验室检查白细胞计数正常或轻度增高，血培养无致病菌。心包积液量少，外观草黄色或血性，淋巴细胞占多数。非甾体类抗炎药治疗有效。

### 2.结核性心包炎

常伴原发性结核病或其他浆膜腔结核并存，低热、盗汗、消瘦，无明显胸痛，有心包摩擦音。实验室检查白细胞计数正常或轻度增高，血培养阴性，心包积液大量，血性，淋巴细胞较多，有时找到结核分枝杆菌。抗结核治疗可帮助鉴别。

### 3.化脓性心包炎

常有原发感染病灶，有明显的败血症表现。高热、胸痛、有心包摩擦音。实验室检查白细胞计数明显增多，血培养可阳性。心包积液较多，呈脓性，中性粒细胞占多数，细菌培养能找到化脓性细菌。有心包压塞症状，必要时行心包切开。

### 4.肿瘤性心包炎

多由转移性肿瘤或淋巴瘤、白血病等引起。临床症状多不明显或被原发病表现掩盖。实验室检查白细胞计数正常或轻度增高，血培养阴性，心包积液大量，多为血性，淋巴细胞较多，细菌培养阴性。积极治疗原发病后症状可缓解。

### 5.心脏损伤后综合征

有手术、心肌梗死、心脏创伤等心脏损伤史，可反复发作，常有发热、胸痛，无心包摩擦音。实验室检查白细胞计数正常或轻度增高，血培养阴性，心包积液中量，常为浆液性，淋巴细胞较多，细菌培养阴性。

## （四）治疗

急性心包炎的治疗取决于病因，也与早期诊断及正确治疗有关。急性心包炎的治疗包括对原发病的病因治疗、解除心脏压塞和对症治疗。患者应卧床休息，直至胸痛消失与发热消退。有胸痛症状者可给予阿司匹林或布洛芬等镇痛药物对症处理。结核性心包炎应尽早开始抗结核治疗，并给予足够的剂量与疗程，直到结核活动停止后1年左右停药。风湿性心包炎应加强抗风湿治疗，常用肾上腺糖皮质激素。化脓性心包炎应选用足量敏感有效的抗生素，并反复心包穿刺和心包腔内注入抗生素。急性非特异性心包炎和心脏损伤后综合征患者在其初次发作后，可有心包炎症反复发作，称为复发性心包炎，发生率20%～30%，是急性心包炎最难处理的并发症。大部分患者需反复给予大剂量非甾体类抗炎药物治疗，使用数月后缓慢减量直至停药。如果无效，则可给予皮质激素治疗，顽固性复发性心包炎伴严重胸痛的患者可考虑外科心包切除术治疗。心包炎如出现心脏压塞症状，应进行心包穿刺放液，如渗液继续产生或有心包缩窄表现，应及时做心包切除，以防止发展为缩窄性心包炎。

## （五）产科处理

1.大约40%的健康妊娠妇女在第三孕季可出现轻到中度的心包积液，如能排除其他病因，毋需特殊处理。

2.妊娠20周后正常胎儿在超声探查时可有≤2mm深度的少量心包积液。如超过上述范围应考虑为异常，应进一步检查。

3.妊娠期间，有关心包疾病处理的资料不多。妊娠期间应避免使用非绝对必需的所有药物和干预措施，如确实需要治疗，大多同非妊娠者，妊娠期间应根据特殊的诊断和治疗问题做特殊的处理。非选择性的非甾类抗炎药和阿司匹林可在第二孕季安全使用，但应在妊娠的后期，或对所有的孕妇均应在孕32周前撤除，因为可导致动脉导管过早闭合，秋水仙碱在妊娠期禁用。低至中等量的去氢可的松，在所有的孕期和哺乳期都可以使用。

4.合并心包疾病的患者应在疾病的静止期计划妊娠。

## 二、缩窄性心包炎

缩窄性心包炎是指心脏被厚实致密的钙化或纤维化心包所包围，使心室舒张期充盈受限而产生一系列循环障碍的病症。

### （一）病因

缩窄性心包炎的病因未完全明确，大部分继发于急性心包炎，有时可观察到急性转变为缩窄性的发展过程，但大部分病例急性阶段症状不明显，待出现缩窄性心包炎的症状时，往往失去原有疾病的病理特征，因此很多患者病因不明确。其病因在我国仍以结核性为最常见，其次为急性非特异性心包炎、化脓性或创伤性心包炎后。放射性心包炎和心脏直视手术后引起者逐渐增多。也有部分患者其病因不明。

### （二）临床表现

缩窄性心包炎的起病常隐匿。心包缩窄多于急性心包炎后1年内形成，少数可长达数年。其症状和体征类似于右心衰竭。

1.症状

（1）呼吸困难：缩窄性心包炎的最早期症状为劳累后呼吸困难，是由于心排血量相对固定，活动时不能够相应增加引起。后期可因大量的胸腔积液、肺部充血，以致休息时也出现呼吸困难，甚至端坐呼吸。

（2）咳嗽：主要由于肺静脉压力升高，致使液体进入小气道，引起咳嗽发射。

（3）乏力：回心血量减少，心排血量降低，可引起乏力症状。

（4）水肿：缩窄性心包炎由于静脉压升高，液体积聚在静脉系统，引起下肢水肿和大量腹水，也可伴有肝大。

（5）全身症状：可有胃纳差、眩晕、心悸、咳嗽、上腹疼痛等症状。

2.体征

（1）心脏本身的表现：心浊音界正常或稍增大，心尖搏动减弱或消失，大部分患者收缩期心尖负性搏动。心音轻而遥远，通常无杂音，可闻及心包叩击音。心包叩击音系一额外心音，发生在第二心音后，呈拍击性质，系舒张期充盈血流因心包的缩窄而突然受阻并引起心室壁的振动所致。心律一般为窦性，有时可有心房颤动。动脉收缩压降低，脉压变小，脉搏细弱无力。

（2）心脏受压的表现：缩窄性心包炎体循环回流受阻，表现为颈静脉怒张、肝大、与颈静脉搏动一致的肝脏搏动、胸腔积液、腹水、下肢水肿。心包缩窄使心室舒张期扩张受阻，心室舒张期充盈减少，使心搏量下降。吸气时周围静脉回流增多，而已缩窄的心包使心室失去适应性扩张的能力，致静脉压增高，吸气时颈静脉明显扩张，称为Kussmaul征。

### （三）诊断与鉴别诊断

缩窄性心包炎如有典型的临床表现结合辅助检查诊断并不困难。临床上常需与肝硬化、充血性心力衰竭及结核性腹膜炎相鉴别。缩窄性心包炎和限制型原发性心肌病的临床表现和血流动力学改变与本病相似，两者鉴别可能十分困难，必要时需通过心内膜心肌活检来诊断。

### （四）治疗

早期施行心包切除术不但可以提高心功能的等级、改善生活质量，还可以降低死亡率，以避免发展到心源性恶病质、严重肝功能不全、心肌萎缩等。通常在心包感染被控制、结核活动已静止即施手术，并在术后继续用药1年。少数严重病例的药物治疗以对症治疗为主，但必须小心使用。患者应注意低盐饮食、限制摄入过多水分，有症状者严格限制活动。

1.药物治疗

大多数病例药物治疗无益，除非患者有明确的感染性指征，缩窄性心包炎与急性心包炎不同，后者常应用非甾体抗炎药、环氧合酶（COX）-2抑制药、秋水仙碱、糖皮质激素，或联合治疗常可获益。虽然，急性心包炎已获得合理治疗，但缩窄仍可能会发生。一过性心包缩窄也被称为短暂性缩窄性心包炎，血容量理想且临床情况稳定的患者，可门诊随诊，继续应用非留体抗炎药或消炎镇痛药2~3个月。

缩窄性心包炎出现以下情况可进行药物治疗。

（1）亚急性缩窄性心包炎在心包发生纤维化前应用消炎镇痛药可能有效。

（2）利尿药，特别是袢利尿药主要用于减轻循环淤血的情况，但是，要注意监测血压，以免前负荷过低而导致心输出量不足。

（3）根据基础病因采取有针对性的特异性药物治疗。直接病因治疗，例如抗结核治疗是合适的。

（4）合并症的治疗，例如房性心律失常也需要对症用药处理。

（5）一般情况下，β受体阻滞药和钙拮抗药应避免使用，患者通常伴有窦性心动过速主要是缩窄性心包炎患者的代偿性反应，使患者在每搏出量不变的情况下以维持心输出量。

（6）严重进展性缩窄性心包炎患者行心包切除术后可能获益不多，而且患者的手术风险较高。

2.心包切除术

完全性心包切开术对缩窄性心包炎的疗效确切，是一个根治性的治疗措施。如果患者的病情时间不长，钙化程度不重，心肌功能正常或为早期心功能不全，术后效果良好。对手术适应证的问题要从长远考虑，因为有些心功能为NYHAⅠ级或Ⅱ级的患者在数年内病情仍可稳定。

心包切开术的手术过程长，技术复杂。手术有两个标准进入途径，一个经前外侧胸腔切开术，另一个经胸骨正中切开术。心包剥离尽可能广泛，特别是横膈与心室接触部分。如果心包与心尖部严重粘连可以应用准分子激光分离。手术的并发症包括出血、房性或室性心律失常、室壁破裂。

进入心包的方法有多种，视频辅助下胸腔镜的应用仍然在研究阶段。随着医疗技术的进一步发展，缩窄性心包炎的诊断和治疗会有所改进。

心源性的死亡率和发病率与患者术前心肌的萎缩和纤维化相关。术前可应用CT检查确诊，注意高风险患者的手术适应证以最大程度降低手术的死亡率（低于5%）。

术后发生低心输出量的患者常为虚弱，伴有腹水或液体潴留的患者。低心输出量的患者需要维持较高的左心房压，需要应用拟交感性药物注射治疗，或联合循环的机械支持。体外膜肺（ECMO）或主动脉内球囊反搏均可用于危重的病人。

确诊缩窄性心包炎的患者不需药物治疗，通常应考虑外科手术。患者需维持一定的血容量状态，利尿药和降低后负荷的药物应谨慎使用；降低前负荷或后负荷都可加重的心脏填塞和使心功能突然恶化，特别是当患者在全麻下行心包切开术前更需注意容量的问题。

# 第五节　妊娠合并心力衰竭

心力衰竭（HF）是妊娠合并心脏病的孕产妇死亡最常见、最主要的原因，其严重威胁着母婴生命安危，是产科的急症。

## 一、妊娠对心血管系统的影响

妊娠、分娩及产褥期均可能使心脏病患者的心脏负担加重而导致心力衰竭。心力衰竭最易发生在妊娠32～34周，分娩期及产褥期，是孕产妇死亡的重要原因之一。

随着妊娠的进展，子宫逐渐增大，胎盘循环建立，母体代谢率增高，内分泌系统也发生许多变化，因此，导致母体对氧及循环血液的需求量大大增加，在血容量、血流动力学等方面将发生一系列变化。

孕妇的总血流量较非孕期增加，一般于妊娠第6周开始，32～34周达高峰，较妊娠前增加30%～45%。此后维持在较高水平，产后2～6周逐渐恢复正常。血容量增加引起心排血量增加和心率加快。心排血量受孕妇体位影响极大，孕妇可因体位改变而使心排血量减少出现不适，如"仰卧位低血压综合征"。妊娠中晚期需增加心率以适应血容量的增多，分娩前1～2个月心率平均每分钟约增加10次。对于血流限制性损害的心脏病，如二尖瓣狭窄及肥厚型心肌病患者，可能会出现明显的症状，甚至发生心力衰竭。

分娩期为心脏负担最重的时期。子宫收缩使母体动脉血压与子宫之间压力差减小，因而子宫血流减少。分娩期，子宫每次收缩，母体静脉循环血量增加600～800mL，因此全身血容量增加；每次宫缩时心排血量约增加24%，同时有血压升高，脉压增大及中心静脉压升高。第二产程时，由于产妇屏气，有先天性心脏病的产妇有时因肺循环压力增加，使原来左向右分流转为右向左分流而出现发绀。胎儿胎盘娩出后，子宫突然缩小，胎盘循环停止，子宫血窦内约有500mL血突然进入体循环；另外，由于腹腔内压力骤减，大量血液向内脏灌注，造成血流动学急剧变化。妊娠期的生理性高容量，而分娩期又由于失血（阴道分娩平均出血量为500～600mL，剖宫产出血量为1000mL）使循环系统发生显著的改变，以及孕期高代谢状态对循环的影响，均可使孕妇的病理心脏极易发生恶化而出现心力衰竭和肺水肿。

产后3天内仍是心脏负担较重的时期。除子宫收缩使一部分血液进入体循环以外，孕期组织间潴留的液体也开始回到体循环。妊娠期出现的一系列心血管系统变化在产褥期尚不能立即恢复到孕前状态。心脏病产妇此时仍应警惕心力衰竭的发生。

## 二、妊娠合并心力衰竭的诊断要点

妊娠本身可以出现一系列酷似心脏病的症状和体征，如心悸、气短、踝部水肿、乏力、心动过速等。心脏检查可以有轻度扩大，心脏杂音。妊娠还可使原有心脏病的某些体征发生变化，增加了心脏病诊断的难度。诊断心力衰竭可以从以下几方面着手。

### （一）病史

孕妇初诊时应详细询问以往有无心脏病史，尤其是风湿性心脏病和风湿病史。过去诊疗情况，有无心悸、气短、心力衰竭等。

### （二）有无心功能异常的某些症状

如劳力性呼吸困难，经常性夜间端坐呼吸，咯血，经常性胸闷胸痛等。

### （三）体征

查体可发现有无发绀，杵状指，持续性颈静脉怒张。心脏听诊有2级以上舒张期或粗糙的3级以上全收缩期杂音，有无心包摩擦音，舒张期奔马律，交替脉等。

## 三、心力衰竭的诊断标准

### （一）美国国家心肺血液研究所（NHLBI）提出以下诊断标准

1.主要条件

（1）肺部可听到啰音。

（2）胸部X线平片有心力衰竭表现。

（3）肺小动脉楔压：肺动脉舒张压或左心室舒张平均压在1.87kPa（14mmHg）以上。

2.次要条件

（1）听诊有第三心音。

（2）心脏指数在2.2L/（min·m$^2$）以下，动、静脉血氧差在5.5%容积以上，或中心静脉血氧饱和度在56%以下。

（3）中心静脉压升高。

（4）动脉血氧分压在7.33kPa（55mmHg）以下。

凡符合上述一项主要条件和任何一项次要条件或同时具有三项次要条件者，可诊断心力衰竭。

### （二）如果临床以上条件不能监察，可采用以下两种诊断标准

1.充血性心力衰竭的Framingham诊断标准

（1）主要标准

①阵发性夜间呼吸困难或端坐呼吸；②颈静脉怒张；③肺部啰音；④心脏扩大；⑤急性肺水肿；⑥$S_3$奔马律；⑦静脉压增高大于0.399kPa（16cmH$_2$O）；⑧循环时间大于25秒；⑨肝颈静脉反流征阳性。

（2）次要标准

①踝部水肿；②夜间咳嗽；③劳累时呼吸困难；④肝脏肿大；⑤胸腔积液；⑥肺活量减至最大的1/3；⑦心动过速（心率大于120次/分）。

主要或次要标准对治疗的反应，5天内体重下降大于4.5kg。

2.Boston心力衰竭诊断标准

见表3-2。但该标准不适合早期充血性心力衰竭的诊断。

表3-2　Boston心力衰竭诊断标准

| 条件 | 评分 |
|---|---|
| 1.病史 | |
| 休息状态下呼吸困难 | 4 |
| 端坐呼吸 | 4 |
| 夜间阵发性呼吸困难 | 3 |
| 平地走路时呼吸困难 | 2 |
| 爬坡时呼吸困难 | 1 |
| 2.物理检查 | |
| 心率异常 | 1~2 |
| 90~100次/分 | 1 |
| 大于110次/分 | 2 |
| 颈静脉压升高 | 2~3 |
| 大于0.147kPa并伴有肝大或水肿 | 3 |
| 大于0.147kPa（6cmH$_2$O） | 2 |
| 肺啰音（肺底1分，超过肺底2分） | 1~2 |
| 肺鸣音 | 3 |
| 第三心音 | 3 |
| 3.胸部X线检查 | |
| 肺泡性肺水肿 | 4 |
| 间质性肺水肿 | 3 |
| 双侧胸腔积液 | 2 |
| 心胸比率大于0.50（后前位） | 3 |
| 肺尖部血液重分布 | 2 |

Boston心力衰竭诊断标准：如总积分超过8分，可确诊心力衰竭，5~7分为

可疑心力衰竭，低于4分则无心力衰竭。因其根据血流动力学变化作为依据，故较为可靠。

## 四、心脏病患者心功能分级

心功能的分级一般以孕妇日常体力活动耐受能力为依据。纽约心脏病协会（NYHA）依据患者病情将心脏功能分为4级。

Ⅰ级：一般体力活动不受限。

Ⅱ级：一般体力活动稍受限，活动后心悸、轻度气短，休息时无症状。

Ⅲ级：一般体力活动显著受限，休息时无不适，轻微日常活动即感不适、心悸、呼吸困难，或有既往心力衰竭史者。

Ⅳ级：不能进行任何体力活动，休息时仍有心悸、呼吸困难等心力衰竭表现。

这种分级的优点是简便易行，不依赖任何器械检查，多年来一直应用于临床。其不足之处是分级的主要依据是主观症状，和客观检查可能不一致，有时甚至差距很大。而且体力活动的能力受平时训练、体力强弱、感觉敏锐性等多种因素的影响，个体差异很大。因此NYHA对心脏病心功能分级进行了多次修订，1994年采用两种并行的分级方案，第一种是上面提到的患者主观功能量评估，第二种是根据客观检查手段（心电图、负荷试验、X线、超声心动图等）来评估心脏病的严重程度，第二种分级方法如下。

A级：无心血管病的客观依据。

B级：客观检查表明属于轻度心血管病患者。

C级：属于中度心血管病患者。

D级：属于重度心血管病患者。

其中轻、中、重度没有做出明确规定，由医生根据检查进行判断。可以将上述的两种分级并列，如心功能Ⅱ级C、Ⅰ级B等。

## 五、心脏病患者的妊娠风险

心脏病孕产妇的主要死亡原因是心力衰竭。心脏病患者能否安全度过妊娠，分娩及产褥期，与心脏病的类型、严重程度、是否手术矫治、心功能级别、孕期监护及医疗条件等多种因素有关。对于有心脏病的育龄妇女，一定要求做到孕前咨询，以明确心脏病类型、程度、心功能状态，并确定能否妊娠。对可以妊娠者一定要从孕前3个月开始，在产科和心血管科医生共同监管下做好围生期保健。据资料显示，未经系统产前检查的心脏病孕产妇心力衰竭发生率和孕产妇死亡率，比经过系统产前检查者高10倍。

《2011年欧洲心脏病学会妊娠期心血管疾病治疗指南》推荐了WHO孕妇心血管疾病风险分级，并按级别对有关疾病给予分类。WHO孕妇心血管疾病风险分级如下。

Ⅰ级：不会增加孕妇的死亡风险，病情不会出现或轻微。

Ⅱ级：轻度增加孕妇的死亡率，或病情中度严重。

Ⅲ级：显著增加孕妇的死亡率或病情严重；需要专家的指导，如果决定妊娠应在妊娠全程、分娩和产褥期加强心脏病专科和产科的监测。

Ⅳ级：孕妇死亡的风险极高，或病情严重，妊娠为禁忌。如果一旦妊娠，应考虑终止妊娠，如果继续妊娠，应按Ⅲ级处理。

WHO孕妇心血管疾病风险分级按疾病分类如下。Ⅰ级：肺动脉狭窄，动脉导管未闭，二尖瓣脱垂，轻度缺损成功修复后的房或室间隔缺损，肺静脉畸形引流；Ⅱ级：未手术的房或室间隔缺损，已修复的法洛四联症；Ⅱ~Ⅲ级：轻度左心室功能受损，肥厚型心肌病，不包括在WHOⅠ级或Ⅳ级内的先天性或组织瓣膜病，无主动脉扩张的马方综合征，主动脉扩张<45mm合并二叶式主动脉瓣的主动脉病变，已修复的大动脉缩窄；Ⅲ级：机械瓣膜，系统性右心室，Fontan循环，未修复的发绀型心脏病，其他复杂性先天性心脏病，马方综合征主动脉扩张40~45mm，主动脉扩张45~50mm合并二叶式主动脉瓣的主动脉病变；Ⅳ级：任何原因的肺动脉高压，严重左心衰竭，左心室射血分数（LVEF）<30%，NYHAⅢ~Ⅳ级，有围生期心肌病史并遗留左心功能受损，重度二尖瓣狭窄，伴严重症状的主动脉瓣狭窄，马方综合征主动脉扩张>45mm，主动脉扩张>50mm合并二叶式主动脉瓣的主动脉病变，先天性大动脉缩窄。

## 六、治疗原则

### （一）一般治疗

1.休息

休息可减轻心脏负荷。在休息时，机体需要的氧和养料均减少，耗氧量显著降低，运动时耗氧量每分钟1500mL，休息时为300mL。每日心跳呼吸减少，呼吸费力程度减轻等，使所需的血流量明显减少，心脏负荷明显减轻。休息后肾血流量增加，循环血量减少。应避免过劳及情绪激动，充分休息，每日保证至少10小时的睡眠。

2.体位

明显肺淤血或肺水肿，明显呼吸困难者，取半坐位或坐位，两下肢下垂，以减少静脉回心血量，减轻肺淤血或呼吸困难。

3.吸氧

血氧饱和度降低或呼吸困难，发绀者，氧流速4～6L/min，氧蓬法8～10L/min，蓬内氧浓度40%～56%，再高有害无益。吸氧通常用鼻导管给氧法，氧气要湿化，以免呼吸道干燥。

4.饮食

控制饮食，也是治疗心力衰竭的重要方法之一。每日要少食多餐，应进食高蛋白、高维生素、低盐、低脂肪易消化的食品，以流质、半流质为宜，整个孕期体重增加不宜超过10kg，以免加重心脏负担。每日热量为1200～1500kcal。饮食中限制钠盐的摄入量。正常成年人食盐10g/d，心力衰竭Ⅰ级者1～2g/d，Ⅱ级者1g/d，Ⅲ级者0.4g/d。待心力衰竭控制后，给予低盐饮食5～7g/d。妊娠16周以后，每日食盐量不超过4～5g。如果病人食欲差，饮食中不必严格忌盐。应用利尿药而大量利尿时，因大量钠离子排出，故不须限制钠盐摄入。水分摄入，不必严格限制，1.5～2L/d为宜。若体内潴留氯化钠7g，则需1.0mL水潴留方可维持体内渗透压的正常平衡。

### （二）妊娠合并心力衰竭的药物治疗

与未孕者基本相同。常用治疗心力衰竭的药物如下：

1.利尿剂

祥利尿剂是目前最常用的利尿药，如呋塞米、利尿酸、丁尿胺（酸），由于都作用在髓祥升支粗段的髓质和皮质部，故称为祥利尿药。当肾小球滤过率下降时，仍保持有利钠作用，在低蛋白血症、低钠、低钾、低氯时，其利尿功能仍不受影响。祥利尿剂是作用最强的速效利尿剂。

（1）作用机制

①能减少有效循环血量，减轻心脏负荷，使心肌收缩力处于Starling曲线顶点以前的升长，可改善心功能，降低左心室舒张末压及肺毛细血管楔压，减轻肺淤血，增加肺的顺应性，改善呼吸功能。

②高浓度迅速抵达致密斑，阻断肾小球反馈机制，使肾内扩张血管。当前列腺素合成增加，肾内血液重新分配，故肾功能不全时呋塞米也有效。

③对髓质的作用能抑制尿稀释，且控制尿的浓缩功能，对低钠血症水肿者也有效。

④有扩张静脉迅速增加静脉容量，降低肺毛细血管楔压的作用，可改善急性肺水肿和重度心力衰竭。

（2）用法

①呋塞米（速尿）：呋塞米20～40mg，放入5％葡萄糖液内静注10分钟。利尿效果不好时，可成倍增加剂量，最大剂量600～1000mg/d。用到200mg以上，需放入5％葡萄糖液100mL中静脉滴注。

②利尿酸：副作用较大，已渐趋少用。25～50mg加入5％葡萄糖内缓慢静注。

③丁胺尿（丁苯氧酸，布美他尼）：利尿最大效应与呋塞米相同，所需剂量仅为呋塞米的1/50。毒副作用小，每次0.5～2mg，肌注或静注。

（3）副作用

①水与电解质紊乱：袢利尿药的排水、失钠、失钾明显，可引起脱水、直立性低血压、低钠、低氯、代谢性碱中毒、心律失常等。

②听力障碍：可有耳鸣、听力下降或暂时性耳聋，偶可引起永久性耳聋，其产生原因可能与药物引起内耳淋巴液电解质成分改变，或与耳蜗管内基底膜上的细胞受损有关。

③尿酸代谢障碍：呋塞米可抑制尿酸的排泄，导致高尿酸血症而诱发痛风。这可能是细胞外液容量减少，导致远曲小管对尿酸盐重吸收增加所致。也有可能是呋塞米和尿酸在有酸分泌途径上发生竞争的结果。

④其他：偶可引起消化道反应。

2.正性肌力药物

（1）洋地黄类

洋地黄能直接增强心肌收缩力，有中等强度的正性肌力作用，可提高心排血量。由于药物直接作用于心肌细胞的$Na^+$、$-K^+$和$-ATP$酶，使酶失活，$Na^+$外流和$K^+$内流因而减少。细胞内$Na^+$增高，促使肌浆网释放$Ca^{2+}$与$Na^+$交换，从而增强心肌收缩力。洋地黄的正性肌力作用可使正常心肌耗氧量增加，同时又使心搏量增加，心室容积缩小，室壁应力降低，心率明显减慢，心肌耗氧因而明显减少。其综合结果是总耗氧量降低，心肌工作效率提高。治疗剂量的洋地黄略降低窦房结自律性，减慢房室传导，降低心房肌的应激性，缩短心房肌不应期而延长房室结不应期。中毒量的洋地黄可降低窦房结的自律性，减慢心房、心室、房室交界区的传导速度，缩短浦肯野纤维的有效不应期，因此可导致各种心律失常的发生。

应用正性肌力药时，因孕妇血液稀释，血容量增加及肾小球滤过率增强，同样剂量的药物在孕妇血液中浓度相对偏低。但孕妇对洋地黄类药物的耐受性较差，须注意毒性反应。多不主张预防性应用洋地黄，早期心力衰竭者可给予作用和排泄较快的制剂，以防止药物在组织内蓄积；而在产褥期随组织内水分一同进入体循环引起毒性反应。不主张用饱和量，以备随孕周增加而发生心力衰竭时抢救用药，病情好转即停药。妊娠晚期心力衰竭的患者，原则是待心力衰竭控制后再行产科处理，应放宽剖宫产指征。如为严重心力衰竭，经产科各种措施均未能奏效，继续发展必将导致母儿死亡时，也可边控制心力衰竭边紧急剖宫产，取出胎儿，减轻心脏负担，以挽救孕产妇生命。

用法：毒毛花苷K0.25～0.5mg，静注5～10分钟起效，30～60分钟达高峰；毛花苷C（西兰）每次0.2～0.4mg，静注5～10分钟起效，0.5～2小时达高峰。洋地黄治疗后若心力衰竭缓解，而心力衰竭的病因或诱因（如败血症、妊娠或分娩、大量输血或输液等）已消除，不必继续给予维持量。

心电图有助于判断洋地黄过量或不足。心房颤动或心房扑动心室率超过100次/分，大多反映洋地黄量不足；而心室率规律且增快如交界性心动过速，或心室率规律但减慢如三度房室传导阻滞或呈室性早搏二联律，表示洋地黄中毒；静息时心室率60～70次/分，运动后不超过90次/分，常表示维持量适当。

①洋地黄毒性反应：自不采用洋地黄化或饱和量的给药方法以来，洋地黄的

致命性毒性反应及其致死率已明显降低。中毒性表现有：胃肠道反应，纳差、恶心、呕吐，心律失常，神经系统表现，如头痛、眩晕甚至神志错乱，视觉改变，如黄视或绿视。血清地高辛浓度<0.5ng/mL反映用量不足，>2.0~2.5ng/mL为中毒。

②毒性反应处理：停药，苯妥英钠，首剂125~250mg溶入注射用水静脉推注，无效时可每5~10分钟静注100mg，共2~3次，多数在给药后5分钟内心律失常缓解，可持续5~60分钟，待心律失常转复后，改为口服50~100mg，每6小时1次，维持2~3天；口服氯化钾3~4g/d；利多卡因，治疗心律失常；阿托品，治疗二度或三度以上窦房结或房室传导阻滞。

（2）cAMP依赖性正性肌力药

衰竭心肌细胞内cAMP水平低，提高细胞内cAMP浓度从而促进$Ca^{2+}$内流，增强心肌收缩，曾被视为可恢复衰竭的心肌收缩功能。β受体激动剂：多巴胺和多巴酚丁胺，静脉给药，2~10μg/（kg·min），对低排血量、高充盈压和低血压急性和慢性心力衰竭均有效。

（3）磷酸二酯酶抑制剂

通过抑制使cAMP裂解的磷酸二酯酶F-Ⅲ，抑制cAMP的裂解，而增高细胞内cAMP浓度，增加$Ca^{2+}$内流，产生正性肌力作用及增高血管平滑肌细胞内cAMP含量而具有扩血管作用。例如氨力农、米力农、依诺昔酮等可增加心排血量，降低左心室充盈压效果明显。

3.血管扩张剂

（1）分类

静脉扩张剂，主要扩张静脉系统，适用于左心室充盈压增高所致肺淤血；动脉扩张剂，主要扩张动脉系统，适用于后负荷过重、组织灌注不足时；平衡血管扩张剂，对前二者均有作用。

急性心力衰竭时，由于交感因子或体内诸多加压因子代偿性增高，几乎所有的病人肺小动脉及周围小血管均处于收缩或痉挛状态，使左、右心室负荷加重，从而导致或加重心力衰竭。因此心力衰竭时应用血管扩张药开辟通路。循环畅通后，利尿或加泵（心脏正性药物）才能达到治疗目的。动脉扩张药可降低左心室排血抗阻，也减少心室容量，降低前负荷；静脉扩张剂通过减少心室的容量也减少后负荷。

（2）类型及应用

①硝酸酯类

硝酸甘油：片剂0.3～0.6mg，3次/日，舌下含化通过黏膜吸收，约2分钟起作用，3～15分钟作用最大，对急性心力衰竭，在给药5～1分钟后，左心室充盈压由20mmHg可下降到10mmHg。硝酸甘油静脉内滴注，低浓度30～40mg/min，静脉扩张胜过小动脉扩张作用，从而减少静脉和肺静脉的回流，降低左、右心室的舒张末压，较大剂量65mg/min时，有明显的小动脉扩张，导致血压下降，一般应从小剂量开始逐渐增大剂量，在心和血压监测下，静滴5μg/min开始，每5分钟增加5mg，直到出现作用或副作用。副作用有头痛、心悸、直立性低血压、心动过速。

二硝基异山梨醇酯（消心痛片剂10～20mg，舌下含化，每日3～4次，5～7分钟起作用，持续30～60分钟，口服5～30分钟起效，持续2～5小时。10～20mg加入5％GS250～500mL中静脉滴注，用于急性心力衰竭，主要是缓解肺淤血症状，且由于右心室充盈压下降，肝及肢体淤血也可获得改善，对严重心力衰竭者，需加用其他扩血管药物。

②酚妥拉明：是一种常用的α受体阻滞药，以扩张动脉为主，也扩张静脉，有全身性直接松弛血管平滑肌的作用，在促使周围血管扩张上起主要作用，使肺动脉压力及体循环周围阻力均降低，增加心排血量，心功能明显改善，因此心室射血阻力减低，后负荷减轻。

对急性心力衰竭及肺水肿者可先给予较大冲击剂量5mg静脉推注，一般常用剂量为1～5mg/（kg·min），根据临床情况给予10～20mg或40mg加5％GS250mL静滴，可增加至75mg/（kg·min）。对血压较低者，可与多巴胺、多巴酚丁胺联合应用，以增加心肌收缩力，消除周围血管的过分扩张作用，避免血压进一步下降，酚妥拉明40～80mg加多巴胺40～80mg，加入5％～10％GS500mL中，以1～2mL/min的速度静滴，此比例仍起血管扩张作用，以后可视病情调节。

副作用：由于血容量不足或用量过大，有时可突然发生血压过低。

③硝普钠：又称亚硝基亚铁氰化物，是心力衰竭治疗中常用的血管扩张剂，其药理作用为直接松弛小动脉和静脉血管平滑肌，降低周围血管阻力，使血压降低，同时降低静脉张力及降低舒张末期压力，使心功能改善，心排血量增加，降低心前、后负荷，使心力衰竭得以控制。所以是一种平衡血管扩张剂，

造用于高血压合并左心衰竭、二尖瓣和主动脉瓣反流等合并严重心力衰竭，尤其心脏手术后急性心力衰竭。低血压者禁用。25mL硝普钠加5%GS500mL，静脉滴注，开始10mg/min，之后每5分钟加5～10mg/min直达预期效果，最大量为75～200mg/min，如出现低血压或其他副作用前停止增量。要严格监测血压，防止血压下降过快，收缩压下降不要超过5%～20%，或舒张压维持在原有基础的60%～70%，代谢物是氢化物，在肝脏解毒，不宜长期应用。药物可透过胎盘在20分钟内由母体至胎儿达平衡，大剂量可引起胎儿氢化物中毒，导致死亡，妊娠期只能使用于危重病例。

④肼屈嗪：是α受体阻滞药，可阻断α受体，使外周血管扩张，直接松弛毛细血管前小动脉平滑肌，对静脉作用小。肼屈嗪降低外周阻力，从而减轻心脏后负荷，增加心排血量，扩张肾动脉，增加肾血流量，产生明显的利尿作用。其副作用有心率加快、恶心等。12.5～25mg加5%GS250～500mL静脉滴注，注意监测血压、心率。

4.血管紧张素转化酶抑制剂（ACEI）

心力衰竭病人肾素–血管紧张素–醛固酮系统活化，循环中的浓度升高。应用ACEI治疗可有效减少血管紧张素Ⅱ的生成，减少其对心肌的损害，改善心肌和血管的重塑，有效降低心力衰竭患者的死亡率。由于ACEI可致胎儿肾小管发育不良、羊水过少、生长迟缓、颅骨骨化障碍、肺发育不良、挛缩、大关节、贫血、胎儿宫内死亡。因此，在妊娠期内，应禁止使用血管紧张素转化酶抑制剂（ACEI），以及血管紧张素受体阻滞剂（ARBs）及肾素抑制剂。在哺乳期，如果有需要可以使用ACEI，如贝那普利、卡托普利或依那普利。治疗中如需减轻心脏后负荷，可用肼屈嗪和硝酸酯类药物取代ACEI或ARBs。

（1）卡托普利

妊娠期间应用，据报道可发生早产、婴儿体重过低、羊水过少，长时间使用可发生胎儿死亡。一般小剂量短期口服12.5mg，2次/日。

（2）依钠普利

药物作用时间较卡托普利长，给药可减为2.5～5mg，1～2次/日，对胎儿的副作用同卡托普利。

（3）贝那普利（洛汀新）

通过降低心脏前、后负荷而缓解心力衰竭病人的症状和体征。对肾病变组织，能改善肾小球高灌注压、高血流量、高滤过率的状况，降低肾血管阻力，减轻肾小球损伤。剂量5～10mg，1次/日，口服。对胎婴儿的副作用与卡托普利相同。

5.钙通道拮抗剂

硝苯地平有扩张冠状动脉使外周阻力降低，能减轻心脏后负荷，降低心室壁张力，使心肌耗氧量减少。合并高血压时，降低血压而不影响子宫胎盘血流。但低灌注和低血压时最好不用，常用剂量：10mg，3～4次/日，口服。

## 七、产科处理

### （一）妊娠期

1.动态评估心脏功能

定期进行超声心动图检查，测定心脏射血分数、每分钟心排血量、心脏排血指数及室壁运动状态，判断随妊娠进展心功能的变化。

2.定期产科和心血管科共同监管下围生保健

定期围生保健能及早发现心力衰竭的早期征象。在妊娠20周以前，应每两周行产前检查一次。20周以后，尤其是32周以后，发生心力衰竭的概率增加，产前检查应每周一次。孕18～24周超声筛查胎儿出生缺陷，特别行胎儿超声心动图以排除胎儿先天性心脏病。发现母体早期心力衰竭征象应立即住院。孕期经过顺利者，亦应在妊娠36～38周提前住院待产。

3.防治心力衰竭

预防及治疗各种引起心力衰竭的诱因，预防上呼吸道感染，纠正贫血，治疗心律失常。孕妇心律失常发生率较高，对频繁的室性期前收缩或快速心室率，必须用药治疗。防治妊娠期高血压疾病及其他合并症与并发症。

4.终止妊娠

凡不宜妊娠的心脏病孕妇，应在妊娠12周前行人工流产。妊娠超过12周时，终止妊娠必须用较复杂的手术，其危险性不亚于继续妊娠和分娩，因此，应密切监护，积极防治心力衰竭，使之度过妊娠与分娩。对顽固性心力衰竭的病例，为减轻心脏负荷，应与心内科医生配合，在严密监护下行剖宫取胎术终止妊娠。

## （二）分娩期

妊娠晚期应提前产科评估并选择适宜的分娩方式。

1.阴道分娩及分娩期处理

心功能Ⅰ～Ⅱ级，胎儿不大，胎位正常，宫颈条件良好者，可考虑在严密监护下经阴道分娩。

（1）第一产程

安慰剂鼓励产妇，消除紧张情绪。适当应用地西泮、哌替啶等镇静药。有条件的医院，可给予硬膜外麻醉镇痛分娩。密切观察血压、脉搏、呼吸、心率。一旦发现心力衰竭征象M取半卧位，高浓度面罩吸氧，并给予毛花苷丙0.4mg加入25%葡萄糖溶液20mL缓慢静脉注射，必要时4～6小时重复给药0.2mg。产程开始后即应给予抗生素预防感染。

（2）第二产程

要避免屏气加腹压，应行会阴后侧切开术，给予胎头吸引或产钳阴道助产术，尽可能缩短第二产程。

（3）第三产程

胎儿娩出后，产妇腹部放置沙袋，以防腹压骤降而诱发心力衰竭。要防止产后出血过多而加重心肌缺血，诱发先天性心脏病出现发绀，加重心力衰竭。可静脉注射或肌内注射缩宫素10～20U，禁用麦角新碱，以防静脉压增高。产后出血过多者，应适当输血、输液，注意输液速度不可过快。

2.剖宫产

对胎儿偏大、产道条件不佳及心功能Ⅱ～Ⅲ级者，均应择期剖宫产。剖宫产可减少产妇因长时间宫缩引起的血流动力学改变，减轻心脏负担。由于手术及麻醉技术的提高，术中监护措施的完善及高效广谱抗生素的应用，剖宫产比较安全，故应适当放宽剖宫产指征。以连续硬膜外阻滞麻醉为好，麻醉剂中不虚加肾上腺素，麻醉平面不宜过高。为防止仰卧位低血压综合征，可采取左侧卧位15°，上半身抬高30°。术中、术后应严格限制输液量。不宜再妊娠者，同时行输卵管结扎术。

3.产褥期

产后3天内，尤其产后24小时内仍是发生心力衰竭的危险时期，产妇须充分休息并密切监护。应用广谱抗生素预防感染，直至产后1周左右无感染征象时停药。心功能在Ⅲ级及以上者，不宜哺乳。

## 八、围生期心脏手术的指征

妊娠期血流动力学的改变使心脏储备能力下降，影响心脏手术后的恢复，加之术中用药及体外循环对胎儿的影响，一般不主张在孕期手术，尽可能在幼年、孕前或延至分娩后再行心脏手术。若妊娠早期出现循环障碍症状，孕妇不愿人工流产，内科治疗效果不佳，手术操作不复杂，可考虑手术治疗。手术时期宜在妊娠12周以后进行，在手术前注意保胎及预防感染。人工瓣膜置换术后需长期应用抗凝剂，在妊娠及哺乳期最好选用肝素钠而不用华法林，后者可通过胎盘，也可进入乳汁，有引起胎儿畸形及胎儿、新生儿出血的危险。

## 九、妊娠合并充血性心力衰竭的处理

### （一）妊娠高血压综合征心力衰竭

对妊娠高血压综合征心力衰竭在利尿的同时应用血管扩张剂，可使循环途径畅通，血管扩张药如酚妥拉明是α受体阻滞剂，使小动脉舒张，可减慢心率，降低血压，增加心排血量，降低心脏后负荷，静脉用量为10～20mL加入葡萄糖溶液250mL缓慢点滴，以40mg/min的速度输入，需严密观察血压，随时调整滴速，最大剂量为75～100mg/min。当血压、心力衰竭控制不满意或舒张压达140mmHg时可选用硝普钠。硝氰氧化物主要用于平滑肌，使动、静脉均扩张，降低周围血管阻力及降低心脏舒张末期压力，使血压迅速下降和心排血量增加，改善心功能，剂量25～50mg加入5%葡萄糖溶液500mL中，开始滴速为10～20mg/min，每隔5分钟增加10mg，一般到75mg/min，要使血压下降到满意为止，但收缩压下降不要超过15%～20%为好。硝普钠的直接代谢产物为氰化物，可与红细胞硫氧基结合而有毒性作用，肝功能严重减损者慎用。药物可通过胎盘进入胎儿血循环，一般在症状改善后应迅速分娩。肼屈嗪为α受体阻滞剂，可使外周血管扩张，外周阻力降低60%，心排血量增加80%，可增加心、脑、肾和内脏的血流量及子宫胎盘血流量，达到降压作用。副作用有心率加快、心悸、恶心等不适症状，对器质性心脏病患者慎用，一般以12.5～25mg加入5%葡萄糖溶液静脉滴注，严密观察，血压若有下降，随时调整滴速，以维持舒张压在90～100mmHg为宜。其他强心利尿剂的应用与充血性心力衰竭治疗相同。

### （二）围生期心肌病心力衰竭

文献报道该病的病死率高达25%～50%，上海交通大学医学院附属仁济医院自1993～1998年有围生期心肌病10例，产妇均存活，新生儿13例存活（双胎4例），有1例心力衰竭发作时分娩，早产儿死亡。治疗以积极控制心力衰竭，洋地黄为首选，以增加心肌收缩力。窦性心动过速或洋地黄治疗后心率仍不减慢，可加氨酰心安（阿替洛尔）口服。频繁发作室上性心动过速，用美西律500mg加入5%葡萄糖溶液500mL，2～3mL/min静脉滴注，心率控制后改为100～200mg/d口服。改善心肌代谢可用1-6FDP 5g/d静脉滴注，同时用呋塞米40～80mg静脉推注，减轻心脏负担。并以扩血管药物（包括扩张周围静脉）如异山梨酯或硝酸甘油静滴，可减轻心脏前负荷，使回心血量减少，降低肺静脉压力及解除肺动脉痉挛。如伴有高血压肺水肿心力衰竭，可短期应用上述的扩血管药物。心力衰竭控制后，应及时终止妊娠。

### （三）妊娠合并心脏瓣膜病变

风湿性心脏病伴二尖瓣狭窄在妊娠期发生心力衰竭，特别在妊娠中期，是由于二尖瓣狭窄，发生肺动脉高压、肺淤血导致肺水肿而出现心力衰竭。1952年Brock首次报道，妊娠期二尖瓣扩张术，获得成功。上海第二医科大学18例妊娠合并二尖瓣狭窄中，在妊娠28周以下发生心力衰竭者7例（39%），其中3例均在心力衰竭控制后，于妊娠27～29周进行二尖瓣扩张术，术后心功能改善Ⅰ～Ⅱ级可妊娠继续到36～38周，以剖宫产终止妊娠，母婴均健康。妊娠伴多瓣膜病心力衰竭时，首选药物为强心苷类药物，并佐以扩张静脉的血管扩张剂，如硝酸甘油、异山梨酯及硝酸山梨醇等，以其中之一10mg加入5%葡萄糖溶液250mL，20mL/h缓慢静滴，并加用利尿药以降低心脏前负荷。其中7例转入医院时均已在妊娠晚期31周左右，为兼顾胎儿存活，其中5例在控制心力衰竭的同时采取羊膜腔穿刺1～2次/周，每次宫内注射地塞米松10mg，促胎肺成熟，待L/S比值≥2时行剖宫产，新生儿娩出后在气管插管中注入肺活通100mg，均未发生RDS综合征而存活。

# 第四章　妊娠与肺部疾病

可继发肺源性心脏病和肺动脉高压的肺部疾病和肺外疾病，最终能影响支气管的结构和肺泡的病理改变，并导致肺泡性低氧血症。肺动静脉的畸形可以引起严重的动脉低氧血症，但不会继发肺动脉高压。低氧血症和肺动脉高压均可影响妊娠母亲和胎儿的预后。妊娠合并肺部和肺外疾病的患者需要依据疾病在孕期临床和实验室的变化而给予恰当的处理。

## 第一节　妊娠对肺功能的影响

妊娠可以导致孕妇的正常生理情况发生显著的改变，包括解剖和功能上的变化，影响呼吸和心血管系统。妊娠期间呼吸系统最重要的生理性改变为肺力学、肺动脉氧的交换和通气调节的改变。除了可以引起呼吸困难，妊娠导致的其他改变对正常呼吸系统并不会产生显著的损害（表4-1）。

表4-1　妊娠期心脏和呼吸的变化

| 因素 | 变化 |
|---|---|
| 每分通气量（%） | 10～40 |
| 功能残气量（%） | −20 |
| 耗氧量（mg） | 10 |
| 动脉血氧分压$PaO_2$（kPa） | 1.07～1.73 |
| 动脉血二氧化碳分压$PaCO_2$（kPa） | 0.93～1.6 |

| 因素 | 变化 |
| --- | --- |
| 心输出量（%） | +20～40 |
| 肺动脉压（mmHg） | -3 |
| 肺循环血管阻力（%） | -33 |

## 一、解剖学变化

妊娠期激素的变化对上呼吸道、气道黏膜都有影响，从而使气道充血、黏膜水肿、分泌物增加、黏膜细胞脱落增加。其中雌激素可导致组织水肿、毛细血管充血、黏膜腺体增生。妊娠期由于子宫的增大和激素的影响使胸腔发生解剖学上的改变。随着子宫的增大，横膈膜可以向上抬高达4cm，胸腔的前后径和横径增加，胸围扩大。横膈功能不变，移动的幅度没有减少。

## 二、妊娠期肺力学

妊娠期胸腔解剖学的改变使肺的功能残气量进行性下降，妊娠的中后期肺容积才会发生变化。当子宫增大，腹压增高时，横膈肌和胸廓的形态发生改变。虽然通气功能在妊娠期间无改变（立位和侧卧位），但是到足月时，功能残气量减少了20%，与正常人相比，静息时的呼吸更靠近残气量。这些变化导致气道闭合能力增加，在肺容积较低情况下，包括潮式呼吸的状态下，相关肺野的小支气管塌陷，并可发生轻度低氧血症，特别是在侧卧位时明显。在妊娠期间总肺活量、残气量或呼气量无改变。

在静息状态下，气道阻力可减少50%。可能因为在妊娠期间激素的改变使气道平滑肌松弛，从而抵消气道缩窄的影响，使孕期功能残气量过低所致的高气道阻力得到相应的减轻。在妊娠期，肺的顺应性保持正常，耗氧量可增加约25%，以适应和补偿额外增加的做功及妊娠期受限的胸腹式呼吸。妊娠期呼吸肌包括横膈肌的功能没有显著的变化，在足月时，胸廓的顺应性和呼吸系顺应性减少。

在孕期，静息下的每分通气量（VE）增加，孕3个月可增加10%，孕6个月可增加30%，靠近足月分娩时可增加45%；肺泡通气量可增加50%～70%。同样，潮气量也随之增加30%～35%，但呼吸频率无明显变化。在整个妊娠期耗氧量的增加呈线性相关，至足月时约增加20%，但增加的幅度不大，使通气等式（VE/VCO$_2$）比值增加。VE/VO$_2$比值也增加，因此，动脉PCO$_2$可进行性下降至3.6～4.3kPa（27～32mmHg），妊娠女性的过度通气提高了肺泡和动脉的氧分压（PO$_2$），特别是在立位状态下。在海平面正常情况下，动脉氧饱和度（SaO$_2$）只有轻微的影响，但在高海拔的情况下，或在海平面合并肺部疾病的孕妇，提高SaO$_2$具有重要的作用。在第一、二孕季，耗氧量（VO$_2$）增加是孕期肾脏和心脏做功额外增加的反映，也是孕期耗氧量增加的客观因素；在第三孕季，子宫、胎盘和胎儿的耗氧量（VO$_2$）共约增加50%。

有研究显示，21例妊娠女性在第二和第三孕季与产后3～5个月相比，肺的弥散功能（DLCO）没有差异性，但是，较第一孕季的增加显著（10%）。因为，随着心排血量的增加，肺毛细血管床相应扩展，妊娠早期心输出量已开始增加1.5～2.0L/min，并达到一个稳定的水平，导致第一孕季肺一氧化碳弥散度（DLCO）增加，在第二和第三孕季随着子宫体积的增大，肺容积和肺泡表面积或DL/VA的减少，DLCO的增加被抵消。

### 三、妊娠期呼吸的调节与血气变化

妊娠早期每分通气量已开始增加，而且大于代谢需求的增加幅度。生理性的高通气导致呼吸性碱血症，肾脏排泄重碳酸根离子碳的能力代偿性增加。动脉血浆二氧化碳压力水平达28～32mmHg，动脉的pH维持在7.40～7.47的水平。孕激素水平的增加是刺激通气的主要因素，在月经期和妊娠期，PaCO$_2$与血清孕激素的水平呈线性负相关，在绝经和闭经的女性，静息的通气量减少，在中枢下丘脑和周围感受器（颈动脉小体）雌激素及其受体与孕激素的协同作用下刺激通气。妊娠期孕妇对低氧和高碳酸的通气反应性增加。

妊娠期患者在仰卧位时可表现为轻度的低氧血症。从第一孕季开始，氧的消耗量增加，在足月时，由于胎儿和母亲代谢的需要，增加的幅度可达20%～33%。在临产时，由于疼痛和焦虑可导致高通气和呼吸加快，血气可表现为低碳酸血症和呼吸性碱血症，子宫血流减低，胎儿的氧合受到不良的影响。某些患者可由于严重的疼痛和焦虑导致呼吸短促伴肺泡低通气、肺扩张不全、低氧血症。

### 四、妊娠和肺血管循环

在整个妊娠期，随着心排血量增加，肺循环血管阻力下降。有研究显示，15名正常的非妊娠女性的肺阻力为0.76mmHg/（L·min），11名孕16周的健康女性的肺阻力为0.51mmHg/（L·min），但肺循环的血容量没有改变，而平均肺动脉压力从13mmHg下降到10mmHg。有研究提示，实验动物在妊娠期对肺泡低氧、前列腺素–F2α、去甲肾上腺素和血管紧张素Ⅱ的血管反应性降低。有研究给实验妊娠羊缓慢地灌注雌二醇–17β，可产生多种心血管反应，例如，系统血管扩张，对血管紧张素Ⅱ压力反应迟缓。

# 第二节　妊娠伴通气障碍性的肺部疾病

妊娠中影响通气不足和可继发肺源性心脏病的肺外病变，包括胸壁的病变，脊柱侧凸或脊柱后凸，以及影响呼吸肌和呼吸中枢的神经肌肉疾病。如果呼吸系统额外增加的负担超越了代偿的能力，或如果呼吸驱动不当，都可加剧呼吸衰竭，最终发生肺源性心脏病。胸壁的疾病和呼吸肌功能减弱都会造成限制性的通气不足，其特点是最大肺活量（FVC）、一秒用力呼气容积（$FEV_1$）和总肺活量（TLC）减低，但$FEV_1$/FVC比值正常。

### 一、肺囊性纤维化

肺囊性纤维化（CPF或CF）是一种具有家族常染色体隐性遗传性的先天性疾病。在北美洲白种人中最常见，在美国约有30 000名儿童和成人（全球约超过60 000名）患病，每2500人中约有1人受累，25人中有1人为携带者，其他人种则极为少见。作为一种外分泌腺病变，常累及胃肠道和呼吸道。由于$Na^+$和$Cl^-$的转运异常，胰管和其他外分泌腺的管道充满了黏液，从而导致梗阻。由于支气管中的黏液增多，可使支气管发生阻塞，使某些细菌易于生长繁殖，进一步引起肺、支气管的反复感染，继之引起肺囊性纤维化，严重损害肺功能，随着肺部疾病及肺功能损害的加重，可进一步导致右心肥大，最终发生肺源性心脏病。如果能得到早期诊断和合理的综合治疗，多数病人可能存活到20多岁或更长。

## （一）发病机制

肺囊性纤维化（CF）是一种常染色体隐性遗传的先天性外分泌腺疾病，囊性纤维化患者的跨膜转运调节蛋白（CFTR）产物不足，膜转运调节蛋白可调节氯化物（以及间接地调节钠和水）通过网状的细胞膜，CF患者上皮细胞离子通道调节有缺陷，呼吸道粘膜上皮的水、电解质跨膜转运功能障碍，呼吸道和胃肠道是最易受累的器官，研究结果显示，15%的患者胰腺功能足够，属功能足够型。另一些患者胰腺功能不足，属功能不足型。

由于外分泌腺的功能异常，使呼吸道分泌物增多而且黏稠，加上纤毛清除功能的损害，导致支气管黏液堵塞，随之产生继发感染。一般情况下，患者出生时并无呼吸道病变，疾病早期出现支气管腺体肥大，杯状细胞变性，以后支气管黏液腺分泌出黏稠的分泌物，使黏膜纤毛上皮活动受到抑制，黏液引流不畅，导致支气管堵塞，继发化脓性支气管炎、肺部炎症。如肺部感染反复发生，可进一步引起肺不张、肺脓肿、支气管扩张，尤其是囊性支气管扩张肺部广泛性纤维化及阻塞性肺气肿。后期发生肺动脉高压、肺源性心脏病和心力衰竭等。CF开始多发生于右上叶支气管，常侵犯亚段支气管及细支气管，并发支气管扩张常为CF的特点。镜下可见囊性支气管扩张，腺体导管扩张及分泌亢进，支气管壁炎性肿胀，浆细胞和淋巴细胞浸润。胰腺病变早期有腺管扩张、上皮细胞变性，以后引起胰腺退变和纤维化，最后可诱发糖尿病。肝脏病变和胰腺相似，早期可见胆管扩张、增生，少数发展为门脉性肝硬化，汗腺结构和汗液黏稠度正常，但汗液中 $Na^+$、$K^+$、$Cl^-$ 浓度增高也是CF的特点。约有10%的患儿由于胃肠道外分泌腺异常可致胎粪性肠梗阻。

伴CF的女性由于浓缩的宫颈黏液栓和排卵（无月经）衰竭而使生育能力降低。

## （二）临床表现

患者婴幼儿起有胰外分泌腺不足的表现，如大量脂肪便或由于黏稠的胎粪可导致胎粪性肠梗阻。临床上15%的患儿残存胰腺功能足够，分类为胰腺功能足够

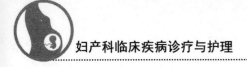

型，这些患儿的情况好于残存胰腺功能不足型者。患者可有相同的家族史。

患者反复呼吸道及肺部感染，初发症状为咳嗽，主要为干咳，痰黏稠不易咳出，以后呈阵发性咳嗽，痰量增多。

（三）治疗

肺囊性纤维化如果能详细询问病史，得到早期诊断和合理的综合治疗，多数病人可存活到20多岁甚至更长。应用抗生素治疗，以控制呼吸道及肺部炎症，防止疾病进一步发展。其他治疗包括胰酶的补充、体疗、高热量饮食，补充多种维生素。对于呼吸道有黏稠分泌物者，可以采用体位引流及雾化吸入，以促进黏稠分泌物排出，其他药物如沐舒坦、稀化黏素等也可考虑应用。随着对CF发病机制认识的提高，人们用脂多糖拮抗剂和酪氨酸激酶抑制剂来减少黏液的生成，从而导致发病率和死亡率显著下降。有研究使用氢化可的松治疗肺囊性纤维化婴幼儿的下呼吸道疾病，可使患儿出院后肺功能获得提高，使用雾化的重组人DMA酶制剂来消化呼吸道中的微生物，证实是有用的。改善突变CFTR蛋白功能的研究正处于积极探索中。另一项研究表明，对来自CF患者的培养细胞导入编码，CFTR蛋白的cD-NA能纠正$Cl^-$转运的缺陷。

## 二、肺容积的减少

关于肺部手术后的女性妊娠的报道很罕见，肺部手术后的妇女，休息状态下如果无呼吸困难就能很好耐受妊娠，妊娠合并症没有增加。肺部广泛切除术后的妇女，休息状态下如无气促，耐受妊娠也没有困难。

研究显示$\alpha_1$-AT缺乏与青年期肺气肿关系密切。在正常生理情况下，体内有多种蛋白酶抑制剂，可抑制蛋白酶而保护肺组织，其中最重要的是$\alpha_1$-AT。$\alpha_1$-AT缺乏可导致蛋白酶或抗蛋白酶失衡，以及弹性蛋白和细胞外基质无控制地降解，最终导致肺气肿。蛋白酶或抗蛋白酶还作为损伤和抗损伤的平衡因素，平衡失调不仅造成细胞外基质蛋白胶原破坏，还可造成肺实质细胞成分的损伤，并在炎症的驱动中起诱导作用。

# 第三节　妊娠与肺动脉高压

肺动脉高压（PH）可以在妊娠期间被首次发现，或在期待妊娠的女性中被确诊。特发性肺动脉高压的女性患者多于男性，比例为1.7：1；好发的中位年龄范围多在经产妇。不论病因是什么，肺动脉高压与妊娠造成的血流动力学的后果，以及两者之间的相互影响和作用，都可以使妊娠母亲及胎儿的死亡率异常增高，合并肺动脉高压的妊娠结局与患者的肺动脉高压有非常大的关系。因此，肺动脉高压对妊娠女性的影响成为临床处理和合理用药必须考虑的问题。

本节主要讨论肺动脉高压的病因、诊断、治疗和合并症的处理，以及妊娠或准备妊娠肺动脉高压患者的有关问题。

## 一、肺动脉高压的定义和分类

肺动脉高压是一种由于肺动脉循环血流受阻，使肺血管阻力持续增加，最终导致右心衰竭的综合征。正常人平均肺动脉压（mPAP）的中间值为12～16mmHg。肺动脉高压定义：安静状态下，mPAP≥25mmHg，肺毛细血管楔压（PC-WP）<15mmHg。肺动脉阻力（PAR）>3Wood unit。PAR＝（mPAP-PCWP）/肺血流量。

肺动脉高压（PH）是完全性或主要是由于肺毛细血管前阻力增高的结果。而毛细血管后的肺动脉高压是指肺静脉压力增高且大于15mmHg，肺静脉压可通过测量肺毛细血管楔压（PCWP）而获得。毛细血管前的肺动脉高压反映了肺动脉压力梯度的增高。

毛细血管前与毛细血管后的肺动脉高压的区别，对确定基础病因和合理的起始治疗都非常重要。

肺动脉高压反映了血流动力学方面的变化，也提示存在的病理基础和病因。2008年召开了第4届世界肺动脉高压分类会议，新近的肺动脉高压的分类是依据病理学特点、临床表现、血流动力学改变及对药物干预反应等的联合因素。

这个分类系统屏弃了"原发性肺动脉高压"的提法。逐渐认识和明确了PAH可具有相同组织病理学的改变，但可具有不同的临床血流动力学和遗传发生学的联合因素。"特发性肺动脉高压"目前归类为不明原因的肺动脉高压。肺动脉高压的其他形式根据其特殊的属性进行分类（表4-2），新的分类同时删除了"继发性肺动脉高压"的常用概念，根据发病机制和基础，倾向于使用更具特征性描述的命名法。

表4-2　2008年第4届世界肺动脉高压分类会议的PAH临床分类

| |
|---|
| （1）肺动脉高压（PAH） |
| （1.1）特发性肺动脉高压（IPAH） |
| （1.2）可遗传性肺动脉高压 |
| （1.2.1）骨形成蛋白受体-2（BMPR2） |
| （1.2.2）活化素受体样激酶1基因（AKL-1），endoglin（伴或不伴遗传性出血性毛细血管扩张症） |
| （1.2.3）不明原因 |
| （1.3）药物和毒物所致的肺动脉高压 |
| （1.4）并发性的肺动脉高压 |
| （1.4.1）结缔组织疾病 |
| （1.4.2）成人免疫缺陷病毒（HIV）感染 |
| （1.4.3）门脉高压 |
| （1.4.4）先天性心脏病 |
| （1.4.5）血吸虫病 |
| （1.4.6）慢性溶血性贫血 |
| （1.5）新生儿持续性肺动脉高压 |
| （1.6）肺静脉闭塞性疾病（PVOD）和肺毛细血管瘤病 |
| （2）左心疾病所致的肺动脉高压 |
| （2.1）收缩功能不全 |
| （2.2）舒张功能不全 |
| （2.3）瓣膜疾病 |

续表

| |
|---|
| （3）肺部疾病和（或）低氧所致的肺动脉高压 |
| （3.1）慢性阻塞性肺疾病 |
| （3.2）间质性肺疾病 |
| （3.3）其他伴有限制性和阻塞性混合型通气障碍的肺部疾病 |
| （3.4）睡眠呼吸障碍 |
| （3.5）肺泡低通气障碍 |
| （3.6）慢性高原性缺氧 |
| （3.7）发育异常 |
| （4）慢性血栓栓塞性肺动脉高压 |
| （5）原因不明多因素所致肺动脉高压 |
| （5.1）血液系统疾病：骨髓增生性疾病，脾切除术 |
| （5.2）系统性疾病：结节病，肺朗格汉斯细胞组织细胞增多症，淋巴管肌瘤病，多发性神经纤维瘤，血管炎 |
| （5.3）代谢性疾病：糖原贮积症，戈谢病，甲状腺疾病 |
| （5.4）其他：肿瘤性阻塞，纤维纵隔炎，透析的慢性肾衰竭 |

注：肺静脉闭塞性疾病（PVOD）和肺毛细血管瘤病（PCH）在欧洲指南作为特殊分类列于（1'）类。

## 二、肺动脉高压的诊断

肺动脉高压的诊断将根据临床症状、体征、超声心动图和右心导管（RHC）的检查而确定。

### （一）症状

肺动脉高压的症状通常为非特异性的症状，患者可在无症状期前被发现。所有主诉都与氧输送的损害、心排血量的下降和右心室超负荷等相关。运动后气促是最常见的症状表现。但这个症状在妊娠期间很容易被忽略，因为这可能与妊娠期间心脏和呼吸系统在解剖学和功能方面发生的生理变化一样，都为常见的症状。妊娠合并肺动脉高压患者的运动能力下降，疲倦和体质减弱等最易首先出现，随着妊娠的进程，症状变得更明显并呈进展性的趋势。

由于肺动脉阻力的增高和心排血量增加均可致容量超负荷、右心室压力超载，当发生右心功能不全和三尖瓣关闭不全时，临床可表现为下肢水肿、腹胀、厌食等淤血的症状和疲倦加重，甚至休息时可出现气促。

约1/3的患者会出现心绞痛，因为左室心肌耗氧量会随着室壁压力的提高而增加，同时也因主动脉与右心室脏层心肌压力梯度减少而使冠状动脉的血流减少，部分患者可通过中央肺动脉的扩张而使左主冠状动脉的灌注压力得以代偿。约1/3的患者可能出现晕厥，原因可能是因为心律失常或是系统的血管过度扩张。而妊娠患者晕厥的更大可能是因为腔静脉回心血流受阻，使右心舒张充盈量减少。

肺动脉高压可以与各种不同的疾病相关，应根据症状考虑相关的疾病。阵发性夜间呼吸困难提示肺静脉压增高。左心功能不全可发展为肺动脉淤血。雷诺现象、关节疼痛、手部肿胀或其他症状的发生，可提示PAH与结缔组织疾病相关。患者的伴侣如提供患者有打鼾、呼吸暂停的病史，提示患者的睡眠呼吸窘迫综合征是肺动脉高压的潜在诱因或相关因素。如果疑似遗传性肺动脉高压，还需要进一步了解其他家庭成员是否也有相同的症状，或已被确诊为肺动脉高压，从而有助于对此病的临床鉴别。要进一步查找潜在毒性作用的可能，特别是要了解有否使用精神抑制性药物的嗜好；了解有无被HIV感染的接触史。虽然患者有被诊断为肺栓塞或深静脉血栓的历史，但对疑似肺动脉高压的患者仍需做进一步检查。慢性血栓栓塞性肺动脉高压，可以发生在没有血栓栓塞病史和急性肺动脉栓塞病史的患者中。

（二）体格检查

体格检查对肺动脉高压的体征较敏感，特别是对妊娠的患者，但也常被忽视。90％的肺动脉高压患者肺动脉瓣第二音亢进，反映了随肺动脉压力增高，肺动脉瓣关闭的力量增强。随着肺动脉高压的进展，体格检查的体征可以包括：肺动脉反流性舒张期杂音及三尖瓣反流性的全收缩期杂音，颈静脉压力增高并伴V波加深，以及肝脏的振动感均有助于三尖瓣反流的诊断。右心听诊区可闻及第3心音奔马律，颈静脉显著延伸，肝脏肿大伴搏动感，肢端水肿和腹水征均提示右心功能不全。然而，妊娠女性可因下腔静脉的受压而出现下肢水肿，增大的妊娠子宫使腹部膨隆也可影响对已存在腹水的诊断。

体格检查有助于病因学的诊断。发绀提示存在右向左的分流、心排血量显著降低，或肺的血气交换能力显著受损。杵状指可见于先天性心脏病、肺静脉阻塞性疾病或肺纤维化疾病。吸气性的湿啰音或呼吸音减弱可见于肺纤维化或胸腔积液。另外，呼气性的哮鸣音或呼气时间延长提示中央性气道的疾病。肥胖和扁桃体增大提示睡眠呼吸综合征，可作为肺动脉高压的诱因和相关因素。硬皮病皮肤的改变或存在其他的皮疹，甲褶毛细血管异常畸形，关节炎和其他皮肤红斑都提示存在结缔组织疾病的基础。外周静脉不完全或完全阻塞的体征，提示要进一步做静脉血栓栓塞和肺动脉血栓栓塞性疾病的检查。

（三）实验室检查

1.胸部X线

胸部X线表现为肺门凸起，周围肺野相对较清，右心室扩大是肺动脉高压的有力证据。

2.心电图

心电图上表现为右心室肥厚和劳损，电轴右偏和右房扩大，提示需进一步检查确诊。

胸部X线和心电图可以作为诊断肺动脉高压的依据，但不能作为确立诊断或排除诊断的证据。

3.超声心动图

超声心动图是评估是否存在肺动脉高压的关键性筛查项目。经胸部超声心动图（TTE）可评估肺动脉的收缩压（PASP），并可以对肺动脉高压的病因和预后提供额外的依据。如无流出道梗阻情况下肺动脉的收缩压（PASP）与右心室收缩压（RVSP）相同。RVSP近似于三尖瓣反流速度"V"加上右房压（RAP）。以下是已修正的Bernoulli等式：$RVSP = 4V^2 + RAP$。RAP既是一个标准化的指标，也可依据下腔静脉的特点或颈内静脉延伸的程度而做出估计。肺动脉的血流动力学可以通过肺动脉反流多普勒的信号，右心室流出道血流的模式和时间间期，包括射血前期、加速和减速时间，舒张和收缩时间而做出判断。我国张志玲研究指出，采用多普勒超声新指标Tei指数，可评价妊娠合并心脏病伴肺动脉高压患者的右心室功能。

4.右心导管

右心导管可以明确肺动脉高压的诊断，而且对妊娠患者也是安全的。应用右心导管期间，可以使用热稀法或通过测量氧耗量，应用Fick公式计算的技术检测心排血量，心排血量的测定也需要计算肺动脉血管阻力。右心导管可以反映右心内分流的特点，测量肺静脉压力。肺毛细血管楔压（PCWP）增高是左心疾病或肺静脉阻塞的表现，虽然PCWP正常，但也不能排除肺静脉阻塞性疾病。

5.负荷试验及功能的评估

运动耐量是肺动脉高压患者评估的一个重要部分，功能的评估通常使用6分钟步行试验，记录患者在无障碍6分钟步行的距离。这个检测可以了解患者最低的运动限度，其结果有利于评估患者的预后。研究表明，6分钟步行试验少于330m的患者3～5年的生存预后较差。6分钟步行试验常作为药物治疗前后疗效比较的基础对照指标，也被作为药物试验评估的一级终点指标。

脚踏车运动试验可以评估患者的运动特点和能力，虽然这个试验很方便，但许多严重的肺动脉高压患者不能耐受，而且不同的医疗单位之间的检测结果差异性较大。

根据世界卫生组织（WHO）专家共识对肺动脉高压患者进行功能状况分类（表4-3）。

表4-3　WHO肺动脉高压（PH）患者功能级别分类

| Class I | PH患者日常的体力活动不受限制，日常体力活动无气促、疲劳、胸痛或晕厥先兆 |
|---|---|
| Class II | PH患者体力活动轻度受限，休息后无不适，日常体力活动可致气促、疲劳、胸痛或晕厥先兆 |
| Class III | PH患者体力活动明显受限，休息后无不适，日常轻微体力活动可致气促、疲劳、胸晕厥先兆 |
| Class IV | PH患者不能从事任何体力活动，有右心功能不全的体征，休息状态感到气促、疲劳，任何体力活动都可加重症状 |

6.其他检查

肺动脉高压患者需要做进一步的检查以明确基础病因，包括HIV的血清学检查、抗核抗体的血清学检查，以排除结缔组织疾病。经胸壁或经食管多普勒超声心动图联合振荡盐水对比剂注射，可了解右向左分流情况，以及肝功能的评估都可作为肺动脉高压筛查的检查项目。非原发性肺动脉高压患者，利用超声心动图检查可以明确左心室或瓣膜的疾病是否为肺动脉高压的病因或诱因。肺功能检查和动脉血气分析可评估患者是否存在阻塞性或间质性肺部疾病的可能。夜间持续血氧定量监测或睡眠多功能扫描，有助于建立睡眠呼吸困难的诊断，通气灌注闪烁法扫描或胸部CT对比增强检查可筛查慢性血栓栓塞性疾病，如有需要可行肺动脉造影术。

### 三、肺动脉高压的治疗

近年，肺动脉高压的治疗手段已获得显著的进展。治疗后患者的症状更加稳定、活动耐受能力增强，患者的预期寿命也获得改善。有效的姑息疗法在治疗中仍然保留。由于肺动脉高压患者临床情况的复杂化，治疗牵涉多个与肺动脉高压治疗相关的学科、中心和专科。肺动脉高压的治疗受多种因素的支配和影响：疾病和症状的严重程度，肺动脉高压的特殊类型，使用昂贵、复合性药物的条件和能力，患者对使用血管扩张剂的快速反应性。

#### （一）使用血管扩张剂的评估

右心导管除了作为评估肺动脉高压的手段外，还可以被用于评估患者对肺动脉血管扩张剂的反应。经基础血流动力学的评估和确诊为肺毛细血管前肺动脉高压者，给予肺动脉血管扩张剂（吸入性一氧化氮或注射依前列醇），然后观察反应峰值。50%对血管扩张剂有迅速反应（平均肺动脉压mPAP下降≥10mmHg至<40mmHg）的患者在使用钙通道拮抗剂（CCBs）治疗时，可以获得症状和生存率的改善。然而，实际上只有10%~12%的患者对血管扩张剂有迅速的反应。在临床试验中，结缔组织病或先天性心脏病合并的肺动脉高压患者，对血管扩张剂没有迅速的反应。病情不稳定或按WHO肺动脉高压患者功能级别分类为Ⅳ级，或有严重右心衰竭，对CCBs的治疗反应不良者，不必行血管扩张剂的反应性评估。这些对血管扩张剂无反应的患者需要选择替代性的药物和方法给予治疗。

1.依前列醇

前列环素是一个潜在性的内源性血管扩张剂和血小板功能抑制剂，由花生四烯酸在内皮细胞内的前列环素合成酶作用下合成。肺动脉高压患者体内前列环素不足。依前列醇钠是合成的前列环素的类似物，可以改善特发性肺动脉高压（IPAH）和合并硬皮病患者的活动能力、生活质量和血流动力学，并改善IPAH患者的生存状况。经使用依前列醇治疗的IPAH患者的1年、2年和3年生存率，可分别达到85%～88%、70%～76%和63%，其对照组的期望生存率只有59%、46%、35%。

依前列醇的治疗既复杂又昂贵，因为其半衰期只有几秒，因此给药必须应用经体内深静脉导管和输液泵持续静脉内注射。在室内常温下药物不稳定，因此药物必须按时更换（至少每天3次），冷存，必要时药物周围放置冰袋。使用中患者可能会发生显著的副作用或风险，通常的副作用包括头痛、面红、下颌疼痛、腹泻、恶心、皮疹、下肢疼痛不适、中心静脉导管的感染。突然注射中断可引起严重的肺动脉高压反跳和死亡。许多患者的症状、寿命和运动能力（测量6分钟步行试验的距离）都可获得改善，但血流动力学的改变相对不大。虽然只有部分患者可以获益，但患者的情况可以得到稳定，可预防右心衰竭的加剧和病情的进一步恶化。许多研究表明，患者治疗后的获益主要来于药物的抗增生作用，使病变的血管重构逆转。药物的正性肌力作用被作为有利于病情改善的假说。

2.曲罗尼尔

曲罗尼尔是前列环素的类似物，半衰期超过3小时。室温下稳定，因此使用时只需用细小的皮下输液导管和微量泵，而不需冰袋。药物已按直接使用的规格供应，应用时不需每天与稀释液配制成活性混合物（如依前列醇的制剂）。与对照组比较，曲罗尼尔可以改善患者6分钟步行试验的活动能力、生活质量和血流动力学。但患者的获益非常有限，剂量越大或症状越重的患者获益的效果越显著。曲罗尼尔的副作用与依前列醇相同。另外较受关注的是注射部位通常会产生疼痛，因而要达到最大可能获益剂量时常受到限制。由于药物的这些特点，曲罗尼尔被批准为只供静脉内使用。曲罗尼尔的费用与依前列醇相同。

3.伊洛前列素

伊洛前列素是第三代的前列环素类似物，可以作为气道吸入药使用。吸入治疗可以使药物释放到已通气的肺泡单位，使局部肺小动脉血管扩张、增加通气血流比值。伊洛前列素可改善患者功能分级活动能力和肺动脉的血流动力学，副作用有面红、头痛，某些患者可出现咳嗽。吸入的伊洛前列素的活性间期相对较短，因而要获得持续的临床益处，每天吸入的次数6～9次，每次吸5～15分钟，伊洛前列素可以与其他肺动脉血管扩张药如西地那非联合应用以增加活性作用和延长活性间期。据我国田庄研究指出，伊洛前列素治疗妊娠合并特发性肺动脉高压1例，结果与既往文献报道相似，吸入前列环素类似物后，患者临床症状和血流动力学得到明显改善，顺利分娩健康婴儿。尽管不主张肺动脉高压患者妊娠，但通过使用肺血管活性药物和多学科共同协作，仍可以帮助此类患者顺利完成妊娠。

4.波生坦

波生坦是一个非选择性内皮受体拮抗剂，具有阻断内皮素（ET-1）的作用。ET-1是一个潜在的血管收缩物和平滑肌细胞的分裂素，其在内皮的受体有A、B两个亚型（ETA和ETB）。波生坦的治疗作用主要是通过竞争性抑制血管平滑肌细胞ET-1与ETA和ETB受体的结合，减缓肺高压患者ET-1血浆水平增高而造成血管收缩和肺动脉壁增厚的作用。对已确诊肺动脉高压的患者，应用波生坦与类前列腺素比较，其在临床上的血管扩张作用是非常轻的。但波生坦的临床研究表明，与对照组比较可以增加6分钟步行试验的距离和改善功能分级。其获益的一部分作用与抗增生和抗纤维化相关，从而可稳定病情、改善血管重构。联合应用波生坦的副作用包括晕厥、面红、剂量依赖性的转氨酶增高（反映了肝的毒性作用）。已知波生坦可与格列本脲和环孢素有相互作用，波生坦也可以干预荷尔蒙避孕药的作用。与西地那非联合应用可增加波生坦的血浆浓度，降低西地波非的浓度，药物可以制成片剂口服应用，每天2次，每月监测肝功能，但此药物非常昂贵。

5.西地那非

西地那非是一个磷酸二脂酶抑制剂，具有增加一氧化氮（NO）途经的扩张血管作用。NO是一个内源性的血管扩张剂，在内皮细胞由L-精氨酸在一氧化氮酶（NOs）的作用下产生，具有调节基础血管阻力的功能。在平滑肌细胞可以促进GTP转化成cGMP。cGMP是第二信使，可以诱导细胞膜和细胞内事件的级联反应，减少钙离子进入平滑肌细胞内而产生的扩血管作用。细胞内的cGMP水平可被磷酸二酯酶调节。通过磷酸二酯酶催化cGMP降解为5'-GMP。在肺动脉血管系统，具有抑制磷酸二酯酶-5（PDE5）的作用，最终可增强肺动脉血管对内源性NO的反应。西地那非是一个强有力的高度特异性的PDE5抑制物，可用于治疗勃起功能障碍，因为PDE5存在于阴茎海绵体内。西地那非可以改善肺动脉高压患者6分钟步行试验的距离和症状。

## （二）辅助的治疗

通常肺动脉高压患者常规使用华法林治疗。剂量目标是要达到国际正常比值（INR）为2.0～2.5。抗凝药物的应用主要依据两个回顾性的研究。研究证实抗凝治疗对患者的生存能显著获益，抗凝治疗可最大限度地降低小血管血栓的形成。当存在右心衰竭时，可以使用地高辛。利尿剂通常可用于调整血管内的容量负荷，减轻周围的水肿、腹水和肝淤血。经未闭卵圆孔右向左分流，致肺灌注能力减低、低心排血量、低血氧饱和度等合并低氧血症者都适合供氧治疗。

## 四、妊娠合并肺动脉高压围生期的处理

### （一）避孕

肺动脉高压合并妊娠对母亲和胎儿都有较高的风险，在风险管理中，避免妊娠是很重要的。肺动脉高压的程度与加重妊娠风险的关系还不清楚。重度肺动脉高压如有右心功能不全的体征和临床的症状，发生风险的可能较高。这些病人有效避孕十分重要，即使有理想的治疗措施，肺动脉高压也难以完全逆转，因此，妊娠存在风险的观点已成共识。永久的伴侣应考虑女方行永久的绝育。另外，建议行双重保险的避孕方法，以最大限度地减少妊娠的机会。口服避孕药虽不被作为禁忌证，但相对与妊娠而言，可使患者增加血栓性栓塞事件的潜在风险。非选择性内皮受体拮抗波生坦与避孕药共同使用后可降低治疗的可靠性。对继续妊娠或妊娠后才发现肺动脉高压的患者应被告知妊娠的风险极高，应选择终止妊娠。然而，选择性终止妊娠的风险只有4%～6%。

### （二）产前的处理

肺动脉高压患者在妊娠后有较高的死亡率，妊娠期间可使原有的肺动脉高压加重。因此，肺动脉血管扩张剂应在有症状的患者中使用，尽管目前还缺乏设计完善的、有效治疗肺动脉高压的药物安全性试验。这些药物应在具有肺动脉高压、成人先天性心脏病、高危产科的治疗中心使用，并给予密切的监测。对肺动

脉高压的妊娠患者应慎重使用抗凝治疗，因为妊娠可以诱导高凝的状态并使患者存在肺动脉原位血栓形成的风险。华法林可以达到抗凝的目的，在国际正常比值（INR）不高于2.0的情况下，对胎儿的风险比较少。使用脉搏血氧定量监测仪监测外周血氧饱和度，应用经鼻道氧疗以促进氧的输送和肺动脉的扩张。

围生期处理要点包括：

1.要早期识别肺动脉高压，妊娠中期要尽早在有条件的治疗中心接受治疗。

2.多学科共同处理，包括高危产科队伍、心脏病专家、儿科医生和麻醉师。

3.有效的供氧，持续和密切的血氧饱和度监测。

4.抗血栓的处理，包括下肢使用弹力袜和加压泵；对高凝患者和无活动能力患者，推荐使用低分子肝素。

### （三）分娩的处理

如果发现胎儿生长迟缓或母亲病情恶化，患者需提前分娩。对肺动脉高压患者，选择性剖宫产优于经阴道自然分娩，因为剖宫产的分娩时间短，可避免疼痛和体力消耗，从而可以保护胎儿以避免发生低氧血症；也可保护母亲的肺循环，以避免或降低第二产程中酸中毒的发生风险和不利影响。硬膜外麻醉镇痛可用于心脏病患者的无痛分娩；对使用血管扩张剂可致血压加剧下降、右向左分流增加和低氧血症，并可导致低心排血量的患者，最好选择全麻。另外，许多肺动脉高压患者在抗凝治疗中应用硬膜外麻醉可增加硬膜外血肿的风险。在硬膜外麻醉下患者仍保持清醒，常容易紧张；通常由静脉输注的阿片制剂（opiate）具有静脉扩张作用，并可导致灌注不足患者的静脉回心血量进一步减少。大多数硬膜外麻醉使用的药物具有外周血管扩张药作用，临床的联合因素常可导致回心血量减少而分布在周围循环，如果合并非正常的血液丢失，可加剧血压下降，甚至心跳骤停。

另一方面，全麻可使患者得到放松，降低代谢的需求，维持最大的氧合作用，减轻产程过度用力对机体的干扰，保存体力，维持已十分脆弱的循环储备。大量麻醉记录的资料显示，在全麻下，能减轻血管扩张和血容量转移的情况。在麻醉的诱导期，应该避免使用负性收缩作用的药物，保证足够的血容量，失血的情况应迅速被纠正，以保证足够的右心室充盈压，维持心排血量。

分娩后，患者应留在ICU持续监护，包括：血压、中心静脉压、动脉血氧饱和度、呼吸频率；限制过度活动，恢复抗凝治疗。通常不一定需要Swan-Ganz导管和动脉内导管留置，因为系统血压和中心静脉压是最好的监护指标，分娩后，右心功能不全的情况可迅速缓解。

结论：妊娠期血流动力学正常生理的改变，可促使肺动脉高压患者循环系统的负荷异常增加，从而导致血流动力学的不稳定，脆性增高，显著增加母亲的死亡率，对胎儿和新生儿的预后不利。要避免和减少妊娠的风险，重点是要及早认识肺动脉高压，延迟诊断、拖延在医院的处理都不利于患者的预后。肺动脉高压的药物学处理包括前列环素的类似物、内皮素拮抗剂和磷酸二酯酶抑制剂。辅助性的治疗包括供氧、抗凝、利尿剂、一氧化氮和正性肌力药物。伴肺动脉高压患者妊娠母亲的风险可高达50%以上。从妊娠到分娩，母亲的死亡率高于新生儿。肺动脉高压患者妊娠的处理，必须遵循高危产科和多学科的处理原则。

# 第四节　妊娠期肺药理学和肺部疾病治疗的安全性

## 一、肺药理学

如果要为妊娠患者处方用药，医师必须考虑孕妇的药理机制和腹中的胎儿，在许多情况下，胎儿会受到药物的影响。药物跨越胎盘的能力，由药物的分子量、脂溶性和电化学性质所决定。药物可通过被动扩散，主动转运跨越胎盘抵达胎儿体内。要评估药物对胎儿的潜在影响时，先要了解胎儿对药物暴露及代谢的情况，因为药物主要经过胎儿的肝脏排出体外。

### （一）吸收

在孕期，药物经消化道排泄或转运的比例减少，药物吸收的比例会发生变化，肠道转运下降有利于药物的吸收。妊娠期间，药物经肝脏循环的代谢途径没有发生改变。

## （二）分布

药物的分布受到各个器官血液灌流、脂溶性能力、与蛋白质或组织受体结合程度的影响。由于妊娠期药物分布的生理容积增大，药物的负荷剂量可能需要增高。

## （三）蛋白结合

在妊娠期间，药物与血浆蛋白的结合通常会降低，如果应用需与蛋白正常结合的药物时，循环游离的血药水平可增高。

## （四）清除

妊娠期，直接由肝脏排出的药物清除率没有改变；但是，妊娠可增加某些药物在肝脏的代谢，导致血浆中的浓度降低。由于孕期肾小球滤过率增加，主要由肾脏排泄的药物清除得更迅速。

## 二、妊娠期用于肺部疾病的药物安全性

### （一）茶碱（甲基黄嘌呤）

茶碱和氨茶碱很容易跨越胎盘，但没有关于胎儿的不良影响或畸形的报道。茶碱的药动学不受怀孕的影响，而且也可出现在母乳中。

### （二）β受体激动剂

β受体激动剂在全身的吸收很少，大部分通过气道吸入起支气管舒张作用。数据显示，β受体激动剂通过吸入应用对围生儿死亡率、先天性畸形、出生体重、Apgar评分无差异性。

### （三）糖皮质激素

妊娠期糖皮质激素的使用一直存在争议，尽管许多报道证实在孕期的应用对胎儿无不良影响。3个人类妊娠的相关报道显示，吸入糖皮质激素无发现先天性畸形或胎儿的不良影响。泼尼松已在孕期的各种疾病中被广泛应用。泼尼松可增

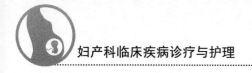

加动物腭裂的发生率，但在人类没有相关的发现。

### （四）异丙托溴

异丙托溴的药物对胎儿都可伴有不利的影响。

### （五）抗组胺剂和解充血剂

正常妊娠期间，患者经常需要这些药物减轻鼻黏膜水肿和充血的症状。有效的数据表明，抗组胺药物没有显示其在妊娠期应用的安全性。溴苯那敏可合并先天性畸形。

### （六）用于呼吸道感染的抗生素

怀孕期间被认为是安全的主要抗生素为青霉素、头孢菌素类、红霉素。虽然青霉素和氨苄青霉素很容易透过胎盘，但报道显示其对胎儿无不良影响。头孢菌素类抗生素有中等程度穿越胎盘的能力，但胎儿无不良影响发生。红霉素穿过胎盘程度较低。但达到母乳中的水平较高，无味红霉素制剂由于对母亲具有潜在的肝毒性作用，孕期使用为禁忌。

相对禁忌证的抗生素包括：磺胺类药物、甲氧苄氨嘧啶、氨基糖苷类、呋喃妥因、抗结核药物、四环素类、喹诺酮类。

## 三、有致畸作用的肺部疾病治疗与检查

可导致各种致畸作用的药物包括含碘化合物、溴苯那敏、香豆素抗凝剂、环丙沙星、磺胺类、四环素、氯霉素、链霉素、利福平。

电离辐射暴露可致胎儿生长发育迟缓，以及相应中枢神经系统的影响有小头畸形、眼畸形。小于0.05Gy的辐射暴露，对母亲没有相应的副作用；剂量为0.05Gy是中间灰色地带；如果暴露超过0.1Gy，对胎儿有显著的影响。胎儿暴露电离辐射可能导致儿童白血病的增加。胸部放射影像的辐射暴露为0.002Gy，肺灌注扫描为0.002Gy，肺通气扫描为0.004Gy，肺动脉造影和静脉造影分别为0.004Gy和0.004Gy。

# 第五章 正常分娩与异常分娩手术

## 第一节 正常阴道分娩

助产人员的职责是引导胎儿通过下产道，而不对母儿造成损伤。为了达到这个目标，参与者必须了解分娩过程。助产人员必须能够正确处理产程，帮助分娩或预防有害并发症。

大部分现代产科病房都会为即将分娩的孕妇提供分娩恢复室（LDR）。这种设置有利于以家庭为中心的保健和新生儿早接触。在LDR中可以实现自然分娩及器械助产。产妇分娩体位包括背截石位、蹲位、侧位或屈膝位。如果预期不用器械助产，产妇可保持任何自己认为舒服的体位。第二产程无论采用何种体位，都不影响母胎结局。可用脚蹬，但不是必需的不应将腿固定，因为在肩难产时需要腿部自由活动。应避免损伤产妇的神经。会阴铺巾可保护产妇及助产者免受感染。

### 一、胎头分娩

胎头下降、俯屈、旋转成枕前位后，小阴唇将扩张，胎头着冠。这时阴道口开3～4cm。会阴切开是指手术切开产妇会阴，增加骨盆出口径线，应避免常规行会阴切开术。后面会详述对会阴切开术的限制性应用。

当胎儿枕骨降至耻骨弓下，助产者应当用消毒巾铺在优势手上，朝向会阴部。已有很多胎头分娩的方法被描述。随着胎头仰伸分娩，助产者可以使用无保护、被动会阴保护、Ritgen手法或会阴按摩。Ritgen手法是通过托住胎儿下颌，向前下方牵引，以减少覆盖胎头和下颌的会阴体。虽然尚未证实手法进行会阴保护能够减少肛门括约肌的损伤，但仍建议采用手法避免胎儿快速娩出。

如果一只手进行会阴保护，另一只手就手指伸展并部分张开，置于胎儿头顶。当胎头枕部从耻骨联合下方娩出，用位置较低的手引导会阴上方的胎头，较高的手保证孕妇用力或子宫收缩时不会快速仰伸或突然娩出，助产者应直视会阴部，观察并预防会阴撕裂或会阴切口的延伸。

一旦胎头娩出，助产者应丢弃可能被胎粪污染的消毒巾。应将胎头复位至之前的位置[左枕前（LOA），右枕前（ROA）]。可以用消毒巾擦拭新生儿面部，清除黏液。如无明显的呼吸梗阻，不建议常规吸痰。出生时擦拭口鼻对于35周及以上的新生儿同样有效。呼吸困难的新生儿可以吸口鼻，要小心避免刺激后咽部，以防发生迷走反应和心动过缓，以及窒息。

目前，为避免羊水粪便污染新生儿，分娩处理不建议常规进行口眼或鼻咽部的吸引，并未显示常规吸引能降低胎粪吸入综合征的发生率。

擦净婴儿口腔和鼻咽后，助产者应观察并触诊颈部，是否有脐带绕颈。如果可能，应轻轻将任何可以发现的脐带从婴儿头部滑过，以减少脐带绕颈。如果缠绕较紧，不能松解，处理有争议。很多教科书建议双重钳夹这样的脐带并从中间剪断，然而，这样的操作可能并不明智，如非绝对需要应避免进行，因为助产者牵拉胎体会遇到困难，可能造成胎儿不可逆的损伤。

## 二、胎体娩出

胎头复位后，助产者应将他或她的手放在胎头顶骨的任意一侧，手指指向枕骨。助产者应避免将手放置在胎儿颈部，这可能造成神经损伤。在很多病例中，胎头娩出后胎儿肩部会迅速自然娩出：然而，通常会有延迟。在外旋转和下一次宫缩最强、胎肩通过骨盆之前，自然生理过程下有2~4分钟的停顿，允许胎儿肩部进行旋转。在没有并发症的情况下，例如脐带脱垂或胎盘早剥，这种延迟是无害的。如果胎肩不能自然娩出，助产者应等待下一次宫缩，然后鼓励产妇用力。持续轻柔地向下牵引胎头，朝向地板的方向，能够娩出前肩（图5-1A）。此后，助产者应当看着会阴，上抬胎儿躯体娩出后肩（图5-2B）。一旦娩出，应将新生儿放置在与胎盘平齐的水平或低于胎盘水平，直至完成脐带钳夹，或直接将新生儿置于母亲腹部。

## 三、断脐

对于最佳断脐时间的争议和讨论一直存在。支持立即钳夹脐带的人认为向新生儿输注额外的血可能导致过多的红细胞破坏及高血容量。反对者认为新生儿可以从额外的胎盘血中获益。已有随机对照试验评估了对足月和早产儿延迟钳夹脐带与立即钳夹脐带的好处，然而，最佳钳夹脐带的时间仍未确定。一些研究支持延迟30～60秒，并将新生儿置于胎盘水平或低于胎盘水平。好处包括增加新生儿血容量、减少输血需求、减少早产儿颅内出血、降延迟钳夹脐带主要的好处是将早产儿颅内出血低足月儿4～6月龄时缺铁性贫血的发生率。的发生率降低了50%。对于小于33周的早产儿，挤压脐带和延迟钳夹脐带相比，新生儿出生后1小时的血红蛋白无明显差异。

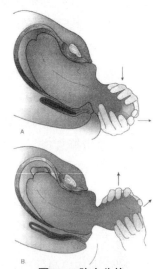

**图5-1　胎肩分娩**

A. 前肩；B. 后肩

在距离新生儿腹部4～5cm处钳夹脐带，并用两把钳子直接剪断脐带。处理新生儿时，在距离新生儿腹部1～2cm处用一个塑料脐带夹夹住脐带，并再次断脐。如果需要评估脐血的pH，在剩下的脐带上进行钳夹，剪断，在收集新生儿血样前进行血气分析。

新生儿的处置：不需进一步处置的新生儿可立即交给母亲，进行皮肤接触。将婴儿放在母亲胸前，通过与母亲的皮肤接触，婴儿皮肤进一步变干，体温调节得以改善。早期皮肤接触已被证实可以改善母乳喂养结局和早期母儿联系。一项多中心试验发现，在钳夹脐带前将足月婴儿置于母亲腹部的分娩技术不影响胎盘血液灌注量。因此，应优先进行婴儿早期皮肤接触，可以将婴儿放在产妇腹部后完成脐带钳夹。

### 四、胎盘娩出

积极处理第三产程，在婴儿娩出后给予缩宫素，帮助胎盘剥离并按摩子宫。这一过程已被证明可以减少失血胎盘剥离的征象，包括脐带延长、母体腹部能够触及一个球状包块，伴随胎盘从宫颈至阴道过程中的突然出血。

第三产程的平均时间是8分钟。97%的胎盘剥离在胎儿娩出后30分钟内发生，第三产程延长多见于孕龄小的孕妇。因为第三产程少于30分钟时出血不会增加，所以建议至少等待30分钟，仍无胎盘剥离征象时才开始手取胎盘。

一旦出现胎盘剥离征象，接产者可协助胎盘娩出。将一只手张开置于产妇的腹部，就在耻骨联合上方，用手指在宫底部按摩，另一只手轻柔地牵拉脐带，可以让产妇向下用力。

在胎盘娩出过程中，操作者不能强行剥离胎盘。要持续用腹部的手握住宫底，直至胎盘娩出。这可以减少脐带撕裂或子宫内翻的风险。另一种方法是Crede手法，腹部的手轻轻压迫宫底，下面的手固定脐带。有数据表明，比起不用手协助胎盘分娩，有控制地牵拉脐带可以减少产后出血的风险；然而，使用缩宫素是这个过程中最为重要的一环。

偶尔，胎盘娩出但胎膜没有剥离，仍残留在子宫内。可以用卵圆钳夹住胎膜同时旋转以剥除胎膜。另一把卵圆钳夹住更高处的胎膜，两把卵圆钳重复这一过程，直至胎膜完全排出。应立即检查胎盘及胎膜，确认其完整性。

副叶胎盘可能会在无意间残留在子宫里。胎盘边缘有断裂血管或者胎盘边缘呈锯齿状时，助产者应警惕胎盘小叶残留的可能性。若怀疑有胎盘残留，应当徒手（或带纱布）进宫腔探查。检视胎盘时还应查看脐带是否有两条动脉和一条静脉。单脐动脉可能会增加胎儿畸形或生长受限的风险。如果发现，应当告知儿科医生。

胎盘娩出后，应触摸宫底评估宫缩情况。助产者将一手置于产妇腹部并轻轻按摩宫底，同时给予缩宫素。尽管按摩子宫常被应用，但只有为数不多的研究支持这种方法有助于预防产后出血。

触摸宫底、评估子宫大小的习惯，可以提醒助产者子宫收缩乏力或收缩不佳。对于肥胖的产妇，宫底难以触及，或者可以触及但很难进行按摩。在肥胖孕妇的分娩时，应提早考虑到这一点，因此要尽快给予促进子宫收缩的药物，或其他能够使子宫收缩的方法。

## 五、缩宫素的应用

缩宫素（Pitocin）、甲基麦角新碱（Methergine）和米索前列醇（Cytotec）被广泛用于控制产后出血。缩宫素已被证实优于安慰剂或无干预。子宫收缩对控制产后出血至关重要。子宫收缩关闭了子宫壁上的血管。缩宫素促进子宫节律性收缩，主要作用于宫底部。持续输注缩宫素对血压影响很少或没有继发影响。麦角新碱会造成子宫下段收缩痉挛，会造成很多产妇血压升高。它会造成股动脉压、肺动脉压、动脉压和楔形压的升高。

15-甲基-F-前列腺素（前列腺素15M）是一种促进宫缩的药物，可以肌内注射或直接注射到子宫肌层内。它主要用于治疗产后出血，如同前列腺素$E_1$和米索前列醇。前列腺素$E_1$和米索前列醇被认为是缩宫素的替代物，用于第三产程的处理。其不良反应与剂量相关，包括寒战和发热。在资源匮乏地区，它被建议用于减少产后出血。

比较缩宫素与麦角新碱用于第三产程处理的试验表明，麦角新碱经常会引起恶心、呕吐及血压升高。大多数专家建议在处理第三产程时常规给予缩宫素，以减少产妇失血，但各医疗机构的剂量方案各不相同。

## 六、胎盘滞留的处理

0.5%～3%的产妇会发生胎盘滞留。在第三产程中，通过放射影像和超声的动态观察显示，胎盘剥离取决于子宫肌层的收缩及后续的分离、排出。孕周<26周及第三产程延长时，胎盘滞留及出血的风险大大增加。

不论孕周大小，产后出血最易发生在产后40分钟。大约90%的足月分娩胎盘会在15分钟内排出，只有2%～3%的胎盘在30分钟时仍未娩出。如果胎盘在30分钟后仍未排出，可能存在异常粘连，或由于宫颈收缩而嵌顿。在此情况下应当手取胎盘，因为有证据表明超过30分钟胎盘仍未娩出会增加出血风险。同时，产后出血、输血及刮宫的发生率均会升高。

手取胎盘的前提包括：建立静脉通路，必要时补液。应当留取一管母血进行血型定型、筛查或交叉配血，或者两者都做。应向患者解释操作的必要性并获得同意。给予患者适当的麻醉，局麻、全麻或静脉镇静。

操作者应佩戴无菌手套。如果有条件，主利臂还应戴无菌袖套。操作区域应当重新铺巾。操作者用辅助手握住脐带，主利手深入子宫腔。再将外面的手置于宫底。操作者用手指找到子宫壁与胎盘之间的界面。当找到此界面时，轻柔地移动指尖以分离胎盘。操作者应当避免过度牵拉脐带，以免胎盘或脐带撕裂而造成部分组织残留宫腔。操作者还应当避免在取胎盘时将其抓碎。通常，胎盘剥离不困难。操作应持续进行直至胎盘完全分离。另一只手通过将宫底推向检查手，形成反向压力来辅助胎盘的娩出。一旦胎盘取出，应当进行刮宫，操作者的手上可以放一块无菌纱布，也可以不放。目的是完整清除胎盘。

当胎盘被取出后，应检查其完整性。如果胎盘不完整或取出时已破碎，操作者应再次探查子宫，清除残留的胎盘和胎膜。在特殊情况下，如果不能徒手取出残留的胎盘组织，可以使用大的钝头刮匙刮出。要避免使用锋利的刮匙。并未证实常规使用抗生素会带来益处。为肥胖患者手取胎盘很有挑战性，因为难以触及宫底。如果需要刮宫，超声引导可能有帮助。

## 七、第四产程的处理

第四产程包括检查产道、缝合裂伤及会阴切口。在这段时间里，应关注产妇是否稳定及产后出血。

检查产道包括系统评估裂伤及出血。第一步是检查会阴有无裂伤，如果进行了会阴切开，评估切口是否有延裂或有其他会阴损伤。应注意会阴切开造成的出血。如果出血过多，应及时干预。然后检查阴道有无裂伤。操作者应当将一只手探入阴道，并用卵圆钳和一块大海绵检查较深的区域。应及时发现阴道裂伤，并用2-0铬肠线或类似的合成可吸收线进行缝合。有些病例阴道裂伤较深，为了缝合，需要助手协助暴露视野。

检查完阴道后，应当检查宫颈。操作者可以将一只手放在盆底，有助于直接观察宫颈。如果不能看到整个宫颈，可以用卵圆钳钳夹宫颈前、后唇，轻柔牵拉、上抬以便观察宫颈。或者，可以用卵圆钳钳夹宫颈前唇，第二把卵圆钳以环绕的方式钳夹宫颈，"沿着宫颈走"，直至看到所有区域。任何宫颈上的裂伤都必须缝合，从裂伤的尖端上方开始缝合。

不推荐常规探查子宫腔。探查只用于那些出血过量，或者胎盘剥离不完全的患者。

## 八、会阴切开技术

会阴正中切应该在胎头着冠、外阴可见2～3cm胎头时进行。如果已经进行了区域阻滞，就不需要进行额外麻醉；否则应予局麻。操作者的手指应置于阴道内以保护胎头。用直剪自阴唇后系带中点向下，朝向直肠方向，经过会阴体的大约一半。可以在垂直方向上延伸切口，阴道黏膜向上2～3cm。

会阴中侧切是自阴唇后系带中点以45°角切开阴道黏膜。切口可以向左侧或向右侧。方向通常取决于术者的优势手的侧别。正中切的长度应合适，保证胎头分娩。

## 九、会阴切开的缝合

通常会阴切开的缝合要等到胎盘娩出后再进行。这样可以避免胎盘滞留、需要手取胎盘时将修补的切口破坏。通常使用2-0或3-0的铬肠线或相当的合成可吸收线，连续缝合会阴正中切口。

缝合会阴切口要从顶端开始。第一针缝合和打结要在切口顶端的上方。应当以连续缝合的方式对合阴道黏膜。第一针应当锁一针，以帮助顶端止血，但其他针不需要，除非切缘出血。在这些区域锁边可能导致阴道黏膜内翻，形成包裹性囊肿。当阴道缝合到达处女膜环时，应当在阴道黏膜内深深地缝合一针，使两侧的球海绵体肌在中线对合。打结缝线并将线结埋在组织内（图5-2A）。然后，间断缝合2或3针对合会阴深层（图5-2B）。最后，从会阴的阴道边缘开始连续缝合皮下，留下最末端的线结以备稍后使用。可以用止血钳暂时钳夹住末端。皮下连续缝合至会阴切口下缘（图5-2C），然后表皮下返回缝合至阴道的会阴边缘（图5-2D），然后与预留的止血末端打结。这样可以将最后的线结包埋，避免缝线暴露。

会阴切开后的疼痛和肿胀可以用冰敷袋和口服或局部止痛药处理。

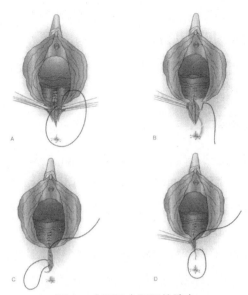

图5-2 会阴正中切开的缝合

A. 关闭阴道和球海绵体肌；B. 关闭会阴深层；C. 皮下缝合；D. 表皮下缝合

# 第二节　肩难产

肩难产定义：胎头娩出后需要使用其他的助产方法来娩出胎肩的困难分娩，或是胎头娩出至胎体娩出的间隔时间超过60秒。肩难产常发生于母体骨盆相对于胎儿较小的情况，直接原因是胎儿前肩嵌顿于母体耻骨联合或后肩嵌顿于母体骶岬。

## 一、发病率

肩难产发病率为1%～2%。这个较大的报道范围也反映了肩难产缺乏统一的诊断标准，或可能随研究人群特点的不同而不同。有趣的是，即使近年来剖宫产率增加了5～10倍，但肩难产的发病率并没有下降。作为肩难产并发症之一的胎儿臂丛神经损伤，是产科医疗事故的主要诉讼部分。肩难产的法律责任意义重大。

## 二、处理

肩难产发生时安全而成功地实施分娩的要诀，是每一次阴道分娩时头脑里要牢记处理的原则。肩难产无法很好预测，且可能发生在各种大小的胎儿分娩中，时刻准备好处理计划非常重要。肩难产的识别可以从出现"海龟征"开始——胎头娩出并完成外旋转后又迅速回缩。仅有这一种征象尚不足以诊断肩难产，也不是每一例肩难产都能出现这种征象。更为规范的诊断方法是孕妇用力、轻压胎头牵引时胎肩仍嵌顿在耻骨联合。当胎头娩出后产妇用力做了初步尝试后，胎肩仍嵌顿时最好不要持续牵引胎头，因为牵引时胎头相对前肩向外侧偏斜，可导致如下所述的神经损伤。

一旦前肩自耻骨联合下方娩出失败，即应启动肩难产处理流程。当胎头分娩、胎体仍在盆腔时，胎儿尚未建立呼吸，而脐血流却被阻断。因此，短暂有限的时间内完成分娩是必要的，因为胎儿酸中毒及酸血症将进一步加重直到肩难产被解除。因此，肩难产发生时，在开始任何处理流程之前应先大声且清楚地宣告。这应作为每个产科医生头脑里肩难产处理流程清单上的第一步。这个宣告将启动后续的一系列处理，这时整个产科团队将应用到已经演练和模拟培训过的流程（如下所述）。

在宣告肩难产之后，流程清单上的下一条即寻求援助。需要更多护士，其他产科医生或产科指导医师，新生儿复苏团队或儿科医师，和麻醉指导医师。这时也应提前准备一个手术间。应指派一个护士专门负责时间点的记录。这个护士应标记胎头娩出的时间和胎头位置以确定哪个胎肩为前肩。应继续记录接下来的任何处理方法和所花费的时间。胎头娩出后每隔30秒大声宣告一次时间是非常有用的。在处理肩难产时，主观感觉的时间可能会不准确或有偏差，大声宣告时间间隔有助于当前手法无效时尽快采用下一步手法。一旦胎儿成功娩出，计时员需记录自胎头娩出至胎儿完全娩出的时间花费。

当援助人员已经到位，接产的指导医师接下来可以实施一系列如下所述的处理肩难产手法来娩出胎儿。当胎儿娩出断脐时留一段脐带很重要，便于同时测定脐动脉和脐静脉的血气和pH，也有助于儿科医生或新生儿科医生对胎儿窒息的处理。另外，从法医学的角度，当Apgar评分很低的时候记录是否有胎儿酸中毒很重要，最好是能获取脐静脉和脐动脉的血样。这样不仅有利于比较，而且也不会让原告律师利用其实是动脉血的静脉血样的单一结果。

流程清单的最后应是肩难产处理结束后，尽快询问每位参与者并写出报告。即使是适时分娩健康新生儿之后也应这么做。回顾处理的过程将会进一步提高下一次肩难产发生时的应对处理能力。这次询问也是一个回顾各项操作的耗时和顺序的好机会，这样整个过程中产科医生的报告才能与护士的记录相匹配。这样不仅能体现良好的医疗水平，从法医学的角度来说，对医疗诉讼也很重要。

## 三、主要手法

肩难产有几种经典的处理手法，可使嵌顿在耻骨联合的胎儿前肩娩出。所有的手法及使用建议如下：

### （一）McRobert 法

即让产妇尽可能屈曲大腿，双膝贴近胸部和上腹部。尽管一些产妇可通过手抱膝自己完成这个动作，但是由两名护士帮忙，分别协助产妇一侧下肢常能更好地完成屈曲。此手法可旋转松动骨盆带肌，增加耻骨联合与骶岬之间的距离。常常需要结合产妇屏气用力以及胎头轻柔牵引来处理肩难产。

### （二）耻骨上加压

肩难产发生时，胎前肩以前后肩垂直的平面嵌顿于孕妇耻骨联合。解除肩难产的关键是移动前肩，使得前肩自耻骨联合后方松动，将其移开"直上直下"的平面。最有效的方法之一是耻骨上加压（图5-3）。切记不要和宫底加压相混淆，宫底加压不仅无效而且有潜在危害，宫底加压（操作时高于宫底水平）使得胎前肩和耻骨联合贴合更紧，导致松动前肩更困难。另外，宫底猛烈的加压可导致灾难性的子宫破裂，应予避免。另一方面，耻骨上加压是助手的拳头或手掌侧正好在产妇下腹部的耻骨联合上使力。这个手法的目的是将胎肩推离中线的纵向平面，旋转靠近前胸。因此，接产者给助手提示哪个胎肩是前肩和怎样用力非常关键。助手应将手放在中线稍偏一侧的胎背面，朝下和对侧用力。打个比方，如果胎儿的右肩是前肩，助手应将手放在耻骨联合中线稍偏左，朝右下施压。有时需要踩在一个脚凳上辅助。当联合McRobert手法正确实施后，可感觉到胎肩放松了，自耻骨联合下移开，接下来可正常娩出胎儿。

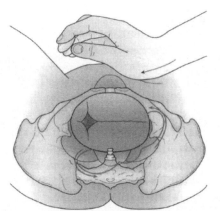

**图5-3　处理肩难产时正确的耻骨上加压方式**

**不正确的手法（如宫底加压）进一步加重难产**

## （三）旋转手法（Woods Corkscrew 法和 Rubin 法）

如上所述，前两个操作手法的目标是使前肩旋离纵向平面。另一个能达到此目标的方法是通过旋转手法，这时操作者的手伸入阴道旋转胎儿。常用到的两种旋转手法：Woods Corkscrew法（图5-4）和Rubin法。

Woods Corkscrew法，操作者手指进入胎儿后肩的前方施压，使后肩外展旋转胎体。Rubin法，自最易触及的胎肩的后面向前施压，使胎体旋转，胎前肩不再垂直嵌顿在纵轴上，可自耻骨联合下推离。每一种手法实施的时间均小于1分钟，这样一种手法不成功还有机会尝试另一种。

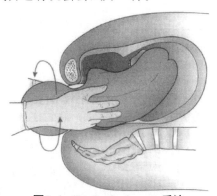

**图5-4　Woods Corkscrew手法**

**通过对肩胛骨和锁骨加压旋转胎肩，应固定胎头位置而不是分别旋转**

### （四）胎儿后臂娩出法

这种手法包括操作者把手伸入阴道后壁，抓住后面的胎儿手臂。完成这个手法需要整只手自会阴体上方、胎体下方进入阴道。做到这一点，伸进阴道之前，需要所有的手指并拢，包括大拇指。缺乏经验的操作者常将大拇指留在阴道外面，这将无法够到胎儿后臂。所谓"大拇指原则"，操作者务必选择将整只手放在胎儿胸部——若胎儿的左肩是前肩则放右手，若胎儿的右肩是前肩则放左手。一旦进入阴道，如果胎儿手臂固定，胎儿的手易于触及。抓住胎儿的手滑过胎儿胸部，这时操作者的手撤回，使胎儿手位于嵌顿的前肩一侧。尝试娩出胎儿的手，否则有损伤胎儿后肩的风险。如果胎儿手臂伸展而不易触及胎儿的手，操作者的手应该沿着胎儿手臂伸入直到可触及肘窝。此处施压可使胎儿前臂屈曲，这样就有可能抓住胎儿的手。然后如前述方法娩出胎儿后臂。一旦娩出胎儿后臂，前肩常较易从耻骨联合下方滑动从而完成分娩。若胎儿过大，有时需要旋转胎儿180°，使前肩娩出，这样后肩变成前肩娩出，前面嵌顿的胎肩即可通过会阴体。

### （五）Gaskin 法

这种手法也称为"四肢着地"法。由Ida May Gaskin助产士第一次命名。产妇四肢着地，继续使劲，结合轻柔牵引新位置的胎头。其原理是依靠重力作用造成阴道后方有更多空间，使得胎后肩及手臂易于娩出。接着向上的牵引可使耻骨联合后方的胎肩能随着胎头的娩出很快娩出。同上述后臂娩出相似，若另一个胎肩不能顺利娩出，则需要旋转胎体使得另一个肩膀先从会阴娩出。

### （六）其他少用手法（极端、更高危）

当以上所有的手法均未成功，可尝试其他一些手法，不过现在已经很少用。将胎儿的锁骨折断被认为可使前肩塌陷，这可旋转胎儿前肩从耻骨联合下方娩出，但是仅仅靠操作者的手指完成锁骨折断是非常困难的。一些专家建议利用止血钳或其他一些小金属器械在锁骨上加压，但操作也很困难并不推荐。若所有这些手法都失败了，可进手术间切开子宫，旋转前肩或者辅助重置胎头，自腹部娩出胎儿。另一种手法是Zavanelli法，也称为"胎头重置"。这种手法现在不常使用是因为很多专家认为这种手法的母儿风险太高，剖宫产可不经过这一步实施。这个手法需要将正常的分娩过程翻转。操作者旋转胎头使下颏向后，然后使胎头尽量俯屈，直到下颏退回到会阴体内。一旦完成，胎头常常就退回到产道内。然后将产妇迅速转移到手术室急诊剖宫产分娩。在转运过程中最好持续监测胎心变化，若转运时显示胎儿氧供良好，可以短时间内宫内复苏，这样可以更有序地准备手术。若胎儿已经死亡但仍嵌顿在会阴处，则行耻骨联合切开术来使得胎儿娩出。

# 第三节 产钳助产

对临床医师来说，能熟练运用产钳和胎头吸引器行阴道助产，仍然是一位合格的产科医师的标志。并且在过去的100年里，运用产钳和胎头吸引器挽救了无数母儿的生命，远大于现存的所有其他手术方式。同时也应看到经阴道器械助产对母儿来说确实有风险，但这种风险是与剖宫产的潜在风险相当的。阴道助产不再是一个常规的选项，需要严格的适应证和知情同意。顺利的自然分娩当然不需要阴道助产。而且当一位孕产妇经历难产、面临选择时，应该把阴道助产的优缺点与剖宫产的优缺点并列，而不是与自然分娩并列在一起。

## 一、产钳助产的现代分类

产科医生首先要保证产妇和胎儿的安全，据报道仅用产钳牵引助产和用产钳牵引的同时旋转45°以上，结局有着明显的差异。1989年，美国妇产科协会母胎医学产科委员会重新修订了产钳助产的定义，也是目前最新的关于产钳助产的定义。

### （一）胎先露的位置

这是对胎头先露最低点的骨质部分，与产妇坐骨棘水平相对位置的估计值，常以厘米为单位。在界定中位产钳时，对胎头衔接的水平要求精确的评估。

胎头先露部的衔接肇始于双顶径通过骨盆入口平面，完成于胎头先露最低点的骨质部分达到或低于产妇坐骨棘水平（$S^0$或者更低）。

### （二）出口产钳

出口产钳的使用指征：

1.在产道口可以看见胎儿头皮，但胎头未拨露。

2.胎儿颅骨到达盆底水平。

3.胎头矢状缝位于骨盆前后径上或者胎方位为左枕前、右枕前或枕后位。

4.胎头已压迫会阴体。在这种情况下，已经没有可能让胎头旋转45°。没有文献报道出口产钳助产和自然阴道分娩对围生期的母儿预后有影响，也没有数据证明在盆底水平旋转胎头45°对母儿结局有影响，出口产钳也不会引起术后病死率的上升。在这些情况下产科医生需要行出口产钳以缩短第二产程。

### （三）低位产钳

当胎头先露部到达或更低位时可行低位产钳助产。低位产钳可细分为两类：

1.将胎方位旋转45°或更小角度（例如将左枕前位转为枕前位，或将左枕后位转为枕后位）。

2.将胎方位旋转超过45°。

### （四）中位产钳

当胎头已经衔接但胎先露的最低点在以上时进行的产钳操作称为中位产钳助产。在某些特殊情况下，比如突发的胎儿窘迫或者产妇的严重产间并发症，对胎先露在$S^{+2}$以上可行中位产钳助产，同时做好一旦产钳助产不成功行紧急剖宫产的准备。无论母儿出现任何状况，产钳助产都不应该用于胎头未衔接或宫颈未完全消退的情况。

这种全新的分类并不能规避产钳助产过程中固有的风险。另一方面，这种分类法将相对低风险的产钳助产（将胎头沿垂直轴线旋转不超过45°）从原来中位产钳中分离出来，并称为"低位产钳"。

## 二、产钳助产的适应证

产钳助产的使用指征来自胎儿或者产妇[美国妇产科医师学会（ACOG）围生期管理指南2012]，胎儿方面的指征主要与胎儿宫内窘迫相关，例如3类的胎心监护图形，2类的胎心监护图形但对保守治疗措施无效、短期内无法自然阴道分娩，或者有胎盘早剥的征象等。产妇方面的指征就更多了，最常见的就是第二产程胎头下降停滞、持续性枕后位、母体疾病需缩短第二产程（例如母体心脏病）等。预防性的或者其他目的的产钳助产现在看来只有历史意义了。

## 三、产钳助产的操作过程

### （一）出口产钳

为了避免重要步骤的疏漏，产科医生行产钳助产时应该按照既定的、不变的流程操作。经过一段时间的培训，这套流程将变得娴熟自如。在这里，笔者将详细地讲述这套流程，之后不再赘述。流程中使用核对表将很有帮助，在分娩后还可以将它放在病历记录里。有些核对表已经公开出版，包括ACOG第154号公报，皇家妇产科学会（RCOG）的绿头指南第26号，达特茅斯（Dartmouth）和USCF的助产培训课程。

在操作进行前，产科医生应该再次检查确认产钳使用指征合理，各项条件具备，确保产钳助产的决定正确，并与产妇沟通。产妇应该位于产床上，呈膀胱截石位，臀部稍突出于产床边缘外。产妇应有充分的局部麻醉、手术视野彻底消毒，披上病号服，准备无菌条件下的分娩。再次阴道检查，确认胎方位和先露部位置。如果行出口产钳助产，胎儿必须是头先露，其矢状缝应位于骨盆的前后径上，或者向左右两侧偏离不超过45°。枕骨和后囟门应位于耻骨联合正下方。胎头应该在产道口可见，但尚未拨露，先露部位于$S^{+4}$（也就是说在产妇坐骨棘水平以下4cm处）。

握住扣合的产钳，不置入产道，假设此时胎方位为枕前位，胎儿先露及骨盆条件都很完美，将产钳放在会阴体上方，模拟夹持胎头先露的位置。如果是在胎头的枕颏径方向放置，产钳应该紧贴双侧顶骨，并将产钳的下凹的边缘对着枕骨。左叶产钳应挨着骨盆左侧壁，右叶产钳应挨着骨盆右侧壁，两叶产钳的下凹边缘对向耻骨。产钳的最大径应与胎头矢状缝垂直，与骨盆出口横径平行（或者几乎平行）。

先放置左叶产钳。左手握住左叶产钳柄部，靠近产妇的右侧腹股沟。将右手手指放在产道中，介于胎头和左侧阴道壁之间。随后将左叶产钳沿5点钟方向轻柔置入右手指和胎头之间，将产钳柄部慢慢转向水平位并向中线靠拢，同时产科医生右手将产钳叶片慢慢挪向胎头先露的左侧，使其走向与枕颏径一致。在产科医生将手指抽离后，产钳将置于胎儿左顶骨与左侧骨盆壁之间。此时操作者可以松开产钳，让助手固定位置。

右手握住右叶产钳柄部，靠近产妇的左侧腹股沟。将左手手指放在产道中，介于胎头和右侧阴道壁之间。随后将右叶产钳沿7点钟方向轻柔置入左手指和胎头之间，将产钳柄部慢慢转向水平位并向中线靠拢，同时产科医生左手指将产钳叶片慢慢挪向胎头先露的右侧，使其走向与枕颏径一致。在产科医生将手指抽离后，产钳将置于胎儿右顶骨与右侧骨盆壁之间。此时将产钳的左右叶锁定，如果放置是正确的，锁定就很容易；不应该用暴力将两侧柄部锁定。

从常规来说，应该间断听诊胎心率，行阴道检查，确认在产钳和胎头之间没有障碍物存在，包括脐带、宫颈或者胎膜。再次检查产钳的位置，如果产钳叶片稍有偏离，可将产钳解除锁定，两叶产钳重新定位，将一叶产钳朝向枕骨微调，另一叶产钳朝向胎儿面部微调。调整好后，轻轻牵拉产钳，应该能看到先露部位的稍许下降。

如果有如下的情况出现，一定要进行完整的再评估流程。

1.双叶产钳锁定困难或无法锁定。

2.试着牵拉产钳，胎先露无进展。

3.阴道检查发现操作有差错。

这些问题可能提示以下状况。

1.对胎方位的判断有误。

2.产钳操作错误。

3.有之前未发现的头盆不称（包括巨大儿可能导致肩难产）。

4.产钳和胎头之间可触及宫颈组织（宫颈未完全扩张）。

5.子宫出现病理性缩复环。

如果前述的步骤均进行得很顺利，操作者可以准备牵引胎头。操作者应坐在结实的凳子上，双手握持产钳，一手放在柄部，另一手放在锁扣部。注意不要用力挤压手柄的末端。每隔1~2分钟可间断性向下牵引胎头，每次持续30秒。在两次牵引的空隙，解锁产钳叶片，释放对胎头的压力。每次牵引后均应听诊胎心率。可能的话，每次牵引均应在宫缩期间进行，同时指导产妇向下屏气用力。产钳牵引的方向应该与产道轴一致（图5-5）。开始时，产钳牵引的方向应向外、朝向直肠方向，直到胎头的颈部上段出现在耻骨联合下方。运用此手法（Saxtorph-Pajot手法）时，操作者握住产钳柄部的手持续向外牵引，另置于锁扣部的手则给予向后方的力矩。当胎头枕部达到耻骨联合下方时，胎头余下部分将仰伸娩出，产钳在撤除之前应引导胎头娩出。一旦胎儿面部在会阴显现，迅速将产钳撤除。另一个撤除产钳的时机是胎头位于耻骨联合下方时，可按照放置产钳的相反顺序撤除，先撤除右叶产钳，随后胎头可以Ritgen手法娩出。早一步撤除产钳可让产道多出0.5~0.75cm的空间让胎头通过，这在有些情况下对胎儿娩出很重要。在过去，几乎所有的初产妇和大多数经产妇在行产钳助产前均会行会阴切开术。在最近ACOG关于阴道分娩手术助产的实践指南和Murphy等，发表的前瞻性研究结果不建议将会阴切开常规运用于阴道助产，是否行会阴切开应根据临床医生的判断。对何时决定行会阴正中切开或侧切将在本书的其他章节再次讨论。

　　在产钳助产结束后，应对产道、宫颈、外阴和子宫仔细检查，排除外软组织的撕裂伤。一旦有撕裂，应马上修补，除非伤口非常表浅，无出血，也不影响美观。为了更好地评价产钳助产是否成功，操作者应该检查新生儿并在病历上记录任何看见的损伤。最好能记录详尽的助产笔记，对整个操作的过程进行回顾，如决定行产钳助产的原因、使用产钳的型号、造成的损伤和修补、是否行会阴切开等。

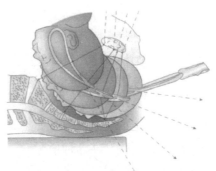

图5-5　产钳助产过程中牵引方向的变化

## （二）低位和中位产钳

如前所述，如果胎头先露部在盆底水平以上而又需行旋转胎头改变胎方位时，此时进行产钳助产相比于出口产钳，将带来对母儿的巨大风险。对这一问题作者将做详细的讨论。

## （三）评估骨盆的大小和结构

在临床上，如果发现子宫收缩乏力（例如继发性宫缩乏力），骨盆腔的容积和参数是产科医生做出临床决策的重要依据。相对头盆不称的产妇，其产程常在胎先露降至$S^{+2}$或更高的位置时出现停滞。如果出现了明显的胎头塑形，应该考虑先露的下降受到了阻碍，此时胎头的最低点就没有参考价值了。在有些病例中，即使胎头最低点达$S^{+2}$，胎儿双顶径可能仍在骨盆入口平面以上，而胎头尚未衔接。骨盆的结构可能决定了先露能到达的位置和分娩的结局。对正常骨盆来说，内旋转通常在胎头着冠时就自然完成了。若产妇骨盆类似男性的骨盆，因为骶骨平直、双侧髂骨内聚，胎儿枕部无法自如地完成内旋转，胎儿只能试着将先露部旋转进入骨盆入口，而这只会让胎头更难通过。另一方面，若产妇骨盆类似类人猿型骨盆，胎头转至枕前位并让胎头先露与盆腔轴线一致将最大程度适应产道，有利于分娩。所以对所有骨盆构造来说，记住一点很重要：即使骨盆入口平面很宽裕，如果双侧髂骨内聚和（或）骨盆前后径偏小，仍会造成中骨盆腔的相对头盆不称；同时如果要求阴道分娩的临产孕妇在孕中期增重明显，这常被称为"甜蜜的负担"的"经产妇陷阱"，将导致正常的产科干预延后。这些要点对于一位产科医生手持器械准备阴道助产前必须要清楚。

## （四）评估子宫收缩力和腹肌肌力

在排除头盆不称的因素后，产程停滞（即胎头无法完成内旋转和胎先露持续不降）的原因应首先考虑产力不足，不管是继发性宫缩乏力还是腹肌力量不足，均会造成胎头下降停滞。腹肌力量不足可能是先天性的或者因某种疾病导致的（如脊髓灰质炎、脊髓横断症），又或者是医源性的（如产妇镇痛过深、痛觉传导阻滞），甚至有可能是产妇体力耗竭。在这种情况下，如果在静脉使用了缩宫素刺激子宫收缩，并采取各种预防措施和常规操作后产程仍然停滞，产钳助产是一种更好的选择。在绝大多数病例中，产钳助产都能取得期望的结果，胎位转为枕前位、胎头先露有明显下降，胎儿可能自然分娩，也可能使用出口产钳稍稍旋转胎方位后娩出。

有些病例中，产妇盆底组织的抵抗力（肛提肌的肌力）出现了减弱，这可能是产妇先天性的或者获得性的神经肌肉传导的缺陷（常见于多次分娩、充分拉伸的经产妇），或者是某些不当的治疗导致。在这些病例中，胎头的完全俯屈和内旋转可能要延迟到胎先露位于盆底水平并着冠时才能完成。盆底功能不全，除了造成盆底结构缺陷外，也可能会使胎头内旋转时转至正枕后位。对于正枕后位，无论是自然分娩还是产钳助产，均应先运用产钳转至枕前位。

### （五）枕前位的产钳助产

枕前位的低位和中位产钳助产需要的手法与前述出口产钳助产类似。因为胎先露位于骨盆的高位，所以胎儿与产妇的软组织受损风险——牵引产钳时对胎头的挤压和对产妇未充分扩张产道的撕裂——均较前增加。实际操作产钳助产所需的时间可能会很长，因此每次宫缩牵引产钳后都应监测胎心率。当胎头在盆底水平以上时，操作中始终保持牵引方向与骨盆轴线（Cams曲线）一致是很困难的。Saxtorph-Pajot手法，对于高于出口产钳的助产，应设法让使用者清楚产道轴线的走向，这会很有帮助。使用这种思路设计的设备包括Bill手柄，它可以安置在任何标准产钳的锁扣部横向的挡把处；又如DeWees产钳，本身就有按照产道轴线设计的手柄；再如Hawk-Dennen产钳，它的锁扣部的结构将柄部的走向与产道轴线合为一体。

### （六）枕横位的产钳助产

除非产妇的骨盆是类人猿型或内聚型骨盆，通常来说胎头都是以枕横位衔接并下降的。如果做腹部查体，这种情况下胎儿呈纵产式，胎头位于耻骨上或正对耻骨的下方，胎背位于产妇腹部的侧面，胎儿的肢体位于另一侧面，可以清晰地扪及。胎头突出的前额部可以在肢体一侧触及，胎心可以在胎背一侧听到。

在阴道检查时可以扪及胎头的矢状缝位于产妇骨盆横径上（或者有稍许的偏移）。在胎背的相同一侧可以扪及小的后囟门——如果胎方位是左枕前位，后囟门就位于产妇的左侧；如果是右枕前位，后囟门就位于产妇的右侧。前囟门和囟缝位于产妇骨盆的对侧。如果胎儿先露部很好地完成俯屈，那么枕骨部将低于额部；如果俯屈完成欠佳，枕骨和前囟缝将位于骨盆的同一水平线上。

一般来说，胎儿枕横位是因为胎头先露部持续下降遇到盆底肌肉的抵抗而形成的；接着胎头枕骨向前方旋转90°（右枕横位沿顺时针旋转、左枕横位沿逆时针旋转），以便以枕前位分娩。偶尔，不发生旋转，先露部的矢状缝被固定在出口横径上；更少见的是，枕骨向后旋转90°呈枕后位。如果初产妇经过1小时或经产妇经过30分钟，枕横位始终无法纠正并且胎儿先露部持续不降，就可诊断持续性枕横位。此时应该重新评估产妇的状况是否能经阴道分娩。

如果产妇被排除相对头盆不称，骨盆结构也没有问题，规律的宫缩仍无法促使枕横位自动转为枕前位，就应该考虑行人工干预转动胎位了。传统上，持续性枕横位是行产钳助产的重要指征。

持续性枕横位原则上用传统的产钳就可以。因为必须先旋转胎方位，所以拥有长的、手柄相互交叉的产钳可能更合适；相对来说，手柄分离并相互平行的产钳可能会过度的扩张，或撕裂产妇的会阴和产道的软组织。对不同程度的胎儿头不均倾的情况，可滑动锁扣的产钳更有用。通常在先露部的前方先放置产钳叶片，可以有效避免上抬先露部，否则有可能造成骨盆出口前方有限空间的进一步缩小和胎头位置的滑脱。将产钳的一叶放置在胎儿面颊部，另一叶顺着胎儿与直肠间隙放置在后方，此时的胎头位置就被固定了。固定住产钳的锁扣，再次以胎头的骨性标志检查产钳的位置。然后握住产钳手柄部以较大的弧度向耻骨方向转动90°（右枕横位沿顺时针旋转、左枕横位沿逆时针旋转）。如果使用的是传统的产钳的话，因为骨盆轴线走向的问题，大角度的转动是很有必要的。如果产钳的柄部本身与骨盆轴线重合的话，产钳叶片末端较宽，易造成损伤：此时旋转只要让产钳叶片末端沿着轴线旋转一个小的角度即可。一旦旋转完成了，应立即检查胎方位，确保胎头矢状缝仍保持在产钳的中线上；如果需要，产钳的位置可以微调一下，随后可如前述牵引并助产娩出新生儿。

旋转胎头时不应使用暴力。塑形较重的胎头先露部入盆很深，操作的空间较小，此时需要将胎头略向上方抬起以方便旋转胎头（Bill手法），但需注意不应使胎头的位置发生显著的变化甚至不再衔接。旋转时遭遇的阻力可能与胎头未完全俯屈有关。使用暴力旋转胎头将对胎儿颅骨产生剪切力，目前无法评价它会造成多严重的后果。所以知道在什么时候可以用力旋转胎头和（或）牵引胎头，什么时候应该停止用力，什么时候放弃产钳助产决定剖宫产，这些都需要丰富的临床经验和临床智慧。

有些特殊的器械设计时即考虑用于解决枕横位的一些特殊情况。Kielland产钳专用于夹持各种骨盆情况下的胎儿双侧顶骨并旋转胎头，它取消了骨盆轴线的设计，提供一个可滑动的锁扣部用于纠正胎头不均倾。如果一个正常骨盆或类人猿型骨盆产妇发生枕横位，可以选择采用Kielland产钳。如果产妇的骨盆是均小型或扁平型，而且先露部的下降一直是满意的，则不推荐采用这种产钳助产。应杜绝在枕横位的胎方位下不旋转胎头而直接牵引、行产钳助产！在这种情况下，位于前方的产钳叶片将紧贴膀胱后壁，如用力牵引极易发生膀胱、尿道的损伤。

将产钳前叶反着放置的方法是由Kielland首先描述的，他的初衷是在狭窄的骨盆腔中，充分利用子宫下段胎儿肩部与先露部形成的三角区域。在产妇体外将产钳的一叶摆成与最后的位置相反的方位，产钳柄部突出的标志物指向胎儿枕骨。然后在手指的指引下将产钳前叶反着放入，叶片沿胎儿前方的顶骨边缘在子宫下段宫颈内侧滑入，叶片的头曲向上。（因为叶片是反着放置的，所以在这一步时柄部突出的标志物是对着前囟门的。）轻柔地将叶片滑入子宫，直到出现阻力，叶片开始自动转向。握住柄部，充分利用叶片的弯曲弧度，以锁扣部为轴将叶片旋转180°，使叶片朝向胎儿面部。在旋转完成后，产钳叶片将紧贴胎儿上方顶骨放置。产钳后叶应该借助骶骨前间隙放置，将另一手的手指放入阴道内指引，确认在产钳和先露部之间没有宫颈组织。一旦两叶产钳均放置完成，应将两者锁定；在这个过程中，任何不均倾的胎头位置将被纠正。再次以胎儿的骨性凸起为标志检查产钳放置的位置。因为Kielland产钳没有显著的骨盆轴线弯曲，旋转胎头应该有角度的限制，一般旋转90°使胎方位呈枕前位。一旦旋转胎头完成，Kielland产钳完成了第一项功能，接下来就可以像传统的产钳一样牵引胎头进行产钳助产了。产科医生应该意识到Kielland产钳没有骨盆轴线弧度，所以在行中位产钳助产时，应在骨盆水平面向下45°牵引胎头，这样才能顺利分娩出胎儿。

这项侵入性的操作可能潜在的问题包括产妇软组织损伤（特别是子宫下段），胎盘附着部位损伤和脐带损伤。如果在放置产钳的过程中遇到阻力，就不应该继续向前移动产钳。在反向放置产钳并旋转前叶产钳时，如果产钳在子宫前壁下段旋转的角度位于产妇耻骨联合上方，操作者将感觉到旋转的动作很顺畅。

某些产科医生偏好使用传统的产钳，同时操作技术不熟练，结果在这个问题上就犯了错误。虽然传统产钳规避了在子宫内放置和操作产钳前叶的风险，但它也牺牲了Kielland产钳处理持续性枕横位时的巨大优势，而这种情况常发生在一些骨盆横径不宽裕的产妇身上。

一般情况下，枕横位的分娩过程中，胎头都可以枕横位下降到产道口，但如果枕横位发生在一个扁平骨盆的产妇身上该如何处理？巴顿（Barton）产钳是现存的可以解决这个问题的产科器械，它可以帮助枕横位的胎头下降并行产钳助产。它的前叶由铰链与柄部相连，可以从枕骨经由髂窝到达前部的顶骨上方，在耻骨联合的下方夹持住顶骨。如果胎头呈后不均倾位，巴顿产钳的前叶可以直接放置在前部顶骨上方。然后将一手置入阴道内，引导后叶产钳沿髂窝放入，放好后将两叶锁定。想要安全地使用巴顿产钳进行助产，操作时必须通过产钳的手柄——这是巴顿产钳的主要部分——给予牵引力，牵引力必须与骨盆轴线的方向一致，不能朝向膀胱底部。在有些枕横位的产妇，胎头可以横位娩出。但一般情况下，当胎头到达耻骨弓下方并开始着冠时，他将自动向枕前位旋转，此时可以在产钳手柄上施加一个较大的角度帮助胎头旋转90°，旋转完成后，如果撤除产钳胎儿常自然娩出。

### （七）枕后位的产钳助产

枕后位在阴道分娩中的发生率为15%，头盆不称是常见而棘手的原因。持续性枕后位常见于骨盆出口横径较小的产妇，分娩机制可能正常，但骨盆是类人猿骨盆或男性骨盆。枕后位也可能发生在坐骨棘突出、前盆腔空间小、骨盆侧壁内聚的情况下。

骨盆侧壁和骶骨平直，所有这些都限制了胎头向前的旋转。经腹部检查时，枕后位的表现常为胎背位于产妇的侧腹部，常常扪及不清；胎儿肢体在产妇的前腹壁可扪及；胎心在产妇的另一侧腹部、相对胎背的另一侧听诊更清晰。经阴道检查时，胎头的矢状缝在产妇盆腔的斜径上。小囟门位于后方，可能偏右（右枕后位）也可能偏左（左枕后位）；前囟门位于骨盆斜径相对的象限内。因为持续性枕后位常伴有胎头俯屈不全，前后囟门常位于相同的骨盆平面。枕后位时先露部的塑形和延长一定程度上使枕额颈缩短，同时加长了颏下前囟径。经阴道胎方位检查常受到胎头塑形和颅骨重叠的影响，难以扪清颅骨的骨性标志，可能需要根据胎耳的位置及耳廓的朝向方能确认胎方位，必要时可能需要超声检查。

大多数枕后位病例的自然演变过程，是在胎先露到达盆底并发生深度俯屈时胎头自动向前旋转135°到达枕前位。有些病例，胎头会旋转一个较小的角度如45°进入髂窝，而转成了正枕后位。自然分娩或产钳助产在这些胎方位均可能发生。

持续性枕后位干预的指征是胎头下降停滞或第二产程延长。如果有头盆不称的证据，可以行剖宫产结束妊娠。如果要试行阴道助产，一定要了解骨盆径线是否足够，要制定一个阴道助产的机会。如果骨盆的出口横径不足，例如类人猿骨盆或男性骨盆，就不要试图旋转胎先露或让它经过不宽裕的径线分娩，而应该就以枕后位助产娩出。手转胎头技术仅能用在胎先露到达盆底水平且骨盆各径线均宽裕的情况下。

非常多的工具和操作手法被设计用于枕后位的产钳助产，远大于其他胎位异常的情况，但现在只有其中的一小部分仍被用于临床。

最简单的操作就是让先露部以枕后位娩出，不进行任何的胎头旋转，如果胎头下降到盆底即将拨露，可以使用传统的出口产钳，夹持住双侧顶骨，让叶片的内凹面对着胎儿的面部。如果产钳的叶片细长而尖锐或者其叶片头部曲线呈卵圆形，将能更好地适应挤压后塑形严重的胎头，Simpson式或者Elliott式产钳就适用于这种情况。向后牵引产钳手柄使胎头的前额位于耻骨弓下方。当手柄向上抬起时，胎头的枕骨将依靠向前的俯屈紧贴并挤压会阴体。这种情况在临床工作中常出现，因为胎头娩出的径线较大，如要通过会阴体必须行会阴切开术。切开会阴后，随着持续的牵引，胎儿的鼻子、面部和下颌将依次通过耻骨联合下方顺序娩出。

Kielland式产钳有一个特殊的功用，如果需要可以旋转胎头。将手柄上的竖线标志对准胎头枕骨，这样就能保证产钳反向放置并保护产妇的产道安全。产钳叶片的放置需要前面讲到的技巧，通常先放置后叶产钳，防止胎头再次向后转。沿着产钳叶片连接处的方向，手掌带动前臂向下转或转成反掌的位置。一旦转到枕前位，可以换成传统产钳继续阴道助产直至胎儿娩出，也可以继续使用Kielland式产钳，不过需要注意的是，Kielland产钳没有骨盆轴线，牵引时需要在骨盆水平面以下45°或更低的位置进行牵引助产。

### （八）中位产钳助产

在现代的产钳助产分类中，中位产钳助产是指操作时胎头先露部位于$S^{+2}$以上者。也就是说，因为胎头的未塑形的先露常位于胎头最大平面——双顶径——以下3cm处，而双顶径几乎没有进入骨盆入口平面。如果先露部有任何明显的塑形，就存在一种可能性——将先露未衔接的情况误以为可行中位产钳，其实进行的是"高位产钳"，这是被禁止的。在这些病例中，正确与错误往往差之毫厘，谬以千里。如果出现需要"高位产钳"的情况，更谨慎的做法是直接行经腹的剖宫产术。

# 第四节　胎头吸引器阴道助产

## 一、胎头吸引器的使用指征，适应证和禁忌证

真空吸引器的使用前提条件如下：宫颈开全，胎膜已破，胎儿头先露，没有头盆不称（已估算胎儿体重），骨盆出口足够，先露+2或者更低（胎头已经衔接），胎方位已明确，有经验的产科医生在场，有急诊剖宫产的条件，对吸引器助产失败有心理准备，产妇膀胱已排空，充分的麻醉。真空吸引器使用适应证包括：第二产程延长，孕妇的疾病是主观用力的禁忌证或可能是心脏疾病、脑血管疾病、神经肌肉疾病、硬膜外麻醉过深等和胎儿情况不稳定。

产妇指征与限制了产妇意愿和能力的各种疾病有关，或者是产妇体能耗竭不想再努力，迫切期望器械助产。胎儿指征：胎心监护可疑或者有减速是一个常见的指征，即使胎心监护很满意，器械助产的指征还是要根据第二产程的过程而定。与剖宫产相比，吸引器助产耗时更短，当然对于产科医生而言还需评估吸引器助产带来的胎儿头皮血肿和缺氧的潜在风险。难产：第二产程的时间限制让器械助产的指征掌握不能那么死板，因为当第二产程接近3小时，母儿的并发症发生率都会上升，同时经阴道自然分娩的可能性也降低了。

美国妇产科医师协会（ACOG）对第二产程延长的定义是：初产妇未行硬膜外镇痛第二产程＞2小时，或者有硬膜外镇痛＞3小时；经产妇没有硬膜外镇痛＞1小时，或者有硬膜外镇痛＞2小时。2014年发表的一篇文献提到在诊断第二产程停滞前，如果母儿的情况允许，建议经产妇至少经过2小时的试产，初产妇至少经过3小时的试产。更长的试产时间需要对母儿的个体化治疗（诸如使用硬膜外镇痛或者胎儿胎位不正），并签署知情同意书。

对于经产妇而言，应该充分试产，然后再做决定，如果在引产阶段或者第一产程期间未使用缩宫素，作者建议在此时可以谨慎地使用，避免宫缩过频或过强。

真空吸引器使用的禁忌证都列在表5-3中，均是与适应证相反的一些条件。文献报道没有给出使用吸引器助产的安全孕周下限，因为没有一项研究涵盖孕34周以下的孕妇。

## 二、技术和手法

产钳和吸引器助产都是有效的器械助产的方法，有一些相同的指征。

不同之处在于，产钳助产适用于面先露（颏前位）和后出头臀位分娩的器械助产；而吸引器适用于未衔接的双胎之第二胎助产。

选择何种器械助产还需看临床医生推介何种器械。相对产钳来说吸引器助产对产妇的损伤更小，更容易掌握，对胎头施加的压力更小，不需要很多的麻醉，对产妇软组织的损伤小，对胎头径线的改变更小。同时吸引器助产不用在阴道内做过多的操作。

吸引器助产可以让胎头"自动归位"，而不是以外力让胎头旋转。这种"自动旋转胎头"的方式可以让胎头适应盆腔的结构找到最大的空间娩出。

产钳助产的优势是对困难的阴道分娩都能处理，它可被用于早产儿的器械助产，也可以更积极地改变胎方位，同时发生胎儿头皮血肿和视网膜出血的概率更小，不会造成头皮腱鞘膜损伤的出血。

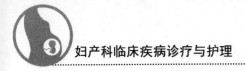

表5-3　吸引器助产的禁忌证

| 产科医生没有使用吸引器助产的经验 |
| --- |
| 不能正确操作吸引器 |
| 产妇拒绝使用 |
| 胎儿不成熟（孕周＜34周，有些文献要求不小于36周方可使用） |
| 胎儿头皮已有损伤或者可疑胎儿凝血障碍 |
| 胎儿伴有骨软化病 |
| 宫颈未开全 |
| 头盆不称 |
| 胎先露或（和）胎方位不清楚 |
| 胎头位置高（比如在$S^{+2}$以上） |
| 使用产钳助产失败 |

ACOG的分类系统对产钳的使用是建立在对胎先露和胎方位的评估基础上的，对这两项的评估能修正对产钳助产难度和风险的预期（比如：更低的胎先露、更小角度的胎头旋转是与母儿损伤的低风险相关的）。

吸引器助产没有独立的分类系统，可以使用与产钳相同的分类方法（表5-4）。另外一种分类系统来自于Vacca，也是建立在对胎头先露的评估上（表5-5）。

（一）麻醉

因为需要产妇的配合，所以最好的结果是宫缩时产妇屏气用力能与子宫收缩力同步。硬膜外麻醉可以在产间进行，但它的缺点是有可能会阻断产妇屏气用力的反射。对于紧急情况下的吸引器助产，如果没有硬膜外麻醉，进行局部阻滞或者阴部神经阻滞是足够的。

表5-4　根据胎先露水平进行的器械助产分类

| 出口位置的吸引器助产 | 低位的吸引器助产 | 中骨盆的吸引器助产 |
|---|---|---|
| 胎儿头骨的先露部分抵达盆底，靠近或压迫会阴体，胎儿头皮在阴道口可见但未拨露 | 胎儿头骨的先露部分位于坐骨棘水平下方$S^{+2}$，但未达盆底（比如至少两类亚型）：胎头需旋转的角度≤45°；胎头需旋转的角度>45° | 胎头已经衔接（比如至少在$S^{+6}$），但胎儿头骨的先露部分并没有到$S^{+2}$（比如先露在0/5cm或1/5cm） |
| 胎头矢状缝位于骨盆前后径上或枕左前、枕右前位或枕后位胎头需旋转的角度≤45° | | |

表5-5　根据胎头位置、先露离低和胎儿头皮可见度对吸引器类型分类

| 胎头位置 | 先露距坐骨棘 | 腹部可触及的五分位 | 会阴处可见胎儿头皮 |
|---|---|---|---|
| 中位吸引器 | 0cm，+1cm | 1/5 | 不可见 |
| 低位吸引器（a） | +2，+3cm | 0/5 | 不可见 |
| 低位吸引器（b） | +3，+4cm | 0/5 | 可见胎儿头皮 |
| 出口吸引器 | +5cm | 0/5 | 胎儿头皮可见并压迫会阴部 |

## （二）标准流程（使用 Kiwi 全杯型胎头吸引器）

当使用吸引器助产的指征出现时，在操作之前再次复习一下产妇的孕期情况、看看有无影响吸引器助产预后的因素是很有必要的。为了方便记忆、便于操作，应该熟记这个缩写"FORCEPS"，它包含了需要评估的所有情况：F代表宫颈开全；O代表经腹部触诊可触及1/5胎头或者完全触不到胎头，或者是阴道检查以坐骨棘或耻骨弓为参照可及衔接的胎头；R代表破裂的胎膜；C代表规律宫缩；E代表排空的膀胱；P代表胎位清晰；最后S代表满意的麻醉。在放置吸引器杯头前，应提前清理尿管、胎儿头皮电极、心率血氧仪和其他设备，特别是在杯头操作范围内的仪器和设备。仔细评估胎头位置，搞清楚胎背、胎儿顶骨、囟门所在位置，必须进行持续的电子胎心外监护。

在使用吸引器之前，应当明确枕骨的位置和俯屈点的确切位置。确定俯屈点的第一步是将检查手指沿矢状缝向前约3cm，找到后囟，以便指示俯屈点。图5-6显示了吸引器的正确用法。

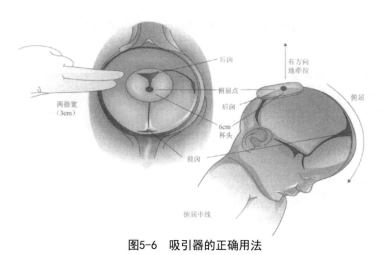

图5-6　吸引器的正确用法

吸引器杯头应放置在矢状缝的中部并覆盖后囟门，杯头的中心应位于后囟门前方2横指；如果杯头放置正确，牵引时胎头的俯屈将会很顺利

可以通过中指指尖到近端指节间的第一距离，和中指尖到掌指关节的第二距离估计杯头的放置距离。Kiwi OmniCup吸引管在6~11cm处印有突出的线，分别对应着第一距离和第二距离。操作者会发现这些信息有助于准确指示放置杯头的远度。在放置时，操作者可以用乳霜或油轻轻涂抹杯头的外面，然后轻柔地一次性将杯头放置好，用两个手指牵拉会阴形成空隙，使杯头有放置空间。一旦杯头通过阴道口，它会被母体会阴自动地向上推向胎头。如果俯屈点不在阴道口区域，如OT或OP位时，必须采用其他手法在俯屈点正确应用吸引器。之后应当沿杯头外缘移动示指一周，检查杯头和胎儿头皮之间是否带入了母体组织。

操作者将杯头放置在胎头俯屈点后，下一步可将吸引器的负压增加到60~80kPa（450~600mmHg）。吸引器给予的牵引力被认为是一种辅助产力，而不是胎头克服下降阻力的主要产力。因此操作吸引器应在产妇一次宫缩发动时向外牵引，在宫缩期持续保持张力，争取与产妇的产力同步。

操作吸引器需要两个手的协同配合，一手提供牵引力（也称为"牵引手"），另一手监控进程（也称为"非牵引手"）。而且，"非牵引手"还可以在发现杯头脱落时用拇指摁紧杯头施加反向压力，使杯头保持吸附；在胎头位于枕横或枕后位需旋转胎头时，"非牵引手"可以随时监控胎头旋转情况。

开始操作时，应使牵引的方向与产道平行，并尽量与手柄保持垂直。然后，当胎头随着牵引在产道中下降时，牵引的方向应逐渐转向前方，使胎头能沿着产道轴前进。最后，当胎头着冠时，牵引的方向应改为前上方与水平方向呈45°，帮助会阴体的肌肉延展，有利于分娩。

在胎头吸引器助产的过程中，控制牵引力的大小是避免新生儿产伤的基本原则。要遵循"三分力＋三分力"的原则：在胎头下降阶段用三分力，在胎头压迫会阴阶段再加三分力。这一常规的、可接受的、安全的原则已经被广为接受。胎吸助产有效的标志包括：胎头下降、胎头俯屈、头不均倾转正、枕横位和枕后位自动转为枕前位。在胎头娩出后，松开吸引器杯头，将杯头自头皮上取下，以经典方式完成剩下的分娩过程。

经过胎吸助产，所有的新生儿均会出现产瘤。胎儿娩出后，操作者应尽快触诊产瘤区域，以指尖轻敲头皮除外腱鞘膜下血肿。经过这种检查操作者可以自我评价胎吸操作的优劣，同时必须要检查评估宫颈、阴道黏膜有无四度撕裂。操作过程应该用医疗文书详细记录，具体可以参考RCOG的表格。

生产后第一天，操作者应该再次检查胎儿并与产妇交流，回答产妇的一些疑问，讨论一下生产的过程。大约5%的初次生产经历手术助产的产妇，再次生产时仍需手术助产。

### 三、后置杯头的吸引器使用标准流程

在枕横位或（和）枕后位时开始阴道助产需要操作者有良好的临床判断。对枕横位和枕后位的胎儿进行胎头旋转的操作，会增加产妇和新生儿损伤的风险。放入杯头的技术与枕前位是基本相同的，但杯头的放置和牵引胎头的过程仍与前者有些不同。在放置杯头前也需要阴道检查，确认俯屈点的位置并估计它与杯头放置的距离。在枕横位和枕后位时，胎头是看不见的。一般而言，俯屈点常与操作者的手指根部距离超过8cm。而且，在某些左枕后、右枕后的胎方位下，因胎头的偏转，这个距离有可能超过10~11cm，因此操作者可能需要尽自己的最大努力才能将杯头放置到位。杯头放好后，最开始牵引时杯头与牵引方向之间并不总是能垂直。因此，操作者应该先以一个倾斜的角度牵引，让胎头下降的方向与产道轴线一致。倾斜的牵引增加了杯头滑脱的风险，因此为了避免这种并发症，操作者的示指应深入产妇的产道压在杯头圆顶上，在牵引的同时给予一个反作用力。

正确的操作得到的结果将是胎头下降并自动旋转，同时牵引的方向将转到骨盆的轴线上。不推荐手动帮助杯头旋转，因为这会造成杯头移位，引起吸引器滑脱，增加头皮严重损伤的风险。另一个错误就是过早的向前上方牵引。在枕横位和枕后位时，胎头的中心点可能与杯头相距6cm左右，而胎头将以中心点为轴向前上方机转，因此只有当胎头中心点出现在耻骨联合的下方、胎儿机转轴与骨盆产道轴一致时才能开始牵引。操作者应当观察胎头的自动旋转，留意杯头上沟槽的位置转变。

# 第五节　剖宫产

## 一、剖宫产适应证

剖宫产可能有孕妇、胎儿或联合的适应证。孕妇的指征是指那些当阴道分娩存在危险或不可能时，以母亲的利益为主的情况。当胎儿经腹分娩较经阴道分娩风险小时，可出于胎儿指征考虑剖宫产。为孕妇和胎儿双方的利益而进行剖宫产，这就是联合指征。

### （一）孕妇适应证

从孕妇的角度，要问以下几个重要的问题：

1.从孕妇健康的角度考虑必须多快终止妊娠，例如严重子痫前期？

2.阴道分娩能多快完成？

3.如果分娩有任何延迟可能导致的风险升高的严重并发症有哪些？

4.对孕妇来说，剖宫产手术有多大危险？

### （二）绝对适应证

1.完全性前置胎盘，即使胎死宫内，也都应该行剖宫产终止妊娠。很多人认为低置胎盘也是剖宫产的适应证，但是，作为孕妇的适应证，该适应证的强制性在一定程度上随着前置胎盘程度而变化。

2.胎盘早剥，如果有严重的出血且胎儿不能立即娩出，就是剖宫产的指征。在这种情况下，即使出现胎儿死亡，剖宫产也可能有指征。但是，如果胎儿能很快娩出，出于孕妇的利益考虑可能更倾向于阴道分娩。

3.另一方面，边缘性早剥（"边缘窦破裂"）并不是剖宫产的孕妇适应证，因为严重出血、凝血异常和肾衰等，有时与胎盘早剥相关的并发症在这种情况小常常并不增加。

4.如果患者有颅内出血或者有未经治疗的动脉瘤，大部分神经科医生认为必须剖宫产终止妊娠，因为第二产程任何形式的往下用力对患者来说都属于禁忌。

5.阴道分娩的机械性梗阻（如巨大横纹肌瘤或巨大尖锐湿疣，严重的骨盆骨折移位，巨大宫颈肌瘤或者带蒂的卵巢肿瘤）。并非所有的肌瘤都需要剖宫产，一些肌瘤随着子宫下段的形成会往上长。临床决策需要基于具体病例。

6.存在浸润性宫颈癌的时候宫颈不宜扩张。宫颈原位癌或者微浸润性癌（浸润深度达3mm，在妊娠期间经锥切全面评估切缘阴性）孕妇可以随诊到足月，经阴道分娩，产后6周重新评估和治疗。已有报道经阴道分娩女性在治疗后监测过程中发现侧切部位复发。较大体积的浸润性宫颈癌女性应该进行古典式剖宫产，来避免可能的宫颈出血和在临产阴道分娩过程中的肿瘤细胞播散，尽管有关后者的风险尚有争议。在胎肺成熟之后，早期病变治疗的选择是古典式剖宫产和根治性子宫切除加治疗性淋巴结切除。

7.已修复和治愈的膀胱阴道瘘可能是潜在的适应证，因为分娩过程中阴道黏膜的扩张可能再次打开瘘口。如果修复部位紧邻阴道口，可能经侧切保护。

8.一些异常的胎先露和胎位是很强的剖宫产适应证。横位就是一个例子，因为存在子宫破裂的风险。面先露伴随持续性颏后位也是一个适应证，因为胎儿处于这个位置不可能经阴道分娩。其他的面先露例如颏前位，则并不提示应该行剖宫产。在产程早期，额先露也不是立即剖宫产的指征，因为常会自发转至枕先露或面先露，但如果是持续性额先露就是剖宫产的适应证。

9.头盆不称被断言阴道分娩几乎不可能。剖宫产的适应证更出于胎儿方面而不是孕妇。关键问题是等待更长时间，临产使用缩宫素点滴加强或者阴道试产，是否会对孕妇造成伤害。

## （三）相对适应证

1.妊娠高血压疾病如子痫前期、子痫和HELLP综合征（溶血、肝酶升高和血小板降低）是孕妇终止妊娠和可能剖宫产的相对适应证，具体取决于疾病的严重程度和必须多快终止妊娠。如果时间允许绝大部分临床医生会选择引产，但是如果疾病进展快速，剖宫产是立即终止妊娠的方法。

2.孕妇心脏疾病不是剖宫产的绝对适应证。大手术的压力不应加在一个衰竭或可能衰竭的心脏上。这些患者处理的目标是缩短第二产程，尽可能使心脏负荷降到最小。孕妇应该尽可能少的用力。显然，如果有剖宫产的指征，如头盆不称，不必回避手术。

3.据估计在美国有2.5%的新生儿是应母亲要求经剖宫产分娩。但是，此原因剖宫产要等到39周以后。考虑剖宫产后胎盘异常的风险，对于希望生育多个子女的患者不推荐。

## （四）胎儿适应证

当胎儿因阴道分娩而处于危险时，就有了剖宫产的胎儿适应证。没有孕妇因素的胎儿适应证的一个例子就是脐带脱垂。此时胎儿受到了严重的威胁，而孕妇的生命或健康不受影响。这时候除非胎儿能立即娩出或胎儿已无活力，否则就有剖宫产的指征。

胎儿的指征可以被分为几类。一类适应证是强制性的，如Ⅱ型（变异减速）或Ⅲ型（晚期减速）胎心监护在产程中对胎儿复苏干预没有反应。有时当妊娠合并糖尿病、子痫前期或肾脏疾病且胎儿检测结果不佳时就有了胎儿适应证。这种情况下，宫内环境对胎儿不利亟须终止妊娠不能拖延。

其他宫内环境对胎儿不利的征象包括羊水过少、浓稠、羊水呈豌豆汤样（不单是液体着色）；还有分娩过程中胎儿出血的证据。与羊水指数（AFI）相比，使用垂直测量最深部位的羊水深度，来诊断羊水过少能降低不必要的干预，且不增加不良的围生期结果。大部分临床医生将这些情况视为剖宫产的胎儿适应证。

其他适应证包括可能发生产伤。头盆不称和产程停滞常被作为适应证，但有盲目诊断之嫌，可能包括了那些已经进入第二产程、胎膜破裂达数小时、但胎头没有下降的患者。另一极端是那些潜伏期无有效宫缩，回顾分析时发现并未临产的患者。

大部分臀先露胎儿经剖宫产分娩。医务人员应该在患者满37周时提供专业咨询并建议外倒转。ACOG产科委员会的建议是，足月臀位单胎已经不适合有计划的阴道分娩。近来，建议足月臀位单胎妊娠患者在有经验的医务人员管理下考虑有计划的阴道分娩，可能是合理的选择。应该签署知情同意书，包括讨论臀位阴道分娩增加围生期死亡率和新生儿死亡率的情况。

目前，剖宫产常用于双胎妊娠，主要是给予双胎的第二个出生的胎儿在出生时最大的安全。双胎中第二个出生的胎儿在死亡率和致病率上常较第一个风险要高。这不是因为所有的双胎第二个胎儿阴道分娩时有创伤，而是因为当有麻烦出现的时候没有很好的解决方案。双胎妊娠的女性在分娩时的最佳方案取决于双胎的类型、胎儿的先露部位、妊娠的孕周，以及临床医生的经验，当考虑出现Ⅱ类（变异减速）或Ⅲ类（晚期减速）监护时，对于第二个胎儿，临床医生必须在阴道分娩和紧急剖宫产之间作选择。只有当没有创伤的成功机会很大时，以及紧急剖宫产不可能时，阴道分娩才是理想的选择。在这种情况下，选择非常困难，取决于当时特定的情形。当双胎中第一个胎儿阴道分娩后第二个胎儿有剖宫产的需要，如果有侧切别忘了缝合侧切口。

如果妊娠已经进展到胎儿可活的时点，出于胎儿存活的利益考虑，三胎和四胎的分娩几乎都是采用剖宫产。

在特定的临床情况下，胎盘早剥是胎儿适应证。当胎盘部分剥离，如果剩下有功能的胎盘不能支持生命，会立刻导致胎儿死亡。在有些病例中，胎盘部分有功能，只能维持胎儿很短一段时间的生命。这些病例，剖宫产对胎儿来说是救命的。其他的病例，早剥的面积很小，并没有真正危及胎儿母体的交换。由于没有准确的办法确认胎盘功能保留的情况，终止妊娠常常是保证胎儿存活的最佳方案。

前置胎盘的病例，胎儿不大可能经过阴道分娩存活。此外，前置胎盘阴道分娩的方法常常会对胎儿造成直接伤害。

特定的胎儿先露可能让胎儿面临分娩创伤。即使是在产程早期，横位对胎儿来说也是极端危险的情况，因为存在脐带脱垂的风险。倒转和牵引存在潜在创伤，这样横位就是绝对的胎儿适应证。

### （五）孕妇感染

孕妇感染，如活动性生殖器疱疹性外阴阴道炎，是剖宫产分娩的胎儿指征。对于病毒载量超过1000拷贝/mL的所有感染人类免疫缺陷病毒（HIV）的孕妇，也应当讨论和推荐择期剖宫产。如果做了择期剖宫产的决定，建议在妊娠38周终止，因为在妊娠39周之前可能存在临产和胎膜破裂的风险，而妊娠39周是没有感染HIV女性手术终止妊娠的标准建议。无论采用何种分娩方式，都应该预防性使用齐多夫定（ZDV），因为现有的数据表明，齐多夫定给接受择期手术终止妊娠的女性提供了额外的保护作用。静脉注射齐多夫定应在手术前3小时开始。由于接受手术分娩的艾滋病病毒感染的产妇术后病率可能会增加，临床医生可以选择围术期预防性应用抗生素。

在传染风险极低的女性中，例如那些病毒载量较低或检测不到的女性，择期剖宫产所带来的额外益处可能很小。择期剖宫产分娩的潜在益处应该和所有感染艾滋病病毒的孕妇进行讨论，需要根据她们的临床、免疫和病毒学状况做个性化的手术分娩的决策。

分娩方式对丙型肝炎病毒（HCV）围生期传播的影响尚不完全清楚。然而，对于HCV和HIV同时感染妇女来说，剖宫产分娩与减少HCV传播风险有关。

当有指征终止妊娠，但引产了数天仍没有成功时，就会出现棘手的临床情况。是否进行剖宫产终止妊娠，取决于终止妊娠指征的强烈程度，而不是取决于引产失败这个事实。不管怎样，如果没有适当的分娩指征，就不应该诱导患者认为随之而来的是一个简单的引产。

一些数据表明，非常不成熟的胎儿不能很好地承受临产的压力。因此，当妊娠为极早产而胎儿又可活时，产科医生倾向于使用相对宽松的标准来进行剖宫产，特别是胎儿心率监测提示出现了反复的脐带压迫，这是一种易于发生脑内出血的情况。

如果胎儿不可活，母亲应该经阴道分娩，除非存在剖宫产指征。同样，如果胎儿的估重低于23周孕期体重，就不应该进行剖宫产分娩。如果胎儿没有存活的机会，母亲就不应该面对手术的风险。

（六）剖宫产的联合适应证

存在可能叠加的来自孕妇和胎儿两方面因素的剖宫产联合适应证。胎盘早剥和前置胎盘就是这样的例子。

很多年前，手术对孕妇来说是危险的，因此由于胎儿指征做剖宫产的很少。母亲的利益一直超越了胎儿的利益。现在，手术已经足够安全了。然而，站在胎儿利益的角度确实危及到了母亲。既然如此，当胎儿无论何种方式分娩，生存机会都不大时，应该怎么办呢？在极早产的情况下，某些病例可能胎儿存活的概率相对较小却可能有较强的胎儿指征，甚至会增加产妇的危险性。没有简单的答案，但临床医生的困境带来了第三个须考虑的因素：对结果的法律责任。所有医学领域法律责任都在增加，由于多种原因产科被认为是最严重的领域之一。胎儿发病率有一些是无法降低的，但社会期待完美的结果。从法律的角度来看，进行剖宫产比坚持阴道分娩更安全。如果进行了剖宫产，一切能做的都做了，这种印象已经形成，且任何阴道分娩的意外结果都无法得到辩护。无论从法律的角度来看是否正确，这种印象在临床上已经产生了很大的影响。

难产、胎儿窘迫和横位剖宫产数量的增加，可能反映了对胎儿的关注在增加和降低围生期死亡率和发病率的努力。由于剖宫产增加了母亲的危险，所以重要的是确保每一个实施的手术都是患者或孕妇和胎儿所必需的。对适应证的批判性理解和合理的决策过程，应该有助于临床医生实现这一目标。

## 二、剖宫产切口的类型

每种类型的剖宫产都有其优点和缺点。产科医生应该熟悉不同类型的手术，以及剖宫产子宫切除术。将要讨论的两种下段剖宫产手术技巧都有用，具体取决于孕周和临床情况。

（一）腹部皮肤切口

剖宫产的皮肤切口，横口和纵口都有采用。纵口的优点是能快速进入腹腔且暴露充分。常用正中切口，因为很容易切开和关闭。这使得肌肉和筋膜之间打开的平面是最小的解剖平面，有助于预防伤口感染。

所有皮肤纵切口都对缝线产生张力，使得术后疝的形成比横切口更常见。尽管如此，这似乎并不是一个重要的实践考虑因素，因为剖宫产的患者通常年轻且有良好的肌肉组织。

皮肤横切口是很受欢迎的进入腹腔的方式。出于美容的目的，经常使用Pfannenstiel切口。这个切口通常可位于阴毛区域内，在术后几乎不可见。这个切口的问题之一可能是暴露。因为必须从肌肉上方解剖打开腹直肌前鞘，所以有伤口感染的机会。如果经典的Pfannenstiel切口暴露不足，Cherney改良切口（在耻骨部位分开腹直肌肌腱）将提供更好的暴露。使用Maylard切口，所有层均行横切口，也可获得出色的暴露，但这需要切断腹直肌并结扎腹壁下血管。有时，采用Pfannenstiel切口，完整的腹直肌会阻碍胎头的娩出。在这种情况下，每侧腹直肠的内侧2/3可以被切开而不用担心腹壁下血管。如果这样做了，应该重新缝合腹直肌，使它们愈合完整。

腹部切口的选择似乎主要取决于临床医生的训练方式以及执业地点的习惯。训练使用Pfannenstiel切口的个体通常几乎全部使用这种切口。无论原来的切口如何，腹膜通常纵行打开。

### （二）下段横切口剖宫产

子宫下段横切口是标准的常规操作，易于执行，因为切开的区域血管较少，并且该区域的子宫易于缝合。但是也有潜在的问题。切口的长度受圆韧带之间的子宫前壁下段宽度的限制。

切口的任何横向延伸可能导致子宫动脉和静脉的撕裂，导致出血和（或）血肿。因此在子宫下段发育不好和狭窄的情况下，该切口可能难以用于早产。在这种情况下，下段纵切口可能是更好的选择。如果在手术中没有足够的空间做横切口，可以在切口组织的中间做一个垂直切口，形成一个倒"T"。两个切口的连接处很难关闭，可能总是很薄弱，所以T形切口只能作为娩出胎儿的最后一招来使用。

如果切口边缘角上的一个或两个上行子宫动脉被撕裂了，很容易修复。应暂时夹住血管（动脉和静脉均可能受损）以防止出血，并用环扎褥式缝合结扎切口上下。去除止血钳后应该不会出血。然后用常规方式关闭子宫切口。这一技术对大血管的止血效果，远远好于仅通过缝合关闭切口的常规止血方法。由于子宫被向上牵引，输尿管远离撕裂的血管，所以不必担心。

总之，下段横切口通常对大多数患者来说是理想的（表5-7）。

手术技巧：腹腔打开以后，确认膀胱和子宫之间的腹膜反折。游离膀胱和子宫之间的疏松脏腹膜，在与子宫紧密连接处下方约1cm处提起腹膜打开，并向两侧圆韧带方向延伸切口。

这个步骤应该在下方使用膀胱拉钩和侧方使用Richardson拉钩的直视情况下进行，这样可以看到圆韧带。应该注意子宫任何的旋转以协助稍后进行的子宫切口延长。

用大镊子抓着膀胱腹膜从子宫上提起，用指尖自子宫表面进行钝性分离，将膀胱后表面与子宫下段的前表面分开。如果患者有前次剖宫产史，可能需要进行锐性分离，另外，钝性分离通常出血较少。

表5-7 下段横切口的优点、技术问题和危险

| 优点 | 问题 | 特殊危险 |
| --- | --- | --- |
| 切口完全位于下段 | 技术问题：切口长度受到子宫边缘的限制 | 对子宫边缘血管的损伤 |
| 切口区域血管少于上段 | 早产问题 | |
| 下段比上段易于缝合 | 异常先露的问题 | 切口边角部位的出血和血肿 |
| 易于用膀胱腹膜覆盖切口 | 切口的边角可能难以缝合 | |

这时候，要注意子宫的任何程度的旋转，并在子宫的正中做横切口。可以用绷带剪刀延长切口，或者将一根继而两根手指放在切口内，并通过"撕开"肌肉的方式来横向延伸切口，因为肌束容易分开（图5-7）。

子宫切口的每种方法都有利有弊。用绷带剪剪开子宫下段，可以精确地终止切口的侧缘，使主要血管无损伤。一个问题是一些弓形动脉可能横贯子宫，导致失血增加。通过撕裂扩大初始切口通常可以避免损伤弓形动脉。经验是需要对称地扩大初始切口，而不是撕到上行的子宫动脉和静脉。撕开时，重要的是拉向宫底（头侧），以及侧方。这将确保所形成的切口的侧方末端向上弯曲，而圆韧带之间的子宫下段更宽。产后回顾性观察确认切口情况。

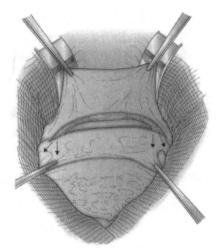

图5-7 做子宫横切口

在中线位置做一小切口打开子宫，用手指向侧方和头侧以"撕"的形式扩大切口（箭头方向）

无论采用哪种方法，重要的是要穿透整个子宫壁做初始切口。在子宫壁的1/3处有动脉和静脉丛。如果在这个平面无意中通过钝器或锐器进行切口扩大，可能会导致严重的出血。有时候，人们担心切太深会伤到胎儿。在这种情况下，在开始行切开后可以用Allis钳提起横切口的边缘，使子宫组织远离胎头。

一些产科医生经常使用另一种方法来避免胎儿损伤。先做一个中央的小的子宫横切口，几乎穿透整个子宫壁的厚度。然后用一个止血钳来分离余下的几毫米的子宫壁。当出现羊水时，切口可以通过前述技术中的任一种来扩大。

为了分娩时不造成伤害，子宫切口足够大对任何剖宫产都至关重要。当我们为了避免生产过程中的压力而选择剖宫产终止妊娠时，如果再因为切口太小而导致分娩创伤就有点荒谬了。切口不能向侧方延伸以致损伤动脉和静脉，但是如果对于无创性分娩来说切口看上去太小，可以通过在切口上方组织的中心做纵切开扩大切口，形成倒置T形。

胎儿娩出后胎盘剥离前，手术区域通常有几分钟是无血的。在这段时间里，通过用T形钳和Allis钳钳夹子宫并开始缝合，可以减少切口边缘的术中出血。T形钳可以放置在切口的尖端和其他出血活跃的区域。传统上，首先娩出胎盘，然后开始缝合。或者可以在胎盘开始剥离前手术区域满是血之前，在子宫切口的两侧角立即先缝几针。切除胎盘后，切口的缝合可以继续快速进行。

一些外科医生把子宫从腹腔内取出到切口外，这可能有助于暴露并可能使得修复更快。然而，有证据表明，这样会增加孕妇的不适和恶心，但不会增加感染的风险。这一点还有争议。

　　子宫可以单层缝合，这是一种缩短手术时间的方法。尽管如此，目前尚不清楚单层缝合与双层缝合相比，患者在下一次妊娠中并发症的风险是否增加。

　　双层缝合子宫切口，可以用连续缝合。必须小心操作避开内膜并内翻两侧组织，使肌层的两边并排。再次内翻缝合组织后，连续缝合的第二行线将覆盖第一行。当缝合线位置合适时，第一层被第二层覆盖，唯一可见的缝合线是第二层的两个边角处的线结。一些术者在第二层缝合时使用间断浆肌层缝合而不是连续缝合。

　　子宫切口边角部的缝合必须小心谨慎。最常见的错误是没注意子宫的屈度，因此缝合没有垂直子宫肌壁。这可能导致血管损伤和缝合的子宫肌层组织非常少。如果每个切口边角位置的缝合由手术台对侧的术者进行，并且缝合到相应切口的中线，这种错误就很容易避免。

　　由于子宫复旧，缝合线会在几天内变松。剖宫产的子宫切口是整个外科领域唯一一种伤口愈合的时候出现组织分解崩解和退化，属于正常现象的情况！这引出了子宫伤口缝合中连续缝合与间断缝合的比较。Poidevin在20世纪60年代的工作似乎表明，如果使用间断缝合，子宫瘢痕缺损的可能性较小。这结论看上去也合乎逻辑，尽管如此，仍然很少有术者使用间断缝合。随着对前次剖宫产后的阴道分娩的强调，相关领域的研究可能的话也应该更新。

　　需要研究那些可能影响缝合强度的因素。包括缝合材料的选择、缝合技术，以及术后感染存在情况等。对于考虑接下去还要妊娠的女性，外科医生应该考虑使用Polyglactin可吸收缝线和（或）进行双层缝合。

　　由于血管肌肉组织容易撕裂，因此子宫的缝合可能很困难。直径较大且重的缝合线最好（1-0或0号），因为即使结打得很紧也不会切割肌肉。关键因素是要注意缝线的直径，而不是强度。为了避免撕裂或切割子宫肌纤维，每一针的针距都应该足够大，使得缝线在组织上有很好的抓持力。当第二层缝合之后还有出血点时，最好通过压迫该出血位置的8字缝合来控制，结要紧贴而不是勒死。缝扎线位置应远离但仍然围绕在出血部位周围，结扎压迫组织。

　　通常不缝合关闭膀胱腹膜或壁腹膜，因为没有确切的证据表明这种缝合具有诸如降低感染发病率、减少镇痛需求或有助肠道功能恢复的益处。对黏附形成的影响尚不清楚。因此，如果关闭腹膜是为了防止粘连，应该用3-0的细线来完成。腹腔内冲洗并不能减少产妇的术后病率，超过通过术前预防性抗生素减少的术后病率水平。

筋膜通常使用可延迟吸收的缝线连续缝合。主要问题通常不是止血困难；但关闭筋膜的时候要注意避免张力太大；对合但不勒死比较合适。建议有筋膜裂开高危风险的患者使用延迟吸收的单股缝线（如聚二氧杂环己酮或聚甘油酸盐）或不可吸收单股缝线（如聚丙烯或聚丁二烯），尤其是纵切口。患者的高危因素包括那些肥胖、糖尿病、免疫抑制或营养不良的患者，以及前次筋膜疝的病史。有这些情况时，可以考虑使用连续全层缝合（Smead-Jones缝合），以增强切口的抗张强度。使用合适的抗菌药物，处理组织小心仔细，以及理性地使用电灼，可以减少皮下积液和感染的风险。

如果皮下脂肪层很深，建议使用羊肠线缝合，这也有助于愈合。一项荟萃分析研究显示，皮下组织厚度>2cm而不是<2cm的女性，剖宫产时缝合皮下脂肪层减少1/3伤口裂开的风险。血清和血液的积聚会导致伤口皮下积液继而引起伤口裂开，封闭无效腔可以抑制局部积液。伤口异常情况的出现是术后病率的主要原因，可能会增加花费，延长患者术后恢复时间。

最后，皮肤可以用钉子或缝线进行皮肤的再次对合。如果皮肤是横切口，可以在3~5天将皮钉拆除。如果是纵切口，皮钉至少保留5~7天，由于纵口的皮肤边缘存在更大的张力，所以伤口并发症高危的患者皮钉保留的时间要更长。

（三）下段纵切口剖宫产

剖宫产有时仍然采用纵切口，有时候纵切口与横切口比有明显的优势。纵切口能方便地延长，因为切口长度不受子宫边缘主要血管等重要结构的限制。早产儿娩出的时候也有用，因为切口受限于子宫下段的大小。胎先露异常的时候，如臀位或横位，这些优点就更明显。

纵切口也有些缺点。除了已经临产的患者，子宫的下段较短，如果不注意，可能会在做子宫切口或娩出胎儿延切口时损伤膀胱。此外，下段短的话，可能需要将切口继续延至子宫上段。子宫上段的肌层必须切开而不是分离，因此纵切口可能比横切口碰到更多的血管，出血可能会更多。

手术技巧：手术开始的方式跟下段横切口一样。从腹膜紧贴子宫的正下方将子宫和膀胱之间的腹膜提起，并横向切开，往两侧圆韧带方向延切口。将膀胱与子宫钝性分离。注意子宫的旋转后，在正中位置经子宫肌壁做一个小切口。用大号绷带剪扩大切口。首先，将切口向下延伸至膀胱反折上方1.5～2cm处。这个距离很关键，如果切口就在反折的地方，胎儿娩出的时候可能会损伤膀胱。然后，用绷带剪将切口向上延到足以娩出胎儿的长度。

如果切口只位于子宫下段，则用两层连续缝合法关闭切口。

### （四）古典式剖宫产

当代产科医生几乎没有遇到需要做古典式剖宫产的情况。在这个手术中，整个子宫切口位于子宫上段，所以膀胱结构应该不受影响。

浸润性宫颈癌的孕妇为了避开肿瘤可能受累的区域应该行古典式剖宫产。其他适应证有忽略性横位，背朝下的横位，重度前置胎盘（Ⅲ型或Ⅳ型）或胎盘植入，当术者不想对附着于子宫下段的胎盘打洞时。膀胱阴道瘘修补术史的患者当膀胱与子宫广泛粘连时，以及一些子宫嵌顿的病例，可能需要行古典式剖宫产。该手术操作的优点是手术区域可以避开膀胱和下段。由于下段纵切口总是可以延长至足够暴露的大小，所以目前几乎没有指征进行古典式剖宫产，除非确实需要手术切口不能位于整个子宫下段。古典式剖宫产有一些缺点。切口位于子宫的上段，在下一次妊娠中与下段切口相比更容易破裂，且这种破裂倾向于在临产前发生。

手术技巧：从技术上讲，打开子宫比下段纵切口容易些。用刀在子宫正中切开，切透整个肌层厚度。绷带剪可用于延长纵切口，下面从膀胱腹膜反折上方开始，并尽可能延至足以娩出胎儿的切口大小。胎儿娩出后，子宫切口必须小心分层间断或连续缝合关闭。

### （五）腹膜外入路到达子宫

150多年前，Physick首次描述了在为了降低死亡率而进行的腹膜外剖宫产。主要用于降低当时的传染病发病率。这种方法由于技术难度大，操作时间长，在抗生素时代缺乏优势而变得不受欢迎，因此本章不予讨论。

### 三、术后过程和管理

剖宫产患者术前一般情况不弱，术后恢复快。如果可能的话，应该在手术当天下地行走，以降低术后病率风险，如深静脉血栓形成的风险。第二天，她们可以进行能耐受的饮食。手术后当患者可以排空膀胱的时候应立即拔除Foley导管，或者是在第二天拔除。生理上，术后可能不需要导尿管。术后护理的一个重要方面是深呼吸和咳嗽，尤其是在全身麻醉后。因此，预防性肺活量测定对于预防肺部并发症特别是对于接受全身麻醉的患者很重要。应该观察阴道出血情况，如果过多，给予评估和处理。

# 第六章　自然流产

## 第一节　流产临床分类和病因筛查

自然流产通常是指在孕周<28周，胎儿体重<1000g者妊娠失败、胚胎或胎儿死亡和胚胎及附属物排出。

### 一、流产临床分类

临床上将流产发生在孕12周前者称为早期流产；发生在12周后者称为晚期流产。流产从开始发展到终结经过一系列过程，这包括先兆流产、难免流产、不全流产、完全流产。此外，还有过期流产或感染流产发生，以及特殊情况：复发性流产。近来随着辅助生殖技术的开展出现了临床前期流产即胚胎着床失败问题。

### 二、流产病因的筛查

导致自然流产的原因很多，可分为非免疫因素和免疫因素。非免疫因素包括染色体异常、子宫解剖异常、内分泌异常、生殖道感染、凝血功能异常；而免疫因素包括自身免疫型和同种免疫型。早期流产常见的原因是胚胎染色体异常、孕妇内分泌异常、子宫解剖异常、生殖道感染、生殖道局部或全身免疫异常等；而晚期流产多由宫颈功能不全、凝血功能异常等。

#### （一）染色体检查

包括夫妻染色体和胚胎染色体检查，一般采用显带技术，但是其分辨率低，每条带的遗传物质为4~10Mb，对小于该标准的遗传物质的丢失或增加是无法测定的。这就要更高分辨率，在有条件情况下，可采用快速有效的遗传学检查方法，对全基因组或者部分遗传位点进行染色体微分析，如FISH、CGH、SNP等技术。

## （二）子宫检查

子宫解剖异常有先天性和后天性子宫解剖异常，先天性子宫异常有弓形子宫、纵隔子宫、单角子宫、双角子宫、双子宫、T型子宫等；后天性子异常有子宫内膜息肉、子宫腔粘连、子宫肌瘤、子宫腺肌瘤、子宫颈功能不全等可采用B超，子宫输卵管碘油造影术，宫腔镜检和腹腔镜检查等。

## （三）内分泌检查

内分泌异常有黄体功能不全、多囊卵巢综合征、高泌乳血症、甲状腺功能亢进、甲状腺功能减退、糖尿病等，可进行基础性激素水平测定、黄体中期性激素水平测定、孕酮测定、甲状腺功能检查、血泌乳素测定、糖代谢检测等。

## （四）感染因素检查

任何严重急性感染（包括细菌、病毒、螺旋体、衣原体、支原体、真菌、原虫以及寄生虫等）都可导致复发性流产。虽然至今尚无确切证据说明这些感染可导致复发性流产。然而，感染可能作为原因不明复发性流产的病因，正引起人们的关注。目前感染因素之筛查主要涉及Torch感染（Toxo，Rubella，Cytomegalo与HSV）和患者病史所提供需要检查的感染项目。

## （五）凝血功能检查

凝血功能异常的先天性易栓血症（抗凝血酶-Ⅲ、血清蛋白C和血清蛋白S减少症以及高同型半胱氨酸血症）和获得性易栓症（抗磷脂抗体综合征、DIC）可进行出凝血时间检定，D-二聚体，血小板聚集性试验以及一些抗凝因子等检测。

## （六）自身免疫检查

与流产有关的自身抗体有抗磷脂抗体、抗核抗体和抗甲状腺抗体等自身抗体，应进行相关的自身抗体检查。

### （七）同种免疫检查

原因不明的复发性流产或称同种型免疫复发性流产，即排除染色体，解剖和内分泌和凝血功能异常及生殖道感染和自身免疫情况，被认为与妊娠免疫耐受失调有关，应行体液免疫如封闭抗体检查，如微量淋巴细胞毒实验，或单相混合淋巴细胞培养抑制实验，或孕激素介导封闭因子测定。

# 第二节　宫颈粘连与自然流产

宫腔粘连（IUA）是指宫腔肌壁和（或）宫颈管的全部或部分闭锁。子宫腔、子宫峡部、子宫颈管因创伤及继发感染所造成的粘连，临床上出现闭经、月经过少和不育者，称子宫腔粘连综合征，亦称Asherman综合征。最早于1894年由H.Fritsch报道了一例由于产后刮宫引起的闭经病例；之后由Asherman分别于1948年和1950年进一步加以描述及定义，由此开始"Asherman综合征"的名称一直沿用至今。

随着人工流产及各种宫腔操作率的增加以及宫腔镜的普及，IUA的发病率及检出率日益升高。据预计，在不孕妇女中的宫腔粘连发生率为1.5%，而胎盘残留或流产后多次刮宫的妇女中则高达40%左右。事实上，由于轻度粘连患者通常没有任何症状，IUA的真实发生率难以估计。

## 一、病因

IUA的分类按发生原因主要分为创伤性粘连和炎症性粘连。创伤性IUA是指人工流产、中期引产或足月分娩后，以及诊断性刮宫、子宫内膜切除等宫腔内手术后发生的IUA。炎症性粘连较少见，多为子宫内膜结核所引起。

## （一）创伤性因素

### 1.妊娠因素

妊娠后刮宫是最为常见的诱因，常常导致子宫内膜的损伤。大约90%的重度宫腔粘连与妊娠合并症后刮宫有关，如稽留流产或不完全流产、产后出血或胎盘残留等。这可能是由于妊娠子宫的内膜基底层更容易发生损伤，而导致子宫壁互相黏着，形成永久性的粘连。通常损伤发生在足月分娩、早产、流产后1~4周时。在产后2~4周进行刮宫最有可能导致粘连。多次刮宫增加了粘连的风险，从一次刮宫的8%增加到3次的30%以上。

### 2.非妊娠因素

子宫黏膜下肌瘤经宫腔摘除术、子宫纵隔切除术、子宫内膜息肉摘除术、诊刮等宫腔内手术破坏了内膜的基底层，使子宫肌层暴露于宫腔内，导致子宫壁的前后粘连。不同宫腔镜手术术后新发生粘连的风险不同。其中子宫纵隔切开术后1个月粘连形成的风险为88%，宫腔粘连分解后新发生粘连的风险为76%，子宫黏膜下肌瘤摘除术后约为40%，而子宫内膜息肉摘除发生粘连的可能性则较低。另外，有时出于子宫内膜疾病的治疗目的，人为地破坏子宫内膜基底层，使之出现宫腔粘连。如：子宫内膜电切除术后、宫腔内微波、冷冻、化学药物治疗及局部放射治疗后。

## （二）炎症因素

子宫内膜结核、绝经后老年性子宫内膜炎、宫腔操作术后继发感染、产褥期感染、放置宫内节育器术后引起继发感染等均可导致IUA。在发展中国家，生殖器结核是引起的宫腔粘连的一个重要因素，常可引起完全的宫腔闭锁，该类患者出现原发性闭经和周期性下腹痛。产后或流产后感染在粘连形成中的作用存在争议，相关研究十分有限。一项纳入28例剖宫产后发生子宫内膜炎患者的研究指出，与产后未发生子宫内膜炎的对照组相比，产后感染人群的宫腔粘连发生率并未增加。另一项研究发现，在合并感染的诊刮病例中，宫腔粘连形成的发生率可能增加，但差异无统计学意义。

## 二、临床表现

由于粘连部位和程度不一，临床表现也略有不同。粘连部位不同，症状亦不完全相同，许多患者可无任何症状。主要症状为反复人工流产或刮宫术后，出现闭经伴周期性腹痛、月经过少，及继发不孕、复发性流产等。

### （一）临床症状

1.月经改变

宫腔完全粘连者，可出现闭经，闭经时间可很长，且用雌激素、孕激素治疗不引起撤退性出血。宫腔部分粘连及内膜部分破坏者，则表现为月经过少，但月经周期正常。然而宫腔镜下所见粘连程度和月经表现并无必然的对应关系，约30%的宫腔镜下宫腔粘连患者未出现月经改变。

2.周期性腹痛

一般在人工流产或刮宫术后一个月左右，出现突发性下腹痉挛性疼痛，这是因为宫腔粘连导致经血排出不畅所致疼痛。其中有一半以上患者伴有肛门坠胀感；有些患者腹痛剧烈，坐卧不安，行动困难，甚至连排气、排便都很痛苦，有时有里急后重感。疼痛一般持续3～7天后逐渐减轻、消失，间隔一个月左右，再次发生周期性腹痛，且渐进性加重。

3.不孕及妊娠后并发症

子宫腔粘连后易发生继发性不孕，即使怀孕也容易发生反复流产及早产。5%～39%的妇女合并自然流产，高达40%的患者由于妊娠残留物而行刮宫。由于子宫腔粘连，内膜损坏，子宫容积减小，影响胚胎正常着床，并影响胎儿在宫腔内存活至足月。不孕是宫腔粘连患者就诊的主要原因。约43%的宫腔粘连患者存在不孕病史。其他如胎盘形成异常，包括胎盘植入或前置胎盘，则相对少见。

### （二）体征

妇科检查发现子宫体大小正常或稍大、较软，有明显压痛，严重时出现反跳痛，甚至拒按。有时有宫颈举痛；双侧附件检查，轻者正常，重者可有压痛或增厚，或扪及肿块；后穹隆可有触痛，甚至行后穹隆穿刺可抽出不凝固的暗红色血液。

### 三、诊断

IUA患者临床检查通常不能发现异常，往往需要借助辅助检查来帮助确诊。宫腔粘连的诊断，过去多用输卵管碘油造影或B超，但对于一些较轻的粘连易漏诊，且不能提示粘连的坚韧度和粘连的类型。随着内镜技术的发展，宫腔镜技术目前已经成为宫腔粘连诊断的金标准。

#### （一）宫腔粘连的诊断方法

1.子宫探针检查

对高度怀疑宫腔粘连的患者可在消毒后，用探针进行检查。一般子宫探针插入宫颈内1~3cm处即有阻力感，以2cm左右为最多见。阻力可按粘连组织不同而异，仅内膜粘连探针很易插入；肌层粘连时需按子宫方向稍用力方能将探针插入；如感觉组织硬韧，探针不易插入时，不可盲目用力，以免造成子宫穿孔。探针进入宫腔后可扇形左右横扫宫腔，以试宫腔大小，粘连范围。严重粘连者可感觉宫腔似一窄筒，探针活动范围很小，或根本不能探入。如有宫颈管或子宫内口的粘连，探针插入宫颈管内3~5cm后，即可遇到阻力而难以深入宫腔；如有宫腔粘连，探针探查宫腔时可有狭窄或不对称感。由于此术对术者的手术技巧和检查经验要求较高，属于"盲探"，重复性和直观性均较差，可信度因人而异，不易对病变的程度及位置作出准确判断，轻度粘连患者易漏诊，也不适用于重度粘连的患者，故临床一般不用其作为常规的诊断手段。

2.子宫输卵管造影

子宫输卵管造影（HSG）是比较传统的有效诊断IUA的方法，该方法无需麻醉，可在门诊开展。HSG可显示宫腔形态，判断宫腔封闭的程度，同时也可了解输卵管的通畅程度，但对于宫颈口粘连封闭或严重的完全粘连封闭的宫腔，其使用价值有限，且不能判断粘连的组织学类型，在造影过程中容易产生重影，对有造影禁忌的患者也不宜使用。以宫腔镜为标准，HSG对宫腔形态异常的敏感性为81.2%，特异性为80.4%。

子宫碘油造影IUA的特征为：

（1）宫腔内可有一个或多个轮廓清晰，边缘锐利，形态异常，不规则的充盈缺损阴影，且不受注入造影剂的压力或量而改变。

（2）子宫腔局部边缘不整齐。

（3）常出现细网状的血管像，此因造影时注入碘油压力太大，因此碘油自剥离面进入子宫血管内所致。

（4）有些宫腔粘连的子宫，高度前屈或后屈，则宫腔与宫颈影像往往重叠不清。子宫呈橄榄形。遇此情况时，可用宫颈钳牵引宫颈，使子宫伸展，子宫影像即可从橄榄形变成三角形。为阻止油栓和油剂造成慢性炎症，也可用水溶性造影剂。轻度粘连通过造影可被分离。

3.经阴道超声检查

经阴道超声检查（TVS）是经济、简便、无创、便于推广和接受的诊断IUA的方法，对于怀疑IUA的患者，超声检测可见子宫内膜相对偏薄，连续性中断，并见内膜缺损区。TVS在诊断宫腔病变的准确性与月经周期有关，在排卵期和黄体早期是检查的最佳时间。经验丰富的B超医师，其对宫腔粘连的检出率可达80%~90%。但该方法检查结果主观影响因素较大，对于轻度IUA患者漏诊率高，因而并不能作为初步诊断IUA的首选方法。随着三维超声重建技术的不断发展，其确诊的敏感性和特异性均有所上升。

一项有趣的研究指出，超声结果甚至可能有助于预测宫腔粘连分解手术的效果。该研究评价了7例重度宫腔粘连行宫腔镜手术的患者，发现术前B超诊断呈清晰的子宫内膜线者，其术后月经恢复的情况要明显好于术前超声显示内膜线欠清晰的患者。

4.超声造影术

是一种在超声检查的基础上宫腔内生理盐水溶液灌注技术，也叫宫腔声学造影（SHG）。其利用造影剂使后散射回声增强，明显提高超声诊断的分辨能力、敏感性和特异性。在阴道超声检查正常而临床高度怀疑IUA时可选此方法进行筛选，但不适用于宫腔完全粘连的患者。一项在149例不孕症患者中的研究表明，SHG对宫腔疾病的诊断敏感性、特异性及准确率分别为81.8%，93.8%和75.5%，而HSG的诊断敏感性、特异性及准确率分别为58.2%、25.6%和50.3%。另一项研究在65例不孕患者中比较了HSG、SHG、TVS以及宫腔镜对宫腔粘连的检出情况，发现HSG与SHG对诊断宫腔粘连的敏感性相类似，均查出4例宫腔粘连中的3例，敏感性均为75%，两者的假阴性率分别为50%和42.9%；而TVS一例均未能检出。尽管SHG相对于TVS和HSG检查具有更高的准确率，但其检查后有

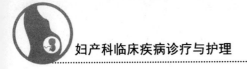

部分患者可出现不同程度的感染症状。

5.磁共振成像

磁共振成像（MRI）对于宫颈管完全粘连封闭的患者可选用磁共振检查来辅助了解患者宫颈管以上宫腔内膜的情况，但因价格昂贵，实用性有限。目前尚未广泛应用。但MRI的优势在于作为一种无损伤性的检查方法，能整体、直观地显示子宫详细的形态结构，当并发子宫畸形等其他病变时具有较大诊断价值。

6.宫腔镜检查

宫腔镜检查是目前诊断IUA的金标准，相对于影像学检查来说，宫腔镜检查可以对病变组织作较为详细的观察，可以更准确、更直观地判断，粘连的部位、程度、范围及类型，能够减少漏诊，并可在诊断的同时进行治疗。由于患者对其耐受性好，可在门诊开展，因此也可作为经宫颈宫腔粘连分离（TCRA）术后的后续随访观察手段。

使用宫腔镜诊断宫腔粘连时，宫腔镜要从宫颈管开始仔细观察子宫颈内口及子宫峡部粘连发生带。进入宫腔后应从远至近先观察宫腔整体形态，发现异常部位后再进一步观察局部病变，切忌宫腔镜一次进入宫腔，只看到局部，没有观察宫腔整体形态，往往造成错误的结论。当宫腔镜检查发现异常形态时，需注意与子宫畸形、不全流产、异物残留等疾病鉴别。

宫腔粘连的宫腔镜影像特征：

（1）内膜性粘连

粘连带表面与周围的内膜很相似，多为白色、柔软的带状物与子宫前后壁相连。粘连广泛时可呈"竖琴"或"布帘"样形态。粘连带一般质脆较软，易于分离，有时仅靠低压灌流的膨宫液亦可将其冲断。断离的粘连带残端一般无活动出血，在膨宫液的冲洗中可见其似水草样漂浮摇曳。此种类型的粘连以中央型占多数。

（2）肌性粘连

肌纤维性粘连的图像其色彩与子宫肌层相同，呈粉红色。覆盖在纤维-平滑肌粘连带上的内膜也同样有功能变化，在分泌期表面可见很多腺体开口。粘连带多呈柱状，质韧而有弹性。离断后的断端粗糙、红色、可见血液渗出或有活动性出血。

（3）结缔组织性粘连

其表面略呈灰白色，富有光泽，其粘连带表面无子宫内膜覆盖，与周围内膜有显著不同。质韧且硬，多粗大呈不规则形状。分离后的断端面粗糙，似一根折断的树干，色苍白无出血。

## （二）宫腔粘连的分类

1.按粘连部位分类

（1）中央型（中隔型）

宫腔中央有粘连索，宫底部呈漩涡状粘连。

（2）周围型

宫腔周边有粘连索或周边瘢痕化，宫腔变窄呈新月状或桶状，官腔不对称，一侧或两侧宫角看不到，宫底部呈锯齿状粘连。

（3）混合型

中央型与周围型同时存在，宫腔被分为多房，各房之间有小开口相连。

2.IUA的组织型分类

（1）内膜性粘连

粘连带薄而软，外观与周围的子宫内膜相似，易分离；断离的粘连带在膨宫液中色白、反光性强，多无出血。

（2）纤维肌性粘连

粘连带呈淡红色或黄白色，表面光滑，表面有子宫内膜或腺体开口。分离粘连带需稍用力，分离的断端粗糙、色红，并可见血样渗出。

（3）结缔组织性粘连

粘连带为瘢痕组织，无子宫内膜覆盖，表面呈灰白色，富有光泽，较粗糙，质地偏硬，不易分离，分离中央型粘连需较大力量，对周围型粘连的分离则很困难，且有子宫穿孔的危险，被分离的粘连断端粗糙，似一根折断的树干，苍白无出血。

## （三）IUA 的临床分级方案

正确的临床分级对于制定适当的个体化治疗方案及判断预后无疑是很重要的。目前IUA的临床分级方案不少于7种以上，各有侧重，尚无统一的分类标准。其中最常用的包括以下几种。

1.MARCH分类

按IUA累及宫腔面积的不同分为轻、中、重度，MARCH于1978年首先提出的IUA的分类标准：

（1）轻度

粘连范围不超过宫腔的1/4，粘连带，菲薄或纤细，输卵管开口和宫底清晰可见或病变很轻。

（2）中度

粘连范围累及1/4～3/4宫腔，子宫壁无黏着，输卵管开口和宫底仅部分封闭。

（3）重度

粘连范围超过宫腔的3/4，宫壁黏着或粘连带肥厚，输卵管开口和宫腔上端封闭。

美国生育协会（AFS）分类。粘连累及宫腔范围＜1/3，1分；1/3～2/3，2分；＞2/3，4分。粘连类型：菲薄粘连1分；菲薄和致密粘连2分；致密粘连4分。月经模式：正常0分；月经稀少2分；闭经4分。预后评价：1～4分为Ⅰ级（轻度）；5～8分为E级（中度）；9～12分为Ⅲ级（重度）。评分越高，预后越差。

2.欧洲妇科内镜协会（ESGE）的分类标准

Ⅰ度：宫腔内多处有纤细膜样粘连带，两侧宫角及输卵管开口正常。Ⅱ度：子宫前后壁间有致密的纤维素粘连，两侧宫角及输卵管开口可见。Ⅲ度：纤维索状粘连致部分宫腔及一侧宫角闭锁。Ⅳ度：纤维索状粘连致部分宫腔及双侧宫角闭锁。Ⅴa度：粘连带瘢痕化致宫腔极度变形及狭窄。Ⅴb度：粘连带瘢痕化致宫腔完全消失。

3.2000年NASR等提出的宫腔镜下的评分系统

峡部纤维化2分，膜性粘连较少1分，广泛（如＞宫腔的1/2）2分。粗大粘连：单一粘连带2分，多发粘连带（＞宫腔的1/2）4分。宫颈内口：双侧正常0分，一侧粘连2分，双侧粘连4分，管状宫腔（指套样改变）10分。月经类型：正常0分，月经稀少4分，闭经8分。生育史：既往生育正常0分，反复流产史2分，不育4分。0～4分，轻度，预后好；5～10分，中度，预后尚可；11～22分，重度，预后极差。

IUA临床分级的目的是为了更好地指导临床治疗及判断预后，众多的临床分级方案各有优劣。MARCH等以粘连范围作为分类标准，较为单一，IUA的预后不仅与粘连的面积相关，也与粘连的性质和部位相关，仅凭单一方面的分度评估预后是不足的。多数作者对1988年的美国生育协会（AFS）制定的分级方案表示认同，但美国生育协会提供的分级标准，虽然提出了月经、宫腔镜下观察的结果，但并没有提出粘连的位置与粘连严重性的关系。NASR的评分系统结合临床表现及宫腔镜将IUA进行评分，认为此种评分系统能更好地应用于临床，并能全面地评价IUA患者的预后，可以说提供了一个较全面精确的评价体系，但现仍需要大样本的研究来证实它的实用性和准确性。目前尚无研究对上述几种临床分类标准进行比较研究，究竟采用何种标准最适合中国人群不得而知。

IUA患者的临床表现与IUA的部位、面积及程度有一定关系，但两者之间不完全一致。因此，综合考虑临床表现和宫腔镜下观察结果来对宫腔粘连进行分类，显然更为全面、合理。但国内宫腔镜临床分级方法在不同医院之间的应用极为混乱，同一患者采用不同分级方法所得到的评价结果往往存在明显差异，给临床治疗决策造成严重障碍，并使研究的科学价值很难得到广泛认可，影响了宫腔镜的治疗效果及学科发展。

## 四、治疗

宫腔粘连治疗的主要目的是恢复宫腔正常形态，缓解症状，提高生育率。对于无症状的IUA和人为诱导的IUA则无需治疗。轻、中度IUA的疗效已得到肯定，但重度IUA仍然治疗困难，疗效不理想，成为IUA治疗的难点和重点。

宫腔粘连的治疗包括完全、准确地分离粘连，和防止分离后重新形成粘连以及促进被损害的子宫内膜修复。但术后宫腔内膜修复需要一定的时间，在此期间易再次出现宫腔粘连，甚至粘连较前更为明显，难以达到预期的治疗目的。目前的治疗方案主要基于临床医师的个人经验、小样本研究以及个例报道，仍缺乏随机对照研究对宫腔粘连的治疗加以规范。

### （一）粘连分解

过去通常采用在盲视下使用宫腔探针、宫颈扩张棒、分离铲、活检钳等进行探宫分离，如此盲目操作，手术风险高，临床效果难以令人满意。超声监护下宫腔内生理盐水溶液灌注技术，通过积聚的生理盐水溶液扩张和机械性分离IUA，该方法可在门诊进行，但仅适用于轻度内膜性粘连的IUA患者。对于中重度IUA，由于非直视下手术，对准确地判断分级及预后有一定缺陷，且子宫穿孔及形成假道的风险较高。随着宫腔镜技术的广泛应用，上述非直视方法目前应用较少。

20世纪80年代，宫腔镜技术开始应用于妇科疾病的诊断和简单治疗。90年代，宫腔镜的临床应用开始逐渐普及。目前宫腔镜下宫腔粘连分离术（TCRA）已成为诊断及治疗IUA的首选方法，宫腔镜可以直视下对宫腔内膜、输卵管开口等进行检查、诊断，同时可以针对粘连带进行钝性或锐性等机械性分离。宫腔镜下粘连分离完全的标志是患者的宫腔恢复原有形态及大小，双侧的输卵管开口清晰可见。

虽然宫腔镜目前运用广泛，粘连分解术式的选择策略仍存在差异。

1.手术器械的选择

其方法主要可分为机械性和能源性手术两大类。

（1）机械性的宫腔镜手术

通过使用宫腔镜微型剪进行分离，在宫腔镜直视下操作，可提供良好的标志，特别对于接近肌层的粘连，切割至肌层时可观察到出血，提醒术者停止切割，避免子宫穿孔，手术相对安全。而且剪刀切除法避免电能或激光切除对正常子宫内膜的破坏。但微型剪刀过小，使用起来力量不大，对于坚韧的重度结缔组织性粘连，微型剪手术较困难，特别当切割后壁粘连时，剪刀咬合不好时，切割粘连不够锋利。尽管如此，对于手术技巧精湛的宫腔镜医师来说，在广泛粘连患者中应用微型剪亦有可能取得完全分解。国外有医疗机构单纯应用微型剪成功分解IUA达到1500例以上。有观点认为瘢痕过于致密，采用剪刀难以切开，使用能源器械可以减少出血。然而，这和他们使用剪刀分解粘连的经验不足有关。而且，出血的是肌层而非瘢痕组织，正确、小心的操作理应避免肌层损伤导致的出血。

（2）能源性的宫腔镜手术

对于子宫内口肌性呈纤维索状或网状粘连，以致粘连带较粗的中、重度IUA，可采用环状或针状电极或激光将粘连处彻底切开、分离。用前倾式环形电极直接分离或切除粘连，术时难以确定粘连从何处开始，粘连与子宫肌肉之间的分界标志可能消失，切割较深时，部分子宫内膜在分离粘连时被刮除，故需注意电能引起的瘢痕和对邻近正常子宫内膜的损伤。使用双极电气化技术比单极电切割电能输出功率低，因此分离的侧损伤更小。宫腔的粘连带一般无血管，而切割分离达子宫肌层时会出现小血管出血，可电凝止血，同时提醒术者停止切割。针状电极作子宫腔切开术，适用于宫腔粘连致瘢痕化，使宫腔狭小。无月经者，用针状电极沿子宫长轴划开4~5条，使宫腔扩大，在术后激素治疗下，有望恢复月经周期。能源性手术器械的应用缩短了手术的时间，效果肯定且止血良好，但对子宫内膜及周围组织有一定程度热损伤，但同时发生穿孔、出血等并发症的几率也升高。手术操作时尽量不用或少用电凝、电切手术。采用微型剪处理子宫内膜息肉和IUA避免了电热损伤，创伤小，内膜恢复快，有利于将来再妊娠。但是对于严重的IUA或大的息肉、肌瘤，采用宫腔镜电切除手术则可显著缩短手术时间，降低息肉或肌瘤的持续存在或复发的几率。

（3）注意点

①所有的粘连分解手术，主要原则之一就是尽可能减少出血。保持在粘连组织或宫腔内操作十分重要，尽量避免操作进入肌层形成假道。

②微型剪刀切开而非切除粘连，因为切除操作难免损伤到内膜基底层和浅肌层。

③有些术者宫腔镜下分解粘连后喜欢做个诊刮，但这种刮除切痂的行为并不必要也不明智。

④密切监测出入液量。若术中液体吸收过多导致液体负荷量过大，可静脉输注利尿剂或中断手术，择日继续完成。

2.监护方式的选择

宫腔镜手术最常见的并发症有子宫穿孔、TURP综合征、出血和感染。而中重度IUA时，即使在宫腔粘连大范围分解后，宫腔内标志仍可能模糊，或仍然无法进入宫腔，因此子宫穿孔的风险很高。一旦发生子宫穿孔，还有可能损伤周围脏器，如不及时发现和处理，将会出现严重后果。

在这种情况下，或者有既往的子宫穿孔史时，可同时行腹腔镜或B超监护。当存在盆腔粘连或子宫内膜异位灶时，在病灶部位光源的亮度明显减弱。宫腔粘连分解时，腹腔镜术者透过子宫壁监视宫腔镜光源强度。如果光线均匀，可认为宫腔镜位置正确，穿孔的风险小。如果子宫浆膜面起水泡或光线在某一位点特别集中，提示穿孔可能，应立即停止手术。腹腔镜监护还可以帮助术者尽早处理子宫穿孔，确保手术安全。同时，对盆腔异常的病例宫、腹腔镜联合手术还可以作相应处理。

Rock等针对广泛、致密粘连的宫颈及宫腔下段粘连介绍了一个改良的腹腔镜监护方式。在腹腔镜下将亚甲蓝注射进入宫腔上部，子宫内膜可被亚甲蓝染色，而粘连组织不着色，从而引导宫腔镜进入染色的宫腔上部。

还有些学者选择经腹部超声监测引导。应用B超定位子宫内膜，对以下段粘连较为明显而宫腔上部仅轻、中度受损的患者尤为有价值。如果存在明显的侧壁或边缘性粘连，超声监测可能也无法避免切到肌层，甚至穿孔。有报道应用B超监护的宫腔镜手术仍有5%的病例发生穿孔。也有报道应用荧光镜引导钝性分离重度粘连。其优点在于应用窄带宫腔镜技术，无需能源性手术，从而降低子宫穿孔以及相关的内脏损害风险。但该技术费用昂贵，存在电离放射风险，技术难度较大。

3.其他宫腔粘连分解方法

当重度IUA患者的宫腔呈管状时，传统的宫腔镜手术无法安全完成，有学者提出子宫肌层划痕的方法。例如，采用Collins刀从宫底至宫颈肌层呈手风琴状切开6~8道4mm深的划痕，以达到扩大宫腔容积的目的。在两个小样本报道中，该术式分别可以达到51.6%和71%的解剖结构成功率，以及38.7%和42.9%的妊娠率。

还有术者采用宫颈扩张棒从颈管探入到双侧输卵管并口处，然后应用宫腔镜切除中间的纤维隔。然而该术式导致子宫穿孔和出血的风险高，并不建议应用。

对粘连严重及周围型致密粘连者，宫腔镜下两次分离失败者，探针分离或宫腔镜下分离已发生子宫穿孔者，可考虑经腹切开子宫分离粘连。Reedy等于1977年报道3例因宫腔镜下分离IUA失败而采用经腹切开子宫直视下分离IUA的病例，3例患者术后全部恢复月经，但无妊娠报道，因损伤较大，目前已很少采用。

对于其他治疗方法无效或子宫体部粘连面致密广泛，输卵管口区域有积血而患者痛经症状严重时，可考虑行子宫切除术。因该方法创伤大，术后患者丧失生育能力，临床应用极少。

## （二）IUA分离术后再粘连的预防

术后宫腔再黏连是影响术后疗效的主要因素，也是临床治疗的棘手问题。据报道IUA分离术后复发率为3.1%～23.5%，其中重度粘连术后复发率高达20%～62.5%。国内外学者都在试图寻找一种安全有效的方法预防宫腔再粘连。预防术后复发的方法很多，国内外相关报道也很多，主要分为屏障介质和药物治疗两大类，但目前还没有一个较为理想的预防方法，多数学者倾向于以屏障治疗为主的综合治疗。

1.放置宫内节育器（IUD）

TCRA术后常规于宫腔内放置宫内节育器，一直是广泛使用并被认为有效的预防术后IUA的方法。然而宫腔镜治疗IUA后应用IUD有利有弊，部分学者认为放置IUD可能增加感染的风险，含铜IUD还可能诱发无菌性炎性反应、增加粘连形成。T形环相对面积太小，不宜用于术后防粘连治疗；IUD的圆环结构可能使宫腔在环内再次形成粘连。也有学者于TCRA术后宫内同时放置T形节育器和O形节育器，预防术后再粘连取得了良好疗效，但该方法是否优于单独使用一种节育器，尚需进一步验证。有学者将100例子宫纵隔切除术后患者分为4组，分别为对照组、雌激素组、IUD组、雌激素＋IUD组，治疗后2个月，79例患者在门诊接受宫腔镜检查，对照组、IUD组、雌激素＋IUD组IUA发生率分别为5.3%，10.5%和12%，雌激素组无IUA发生。由于粘连复发率较高，目前放置宫内节育器这一传统方法受到挑战。

2.放置球囊导尿管

Foley球囊导尿管相对于IUD更能有效分离子宫各壁，其充水球囊不仅在宫腔内起到压迫止血及屏障作用，还可作为支架便于子宫内膜沿球囊表面进行修复，同时还可引流宫腔内液体。ORHUE等曾于2003年对比了宫内放置宫内节育器和Foley尿管治疗的疗效，结果表明，Foley尿管是一种更安全有效的预防IUA分离术后宫腔再粘连的方法。Foley尿管一般于IUA分离术后7～14天取出，但导尿管放置的时间越长宫内感染的发生率越高，且可能存在因个体差异导致充水球囊注水后宫腔压力不易掌控的情况，因IUA患者子宫内膜有血流灌注不足的改变，因此使用Foley尿管可能出现子宫内膜由于压迫时间长而加重缺血性损伤的风险。

### 3.雌激素治疗

雌激素对子宫内膜再生起刺激作用，理论上有助于防止新粘连的再次形成，但是至今尚无客观的随机对照试验证实雌激素在预防IUA复发中的有效性。较常见的用药方法是雌激素连续或者雌孕激素周期序贯疗法治疗1～3个月，以加速裸露区子宫内膜生长，减少IUA再次形成，改善月经量并最终希望改善受孕率、妊娠率。因IUA患者子宫内膜基底层不同程度的受损，对常规人工周期的雌激素剂量的刺激反应不良，越来越多的学者倾向于使用大剂量雌激素。国内吴春玲对不同水平雌激素在宫腔粘连形成中的效果进行了比较，发现常规生理剂量组（戊酸雌二醇2mg，1次/天）总治疗有效率为62%，大剂量组（戊酸雌二醇3mg，3次/天）为93%，两组比较差异有统计学意义（$P < 0.05$）。但目前雌激素疗法只是经验性用药，其使用剂量及疗程的长短尚无定论。

### 4.生物胶类

生物胶包括透明质酸钠凝胶、生物蛋白胶、几丁糖凝胶等。具有生物相容性、无免疫原性及无毒性，且可被自然地生物吸收的特点，近年来常被用于外科、妇产科等术后预防粘连形成。透明质酸（HA）是细胞外基质和细胞间基质的主要成分，在水溶液中形成无序网状结构，在细胞表面形成细胞周围分子笼蔽，起到空间阻隔的作用，可促进伤口愈合和组织再生。目前临床用于预防宫腔粘连术后再粘连形成的生物胶，主要是最新一代透明质酸的衍生物——自交联多糖凝胶（ACPgel）。ACPgel由HA交联缩合形成，能在无菌，重蒸水中形成黏性极大网状微粒的悬浮液，与HA相比具有更强的黏附性和更持久的降解时间，可以长久停留在粘连分离后的创面表面，避免创面相贴，抑制炎症细胞迁移，限制纤维蛋白原扩散，从而起到预防术后再粘连形成的作用。META分析证实，自交联透明质酸胶可有效预防宫腔镜手术后的IUA（OR＝0.408，95%CI0.217～0.766）。

由于子宫腔狭小，是一个开放的腔道，彻底止血困难等原因，很多在盆腹腔、骨科、整形外科使用有效的防粘连产品在宫腔使用受限。生物胶类注入宫腔后大部分会自宫颈口排出，仅有少部分残留于宫腔表面，因而不能长时间存留于宫腔内。

### 5.羊膜移植

羊膜在一百多年前就作为一种敷料应用于外科，20世纪初作为一种供体材料应用于外科皮肤移植手术中。自2006年Amer（阿米尔米）等首次把新鲜羊膜运用于中重度宫腔粘连分解术后预防复发并取得成功后，人们开始对羊膜的生物学特性有了一个全新的、深入的认识。除了机械屏障作用外，羊膜自身可分泌各种活性成分，具有促进上皮生长、抑制纤维化、低免疫原性、抗炎作用等特点，越来越受到妇产科工作者的青睐。Amer（阿米尔米）等将新鲜羊膜裁剪适当大小，上皮层向内包裹Foley导尿管球囊端，置入IUA分离术后的宫腔，注入生理盐水3~5mL，下段接引流袋，术后予抗生素预防感染。2周后取出球囊导尿管，术后4个月再次宫腔镜检查，12例中度及1例重度IUA患者均未再发粘连，另12例重度患者再形成IUA，但83.33%（10/12）患者再粘连仅为轻度，只有16.67%（2/12）重度结核性IUA患者为中度再粘连。结果表明，对于中重度IUA患者，在TCRA后于宫腔内移植羊膜可有效减少IUA的再复发，并刺激子宫内膜的再生。该结论在Amer（阿米尔米）等2010年的更大样本的研究中得到验证。国内夏恩兰教授等亦对此方面的应用，进行了探索性的研究，并取得了良好的结果。然而羊膜移植仍需借助于球囊导尿管，仍无法避免球囊导尿管应用可能存在的风险。而且关于羊膜在宫腔内的转归和羊膜应用后妊娠的情况等远期疗效，有待进一步大样本的研究观察。

6.医用生物膜

医用生物膜是人工合成的一类高分子聚合物，降解产物可被人体完全吸收。常用的有几丁糖生物膜、透明质酸生物膜以及聚乳酸等各种人工合成生物膜。医用生物膜作为一种机械屏障发挥防粘连的作用。Seprafilm生物膜是由透明质酸和羟甲基纤维素通过化学合成的生物可吸收膜，其术后5~7天起到屏障作用，28天后分解成二氧化碳和水排出体外。一项随机对照前瞻性研究表明，其应用可能减少流产后诊刮患者宫腔粘连的发生，并提高妊娠率。

7.干细胞治疗

大量证据表明子宫内膜可能存在子宫内膜干细胞。体内外研究亦发现，骨髓间充质干细胞可体内重建为子宫内膜组织。成人干细胞可以在体内重建子宫内膜组织，提示它可能用于治疗子宫内膜缺乏相关的疾病，如IUA。Nagori等2011年报道了1例刮宫后导致重度IUA的患者，经常规治疗失败后，进行了自体成人干细胞移植修复子宫内膜，此后通过体外受精胚胎移植成功受孕。但该疗法机制并不清楚，亦未受到更多成功病例的验证。干细胞治疗离真正成功应用于宫腔粘连

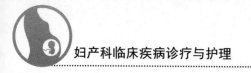

的修复治疗尚有大量的基础和临床研究工作要做。

# 第三节  多囊卵巢综合征与流产

多囊卵巢综合征（PCOS）是生育年龄妇女常见的一种复杂的内分泌及代谢异常所致的疾病，以慢性无排卵（排卵功能紊乱或丧失）和高雄激素血症（妇女体内男性激素产生过剩）为特征，主要临床表现为月经周期不规律、不孕、多毛和（或）痤疮，是最常见的女性内分泌疾病，PCOS患者往往与不孕、流产等不良妊娠结局相关。PCOS也是Ⅱ型糖尿病、心血管疾病、妊娠期糖尿病、妊娠高血压综合征以及子宫内膜癌的重要危险因素。

## 一、流行病学

PCOS是一种常见的妇科内分泌疾病，据估计，在生育年龄妇女中，PCOS患病率为4%～12%发病，由于诊断标准的不同，其发病率的统计在不同的文献中差异较大。

## 二、临床表现

### （一）月经紊乱

PCOS导致患者无排卵或稀发排卵，约70%伴有月经紊乱。患者的初潮年龄往往正常，主要的临床表现形式为闭经、月经稀发和功能失调性子宫出血病，占月经异常妇女70%～80%，占继发性闭经的30%，占无排卵型功能失调性子宫出血病的85%。由于PCOS患者排卵功能障碍，缺乏周期性孕激素分泌，子宫内膜长期处于单纯高雌激素刺激下，内膜持续增生易发生子宫内膜单纯性增生、异常性增生，甚至子宫内膜非典型增生和子宫内膜癌。

## （二）高雄激素相关临床表现

高雄激素血症是PCOS最重要的病理生理特征之一，比正常高出50%～150%，女性血液循环中主要有4种雄激素，即睾酮（T）、雄烯二酮（$A_2$）、脱氢表雄酮（DHEA）和硫酸脱氢表雄酮（DHEAS），卵巢内雄激素由卵泡膜及间质细胞合成，受LH调节，直接或间接来源卵巢的T占循环总量的2/3，是卵巢雄激素来源的标志。$A_2$是T的主要前体物，生物活性低。双氢睾酮（DHT）是$A_2$、T腺外转化产物，很少进入循环，其代谢产物用于反映雄激素在外周的作用。妇女体内DHEA和DHEAS主要来源于肾上腺，是肾上腺源雄激素的标志。然而，PCOS患者体内不同雄激素亚型的分布是不均衡的，研究表明PCOS血中$A_2$升高约占60%，T升高占70%，DHEAS升高占40%～50%，在PCOS中还有约20%～30%无雄激素升高。

1.多毛

毛发的多少和分布因性别和种族的不同而有差异，多毛是雄激素增高的重要表现之一，但是多毛的程度与血雄激素升高的程度并不平行，这是由于：不同个体毛囊5α-还原酶及3α酮还原酶活性不同，毛囊对雄激素的反应性还决定于局部雄激素体的量与功能。临床上评定多毛的方法很多，其中世界卫生组织推荐的评定方法是Ferriman-Gall-way毛发评分标准。我国PCOS患者多毛现象多不严重，陈子江在山东做大规模社区人群流调结果显示：

（1）F-G总分≥2分是适宜于济南市妇女的多毛诊断临界值。

（2）以F-G总分≥2分为诊断标准，PCOS患者存在显著的多毛现象。

（3）上唇、胸部、下腹是育龄期普通群体妇女和PCOS患者多毛的主要部位。

2.高雄激素性痤疮

PCOS患者多为成年女性痤疮，伴有皮肤粗糙、毛孔粗大，多见于面部，如前额、双颊、胸背，最初表现为粉刺，以后可以慢慢演变为丘疹，脓疱，结节等，具有症状重、持续时间长、顽固难愈、治疗反应差的特点。

3.皮脂溢出

PCOS产生过量的雄激素，发生高雄激素血症，使皮脂分泌增加，导致患者头面部油脂过多，毛孔增大，鼻唇沟两侧皮肤稍发红、油腻，头皮鳞屑多、头皮痒，胸、背部油脂分泌也增多。

4.男性化表现

主要表现为有男性型阴毛分布，一般不出现明显男性化表现，如阴蒂肥大、乳腺萎缩、声音低沉及其他外生殖器发育异常。在PCOS患者如有典型男性化表现，应注意鉴别先天性肾上腺皮质增生、肾上腺肿瘤及分泌雄激素的肿瘤等。

### （三）肥胖

肥胖占PCOS患者的30%～60%，其发生率因种族和饮食习惯不同而不同。国际上测量肥胖的标准有：体重指数（BMI），以体重（kg）/身高$^2$（m$^2$）表示，女性BMI>24为超重，>26为肥胖。在美国，50%的PCOS妇女存在超重或肥胖，而其他国家的报道中肥胖型PCOS相对要少得多。PCOS的肥胖表现为向心性肥胖（也称腹型肥胖），以腰围与臀围的比值（WHR）为指标，WHR>0.85为腹型肥胖，非肥胖的PCOS患者也表现为血管周围或网膜脂肪分布比例增加。

### （四）黑棘皮症

黑棘皮症表现为腋窝、颈部的屈侧和餐巾区，外阴、大腿内侧、面部、肘窝、腘窝、肚脐、手背、乳晕、足、眼睑和鼻前庭区的皮肤，乳头样增生，角化过度和色素加深。最初的变化表现为污黄色、灰色或棕黄色，随后黑素加深，与周围皮肤界限不甚清楚。皮肤皱纹和皱褶处发生天鹅绒状乳头瘤样疣状皮损，污灰到黑色增生常致鸡冠样皮峭，呈不同程度的角化过度。最终可发生疣状赘生物。根据皮肤皱褶部位色素增加，伴疣状增殖，组织病理显示乳头瘤样增生，应考虑诊断本病。重要的是区分良恶性，恶性黑棘皮肤病通常在成年发病，损害严重，四肢与黏膜常受累，色素沉着显著，皮损逐日严重，且伴瘙痒。

### （五）不孕

由于排卵功能障碍使PCOS患者受孕率降低，且流产率增高，但PCOS患者的流产率是否增加或流产，是否为超重的结果目前还不清楚。PCOS患者卵巢E$_2$生成、分泌可增多，且在排卵期和黄体期不能形成峰值，由于同时无排卵导致缺乏周期性孕酮分泌，而这种雌、孕激素周期性的缺陷可引起LH的过度分泌，并引起月经改变、FSH分泌异常、卵泡发育受阻。

## （六）其他

### 1.阻塞性睡眠窒息

这种问题在PCOS患者中非常常见，且不能单纯用肥胖解释，胰岛素抵抗比年龄、BMI或循环睾酮水平，对睡眠中呼吸困难的预测作用更大。

### 2.抑郁

PCOS患者抑郁发病率增加，且与高体质指数和胰岛素抵抗有关，患者生活质量和性满意度明显下降。

## 三、诊断

1935年，Stein和Leventhal首次报告此病后被定名为Stein-Leventhal综合征（S-L征）。1960年由于患者以双侧卵巢囊性增大为特征，故改称为多囊卵巢综合征（PCOS）。由于PCOS有高度临床异质性，病因及发病机制至今不清楚，到2003年欧洲人类生殖和胚胎学会（ES-HRE）与美国生殖医学学会的（ASRM）的专家，召开PCOS国际协作组专家会议制定了PCOS的国际诊断标准，具体诊断标准如下：①稀发排卵或无排卵。②高雄激素的临床表现和（或）高雄激素血症。③超声表现为多囊卵巢[一侧或双侧卵巢有12个以上直径为2~9mm的卵泡，和（或）卵巢体积＞10mL]。

关于卵巢多囊样改变（PCO）的超声诊断标准虽然进行了大量的研究，但仍众说纷纭，加上人种的差异，其诊断标准的统一更加困难。2003年鹿特丹的PCO超声标准是单侧或双侧卵巢内卵泡≥12个，直径在2~9mm，和（或）卵巢体积（长×宽×厚/2）＞10mL。同时可表现为髓质回声增强。上述3条中符合2条，并排除其他疾病如先天性肾上腺皮质增生、库欣综合征、分泌雄激素的肿瘤。为制定中国PCOS的诊治规范，中华医学会妇产科学分会内分泌学组，于2006年在重庆讨论并初步制定了目前中国的PCOS诊断、治疗专家共识。2007年出台了目前中国的PCOS诊断和治疗专家共识，专家建议在现阶段推荐采用2003年鹿特丹PCOS国际诊断标准。即稀发排卵或无排卵；高雄激素的临床表现和（或）高雄激素血症；卵巢多囊性改变：一侧或双例卵巢直径2~9mm的卵泡≥12个，和（或）卵巢体积≥10mL；上述3条中符合2条，并排除其他高雄激素病因（先天性肾上腺皮质增生、库欣综合征、分泌雄激素的肿瘤等）。

## 四、治疗

### （一）药物治疗

目前作为一线治疗方法PCOS的药物治疗已取代手术治疗，治疗的目的主要与患者的生育要求相关。

1.一般治疗

PCOS患者多有超重，饮食结构不合理，缺乏运动等，一般处理以饮食调节和控制体重为主，体重指数（BMI）下降会改善生育结局，控制体重对生育和严重的代谢紊乱均有影响。运动作为减轻体重的一种方法，通过外周组织利用葡萄糖使胰岛素浓度降低。另外，低热卡食物摄入也会减少胰岛素分泌。降低体重可降低血中胰岛素浓度，增加性激素结合球蛋白和胰岛素样生长因子结合蛋白的浓度，结果导致卵巢雄激素分泌减少及血中游离睾酮下降，体重下降5%则可减轻高雄激素症状。

《多囊卵巢综合征诊断标准和治疗规范》（中华医学会妇产科学分会内分泌学组，2011年6月）指出：减低体脂是肥胖型PCOS患者的一线治疗方案。

（1）长期限制热量摄入，选用低糖、高纤维饮食，以不饱和脂肪酸代替饱和脂肪酸。

（2）适量耗能规律的体格锻炼（30分钟/天，每周至少5次）是减重最有效的方法。

（3）改变不良饮食习惯，减少精神应激，戒烟、少酒、少咖啡因也很重要。

（4）医师、社会、家庭应给予患者鼓励和支持，使其能够长期坚持而使体重不反弹。

（5）目前尚缺乏有效安全的降体重药物，除非极度肥胖并伴有多种并发症，一般不行手术减重。

2.调整月经周期

主要选用孕激素制剂或口服避孕药。PCOS患者体内有较高的雌激素水平，往往无排卵导致没有足够的孕激素转化增生的内膜，对于无生育要求的女性可选用单一孕激素治疗。

（1）适应征

不规则出血，月经稀发，子宫内膜增生等。

（2）药品选择

①单一孕激素后半周期应用，如天然黄体酮100～200mg/d或地屈孕酮10～20mg/d，自月经后半周期应用10天。

②短效口服避孕药（OCP），用法是自月经周期的第5天或闭经期开始服用，每天1粒，连服21天，于下次月经第3天继续服用，兼有降低雄激素作用，如妈富隆，达英-35。

3.降低高雄激素血症的药物治疗

（1）达英-35

主要用于保护子宫内膜、调整月经周期，通过降低卵巢产生的雄激素改善多毛和（或）痤疮。达英-35可以降低PCOS患者的高雄激素血症。用法是自月经周期的第3天或闭经期开始服用，每天1粒，连服21天，于下次月经第3天继续服用，连服3个周期，3个月后血清FSH、LH、$E_2$、T水平明显下降。其中应用最多的降低高雄激素血症的OCP是醋酸环丙孕酮，是具有孕激素活性而又无睾酮作用的药物，作用机制为：

①在胞质竞争性地取代了5-双氢睾酮（DHT）的结合部位，减少促性腺激素的分泌可抑制排卵。

②CPA与EE结合剂型可显著增加SHGB水平。

③强抗雄激素作用，竞争靶器官的雄激素受体，降低雄激素作用，如竞争抑制双氢睾酮受体，抑制$5\alpha$-还原酶。

④抑制细胞色素P-450依赖的类固醇合成过程，使雄激素合成减少。

⑤孕酮类抗促性腺激素的效应，抑制垂体LH的合成和释放，减少卵巢泡膜细胞分泌的雄激素。

醋酸环丙孕酮在过去20年中一直被作为PCOS多毛治疗的首选方法，连续6个周期以上的治疗对60%～80%的多毛患者有效。OCP对于无生育要求的PCOS患者是一种简单、经济的治疗方法，但最近的研究显示其可能降低PCOS妇女胰岛素敏感性和糖耐量，另外常见的副作用包括头痛、体重增加、情绪改变、性欲下降、胃肠道反应和乳腺疼痛，应给予注意。

（2）糖皮质激素

用于治疗肾上腺合成雄激素过多的高雄激素血症，以地塞米松和泼尼松的疗效较好，因为它们与受体的亲和力较大，可抑制垂体ACTH分泌，使依赖ACTH的肾上腺雄激素分泌减少。地塞米松0.5～0.75mg/d，泼尼松5～7.5mg/d，睡前服用。长期应用注意下丘脑–垂体–肾上腺轴抑制的可能性。

（3）螺内酯

是一种醛固酮类似物，其对酶抑制作用的有效性与醋酸环丙孕酮相似，故两种治疗效果亦相似。同时其具有对抗雄激素作用，其治疗高雄激素血症的作用机制为竞争性与雄激素受体结合，在末梢组织与双氢睾（DHT）竞争性结合受体，抑制$17\alpha$–羟化酶，使T、A减少。治疗剂量为50～400mg/d。

（4）氟化酰胺

是一种类固醇复合物，有强效高特异性非类固醇类抗雄激素，没有内在激素或抗促性腺激素作用，不能减少类固醇的合成，但通过受体结合抑制雄激素效应。与醋酸环丙孕酮相比，其治疗后血清雄激素（包括总睾酮和游离睾酮）水平升高，但由于雄激素靶器官效应被拮抗，尽管血清雄激素水平升高，临床表现没有加重。治疗剂量多选用250mg/d。长期大量服用有肝损害可能，另外是否造成胎儿畸形尚无定论，故服药期间应避孕。

4.胰岛素增敏剂（ISD）治疗

PCOS的一个主要特征是胰岛素抵抗，导致代偿性高胰岛素血症，以便维持正常糖耐量（葡萄糖摄入后胰岛素的正常反应）。在年轻PCOS妇女中，高胰岛素血症是糖耐量异常和后期心脏疾患的主要危险因素。另外，高胰岛素血症还可引起卵巢雄激素合成增加，进而导致无排卵、闭经和不孕。许多PCOS妇女表现为肥胖，由于体重增加胰岛素抵抗更为明显；非肥胖的PCOS妇女（占PCOS的20%～50%）多有腰围/臀围比增加，较正常组亦有更明显的胰岛素抵抗倾向。主要的胰岛素增敏药物有二甲双胍、曲格列酮、罗格列酮、匹格列酮等。它们的主要适应证是有胰岛素抵抗、糖耐量受损或2型糖尿病的PCOS妇女。

二甲双胍治疗肥胖及非肥胖PCOS均有效，可以纠正与胰岛素相关的代谢紊乱，如肥胖、血脂异常等，使血清胰岛素降低，LH降低，雄激素生成减少，SHBG上升，常用方法为每次500mg，3次/天，口服，连续服用2～3个月。副作用有恶心、腹泻等。

5.促排卵药物治疗

体重减轻可以影响生殖内分泌，肥胖、高雄激素血症、无排卵的妇女进行减肥，发现体重减轻可降低胰岛素和游离睾酮，同时使SHBG升高。高胰岛素血症（空腹和餐后）与无排卵关系的研究也显示，胰岛素水平降低是影响排卵恢复的原因。促排卵结局与BMI相关，表明体重可以影响妊娠结局。有生育要求的PCOS患者多需要应用促排卵治疗才能妊娠，PCOS的药物促排卵治疗在近50年中有了很大进展，但部分患者应用常规方法疗效较差，故选择合适的方案是促排卵治疗的关键。

（1）氯米芬（CC）

1961年Greenblatt（格林布拉特）报道了应用氯米芬促排卵治疗。CC已经成为PCOS促排卵治疗的首选药物，CC可与下丘脑雌激素受体结合，使中枢神经系统对循环中的雌激素水平的感应被阻滞，脉冲式GnRH和促性腺激素分泌增加，进一步引起卵泡生长和发育。另外，CC也可直接影响垂体和卵巢，分别使促性腺激素分泌增加，协同增强FSH诱导的芳香化酶活性。CC也可在女性生殖道的其他部位表现出抗雌激素特征，特别是子宫内膜和宫颈（使宫颈黏液黏稠）。这些抗雌激素效应对妊娠有负面影响。治疗经常在自然周期月经来后或孕激素撤退出血后开始，即从周期的第2~5天开始，用药5天，开始时间对排卵率、妊娠率和内膜并没有显著影响，在卵泡早期开始可以确保充分的卵泡募集。氯米芬的起始剂量通常是50mg，而100mg则对肥胖妇女更合适。如果以上方法没有排卵反应，下一次剂量可增加50mg直到有排卵，尽管FDA推荐的日最高剂量达250mg，但临床常用的最高剂量是150mg。应尽量采用最小的剂量治疗，因为高剂量并不能改善妊娠结局，并且理论上对内膜厚度和着床有负面影响。如果用B超监测卵泡的成熟，主导卵泡达平均直径18~20mm时就认为是成熟卵泡，对于B超显示卵泡增大但不能排卵者，可用人绒毛膜促性腺激素（hCG）促排卵，指导同房时间。PCOS患者应用CC后排卵率可达80%以上，单独使用妊娠率达30%~60%。用氯米芬两个最明显的副作用是轻度卵巢增大（13.6%）和多胎妊娠，其他副作用包括潮热（10.4%）、腹胀（5.5%）和极少的视觉障碍（1.5%）。部分患者应用CC治疗无效，称为氯米芬抵抗，但目前对氯米芬抵抗的定义不同，最大剂量150~250mg不等，连续应用3个周期，均无排卵反应。

（2）促性腺激素（Gn）

对于CC抵抗的患者，促性腺激素是常用的促排卵药物，包括FSH及HMG，目前Gn的制剂多样，如HMG、尿FSH和重组FSH，但应用时都存在价格高、多胎妊娠和卵巢过度刺激综合征（OHSS）风险的问题。常规方法月经3～5天起始，HMG1支/天或纯FSH75IU/天，排卵率较高，妊娠率较高，但卵巢过度刺激综合征发生率高，多胎率高。目前多采用小剂量缓增方案即于月经第3天开始，1支，隔日1次，若卵巢无反应，每隔7～14天增加半支，即37.5IU，直到B超下见到优势卵泡，增加至225IU/天为止，该方法排卵率为70%～90%，单卵泡发育率为50%～70%，周期妊娠率10%～20%，OHSS发生率较低为0～5%，但治疗周期长，患者费用相对高。

（3）来曲唑

促排卵治疗是芳香化酶抑制剂（AIs）的一种新的适应证，这类药物以往主要用于乳癌的治疗。它们可以单独应用，也可与FSH联合应用。主要副作用包括胃肠道反应、疲劳、潮热、头和背痛。目前临床常用的芳香化酶抑制剂类药物是来曲唑，主要用于氯米芬抵抗的患者，排卵率达80%，多于月经周期开始后或黄体酮撤退性出血后，月经第3～7天（共5天）应用，2.5～5.0mg/d，之后的监测过程同氯米芬。Abdd-lah对CC抵抗的患者采用来曲唑或LOD治疗，发现来曲唑组具有较高的排卵率，hCG注射日子宫内膜也优于LOD组，妊娠率高于LOD组。

## （二）手术治疗

PCOS患者的治疗一直是临床治疗中的难点问题。最早的有效治疗方法是1935年Stein（斯坦）和Leventhal（勒旺塔尔）报道的双侧卵巢楔形切除术（BOWR），这种方法开创了手术治疗不孕的时代。手术治疗可以减少卵巢中部分颗粒细胞，卵巢间质产生雄激素减少，从而使循环中的雄激素水平降低，进而GnRH降低，引起血清雄激素浓度进一步降低，这也说明卵巢间质亦受垂体-卵巢轴调控。由于雄激素水平降低，术后大部分患者可恢复自发排卵和月经，有部分可能自然怀孕，但大部分妊娠发生在术后6个月左右。手术治疗根据方法不同分为以下几种。

1.腹腔镜下卵巢电灼或激光打孔治疗（LOD）

目前首选的外科手术治疗方法是应用热穿透或激光进行腹腔镜卵巢打孔

术，术后促排卵治疗反应改善，由于医疗干预致多胎妊娠率降低，与卵巢楔形切除术相比术后粘连发生率明显降低。主要适用于氯米芬抵抗患者的二线治疗方法，它具有单卵泡率高，避免了多胎及OHSS问题，特别是对于BMI<29kg/m$^2$以及游离雄激素指数<4者治疗效果良好，排卵率80%～90%，妊娠率60%～70%。LOD的促排卵机制为：破坏产生雄激素的卵巢间质，间接调节垂体-卵巢轴，使血清LH及睾酮水平下降，增加妊娠机会，并可降低流产的危险。LOD可能出现的问题有：治疗无效、盆腔粘连、卵巢功能低下。Abu Hashim对234例CC抵抗的患者进行LOD，发现超过1/3的患者得以改善，恢复排卵，或对CC起效。

2.经阴道注水腹腔镜

经阴道注水腹腔镜（THL）主要用于无明显盆腔原因的不孕症患者输卵管及卵巢结构的检查。通过THL对氯米芬抵抗的PCOS患者进行卵巢打孔治疗，术后6个月累积妊娠率达71%。

# 第四节　HIV 感染与自然流产

据估计，每年有150万HIV阳性妇女怀孕，大约有60万儿童通过母婴传播感染HIV，每天超过1600例。在南非的部分地区妊娠期妇女感染HIV超过30%，而新HIV感染发生率在东南亚正在上升，但在过去10年，全球艾滋病病毒（HIV）新感染人数下降了近25%，与艾滋病相关的死亡病例也有下降趋势。

在发达国家，已报告HIV感染对妊娠结局几乎没有影响。然而，在一些非洲国家的研究中发现HIV感染与不良妊娠结局有关。在一般情况下很难确定HIV感染妇女的不良妊娠结局是HIV感染所致，还是因为药物的使用或因缺乏产前保健所致。有关HIV阳性妇女的不良妊娠结局包括：早期自然流产率的增加，低出生体重、死胎、死产、早产、胎膜早破、其他性传播感染（STD）、细菌性肺炎、泌尿道感染以及其他感染性并发症。目前，这些不良的妊娠结局是否因HIV感染所致还不清楚。

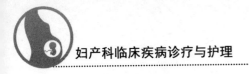
## 一、HIV 感染途径

第一，性接触，70％以上的HIV感染是通过异性间性交所传播。

第二，非法使用毒品传播。

第三，使用被污染的血液制品。

第四，母婴垂直传播（MTCT），90％以上的儿童感染是通过母婴垂直传播（MTCT）。孕妇感染后经血行性垂直传播给胎儿，从羊水或胎盘中可分离出这种病毒。在不同的国家，在无抗反转录病毒药物治疗的情况下，HIV母婴传播率为15％～40％以上（欧洲和美国在15％～25％，一些非洲和亚洲的研究在25％～40％）。母婴传播可发生在宫内，也可发生在分娩时或产后通过母乳喂养传播。多数母婴传播发生在妊娠晚期与分娩时。已经证实，母婴传播率的增加与母亲的某些行为因素有关。这些行为包括：吸烟、严重吸毒以及孕期无保护性性行为等。胎盘因素与病毒的母婴传播有关。流行病学研究发现绒毛羊膜炎的出现与病毒的母婴传播率增加两者间有明显的相关关系，可能是由于炎症导致胎盘表面破损，若此时胎盘局部病毒承载量增加，则很容易发生母婴传播。

## 二、临床表现及诊断

从感染HIV到进入AIDS期的时间通常为数月到数年，最长可达8～9年。机体从HIV感染到艾滋病发病，一般经历三个阶段：急性HIV综合征、潜伏期和临床发病期。

### （一）急性 HIV 综合征

初次感染HIV后3～6周，50％～70％患者有急性单核细胞增多症样综合征，高度病毒血症，HIV广泛播散。1周～3个月内出现抗HIV体液和细胞免疫应答，但HIV仍在淋巴结中持续表达。

### （二）潜伏期

1.细胞潜伏期

HIV基因组以非整合状态停留在某些非活化细胞中数天，但无病毒复制的现象，这种静息感染与经典的病毒潜伏不同，它是病毒基因组在细胞中的表达被抑制的一种状态。细胞潜伏在临床上的反映是感染了HIV但抗HIV抗体和病毒血症均阴性。细胞潜伏的机制仍不明，也不知为何有些HIV株较易进入潜伏状态，可能机制：

（1）HIV-DNA的甲基化。

（2）Tat、Rev、Vpu和Vpr表达不足或缺乏。

（3）Nef蛋白质的表达。

（4）抑制了一些能与某些蛋白质相互作用的细胞内因子。

（5）$CD_8^+$细胞因子抑制HIV的表达。

2.临床潜伏期

HIV感染后到临床疾病出现前这段时间称潜伏期。临床潜伏期是指临床无症状但HIV仍在宿主体内积极复制，这段时间虽无临床症状，但感染过程仍在进行。表现为免疫系统的渐进性衰退，如$CD4^+$T细胞的减少等。

潜伏期平均10年，HIV（＋）儿童和非洲HIV（＋）者潜伏期较短，感染毒力较强的株潜伏期也较短。因此强毒力突变HIV株的出现，特别在宿主体内是一个值得注意的问题。

### （三）临床发病期

AIDS的发生是免疫系统进行衰退的必然结果，是初次感染HIV时就开始的免疫抑制的终末阶段。患者有进行性全身性淋巴结肿大，机会性感染（如卡氏肺囊虫性肺炎）或肿瘤（如卡波肉瘤）。HIV或其产物对神经系统直接或间作用所致的神经系统疾病等。进展成AIDS后一般2年内死亡。

AIDS期以全身条件致病性感染为特征，包括：食道或肺念珠菌感染、持续性带状疱疹病毒感染、结核病、卡氏肺囊虫病、巨细胞病毒感染、弓形体病及恶性肿瘤（如宫颈癌或卡波肉瘤）等。1993年美国疾病控制中心HIV感染分类中，将所有CD4＋T淋巴细胞计数$<0.2 \times 10^9$/L的HIV感染患者均归为AIDS。

## 三、治疗

### （一）HIV 感染妇女的妊娠问题

目前公认，HIV感染的育龄期女性，在未出现CD4＋T细胞下降时，可以妊娠，并且在WHO公布的HIV感染孕妇母婴阻断推荐方案（2006年）中明确指出，在规范干预治疗后，母婴传播得到有效控制。

（二）治疗性干预

包括抗反转录病毒治疗、补充维生素A与微量元素、免疫治疗以及STD的治疗。

目前，效果比较肯定的干预性疗法是孕期应用抗病毒药叠氮胸苷（ZDV）加选择性剖宫产分娩。法国的一项研究显示，接受长疗程抗反转录病毒治疗加选择性剖宫产，其母婴传播率仅为0.8%。而瑞士的一项研究报告，45例接受长疗程ZDV治疗加选择性剖宫产的妇女无一例发生母婴传播。

ZDV在产科研究最多，疗效最好及已被美国食品药品局批准可用于妊娠期的抗HIV药物。方案1：从妊娠14周后开始口服ZDV，100mg，5次/天，直到临产；方案2：从妊娠36周开始口服ZDV，300mg，2次/天，直到临产；方案3：妊娠36周至临产，口服ZDV，300mg，2次/天；方案4：3TC（lamivudine），150mg，口服，2次/天。150mg，口服，2次/天，治疗条件致病性感染。分娩期抗病毒治疗：方案1，ZDV，2mg/kg，1小时内滴完，以后每小时按体重1mg/kg静脉点滴，直到分娩；方案2，ZDV按每3小时200mg，口服，直到分娩；方案3，每3小时口服ZDV，300mg；方案4，3TC，150mg，2次/天，直到分娩。妇科处理：分娩时应尽量避免患者的阴道分泌物与胎儿血液直接接触（产前监测中避免用胎儿头皮电极和进行胎儿头皮血监测），如经济条件允许，通过剖宫产终止妊娠可降低母婴传播率。

（三）产科干预

分娩时，使用消毒、抗病毒制剂清洁产道，被认为是一种减少产时HIV-1传播的可能途径。目前，相关的研究正在进行当中，这是一种比较方便、价廉的预防方法。分娩方式的选择可影响母婴传播率，许多研究显示，剖宫产分娩可减少母婴传播。但要考虑到剖宫产可增加母亲的死亡率和产褥期病率，因此，在选择时一定要具备做剖宫产的安全条件，并要考虑到妇女今后再次妊娠的问题。

## （四）改变喂养婴儿的方式

母乳喂养被认为是导致发展中国家母婴传播率高的重要原因。在那里，7个HIV阳性母亲所生的婴儿中，就有1个通过母乳喂养而被感染。母乳喂养是发展中国家与发达国家间母婴传播率不同的主要决定因素。因此，对HIV阳性的母亲要改变其喂养婴儿的方式，包括完全避免母乳喂养，及早停止母乳喂养，以及用巴氏灭菌法消毒母乳等。

## （五）行为干预

包括减少妊娠期无保护性性行为的发生频率；减少妊娠期的性伴侣数；改变不良的生活习惯，如孕期使用药物和吸烟等。

# 第五节　巨细胞病毒感染与自然流产

HCMV（人类巨细胞病毒），为人类疱疹病毒家族中分子量最大的双链DNA病毒，对宿主具有高度的选择性，人类是其唯一的宿主。HCMV在体内可感染多种细胞，具有细胞非选择性，几乎可感染机体每一个系统。HCMV为一种机会感染性病毒，在正常个体呈潜伏感染，器官移植受者、AIDS患者、恶性肿瘤患者、妊娠女性HCMV感染的几率明显增加。全人类先天性HCMV感染的发生率约为0.7%，是导致感觉神经性耳聋的主要非遗传性病因。我国是高度HCMV感染流行国，人群HCMV阳性率为30%～90%。

## 一、HCMV 传播途径

HCMV可通过血液、唾液、尿液、乳汁、精液、宫颈分泌物等排泄到体外。其传播途径主要通过直接接触传播。垂直传播途径主要有胎盘传播、产道传播、乳汁传播；水平传播途径主要有性交、口交、输血、器官移植、接触HCMV唾液或尿液等。孕产妇HCMV感染主要源于性生活，接触HCMV感染儿童的尿液和唾液。先天性HCMV病的传播途径主要为胎盘传播。

## 二、HCMV 感染的临床表现

### （一）母体 HCMV 感染的临床表现

在妊娠期发生原发性HCMV感染的妇女大部分无症状，小于5％原发性HCMV感染孕妇会出现临床症状，极少部分出现单核细胞增多综合征、格林-巴利综合征、脑膜脑炎、心脏周围炎、溶血性贫血等。但临床症状大多为非特异性、轻微的，主要有低热（60.2％）、疲乏（48.8％）、头痛（26.5％）、淋巴结肿大、非典型的淋巴结增生、转氨酶轻度升高等。原发性HCMV感染患者发生死产和流产的风险显著高于对照组（25％vs.11％）。母体HCMV感染可导致胚胎或胎儿的先天性HCMV感染，导致不良妊娠结局，如自然流产、早产、胎膜早破、先兆子痫等。

### （二）母体 HCMV 感染对胎儿的影响

母体HCMV感染主要危害在于可导致胚胎或胎儿的先天性HCMV感染，导致自然流产、胎儿宫内生长受限、胎儿水肿、胎死宫内等并发症。在先天性HCMV感染的活产儿中，10％～15％可出现不同程度的症状，表现为宫内生长受限、头小畸形、肝脾肿大、瘀点、黄疸、脉络丛视网膜炎、血小板减少、贫血等，其中20％～30％死于围产期，90％症状性活产儿存在神经系统缺陷，少部分症状性先天性HCMV病幸存者可发生远期并发症。85％～90％先天性HCMV感染胎儿在出生时未出现临床症状，其中5％～15％出现远期的神经系统的缺陷，如智力发育障碍、感觉神经性耳聋、视力损害等。

目前，HCMV仍是胎儿先天性感染最常见的病原体，全球出生儿HCMV患病率为0.7％。不同种族先天性HCMV感染率为0.2％～2.5％。美国活产婴儿HCMV先天性感染率为0.4％～2.5％，国内为1.1％～27.2％。在美国，胎儿先天性感染的发生率远高于其他儿科疾病，先天性HCMV感染胎儿有40000例/年，唐氏综合征24000例/年，胎儿酒精综合征25000例/年，脊柱裂3500例/年；在先天性HCMV感染儿中，300例死亡，6000例患有永久性、不可逆性的残疾，如听力、视力丧失，智力障碍等。因此，妊娠期HCMV的感染所致的胎儿先天性感染已严重地影

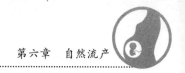

响了人类的生活健康及家庭幸福，应该受到公共卫生组织的关注和重视。

## 三、HCMV 与复发性流产

据报道，约4%的复发性流产是由感染导致的，而HCMV居感染病原体的首位。研究报道，不同国家妊娠期女性的HCMV-IgG血清阳性率差异较大，为35%～100%。巴勒斯坦的一项研究发现，1954例不孕和流产患者外周血抗HCMV-IgM阳性率为7%；伊朗妊娠患者血清HCMV-IgG阳性率为97.67%（1438/1478）。在37例外周血HCMV-IgM（＋）IgG（＋）发生不良妊娠结局患者中，自然流产18例（48.6%），胎儿异常15例，早产3例，不孕1例；早期的胎儿异常可导致流产，围着床期的反复性流产可导致不孕，因此，自然流产发生率可能远远高于48.6%。日本的研究发现，在993例具有高流产率的妊娠妇女中，其阴道分泌物HCMV-DNA阳性率显著高于无妊娠并发症的孕妇。在106例不良妊娠结局病例的研究中发现，其胚胎、胎盘组织中HCMV阳性率为15.1%，血清抗HCMV-IgM抗体阳性率为8.4%。而对303例异常妊娠胚胎、胎盘HCMV-DNA-PCR检测发现，自然流产组（32例）HCMV阳性率为31.3%，孕20周后发生胎死宫内组（28例）为21.4%。复发性流产患者外周血HCMV特异性抗体IgM阳性率分别为5.58%（4/168）、12%（6/50）、25%（12/48）。以上研究均表明在妊娠早期HCMV感染与流产发生具有相关性。我国的不少研究也表明自然流产的发生与HCMV感染有关。如宁琳等采用实时荧光定量PCR和免疫荧光方法，检测了40例具有复发性自然流产史患者孕妇外周血中HCMV-DNA和HCMVPP65抗原的表达情况，与50例正常孕妇进行比较，结果发现研究组HCM-VPP65抗原表达量显著高于对照组，且发现流产次数越多，HCMVPP65抗原表达量越高；何丽亚等通过对80例早期流产与100例正常对照的研究发现HCMV-IgM的阳性率为18.1%，显著高于对照组4.0%，自然流产组胚胎组织HCMV-DNA阳性率16.9%，显著高于对照组3.0%，而血清HCMV-IgM阳性患者，其胚胎HCMV的感染率高达89.5%；张霞等采用PCR方法对62例自然流产患者宫颈分泌物HCMV检测，发现其阳性率为20.97%，显著高于对照组。因此，要重视孕前和孕期HCMV感染的诊断。

## 四、母体 HCMV 感染的诊断

### （一）原发性 HCMV 感染的诊断

1.血清学检测

目前，母体血清学转换和HCMV-IgM阳性合并IgG低亲和力检测是诊断母体原发性HCMV感染的最常用方法。血清学抗HCMV抗体阴性在孕期转变为阳性，是母体原发性HCMV感染诊断的金标准。血清学转换对HCMV原发性感染的诊断直接、明确，但血清学转换需要孕前、产前常规检测HCMV确定血清学阴性状态，并定期随访以确定血清学转换的发生。HCMV-IgM是近期感染较好的血清学标志物，目前最常用的检测方法为ELISA法。近年来还有人采用免疫印迹法检测HCMV-IgM，认为该方法可以降低HCMV-IgM检测的假阳性率，是HCMV-IgM检测的金标准方法。临床上，低亲和力IgG的检测也常用于原发性HCMV感染的诊断。这一诊断方法的原理是基于免疫学基本原理。抗体亲和力为一种多价抗体结合多价抗原的能力。在初次感染某一病原体，特异性抗体IgG的亲和力低，随着免疫过程的成熟及免疫的记忆性，再次感染同种病原体时所激活产生的IgG的亲和力远强于初次感染。因此，如存在低亲和力的抗HCMV-IgG提示急性或近期HCMV感染，而高亲和力IgG意味着既往反复HCMV感染。目前常用亲和力指数来评估IgG亲和力。此外，血清中和抗体的检测常用来辅助诊断原发性HCMV的感染时间。在原发性感染后10~17周，血清中和抗体滴度逐渐增加，有研究发现感染后30天，血清中和抗体阳性率为45%；30~60天，中和抗体阳性率87%；60天以后中和抗体阳性率为100%。Egger等研究发现，中和抗体检测结合亲和力指数检测可对所有发生宫内传播的原发性HCMV感染的患者做出诊断。因此，如IgM、IgG低亲和力阳性，而中和抗体阴性，则可进一步明确为原发性HCMV感染。

2.病毒学检测

（1）病毒血症

病毒感染机体，侵入血液循环系统，并在血液中增殖，导致病毒血症。病毒血症可能是原发性HCMV感染的特征之一。病毒血症的诊断依赖于血液HCMV分离培养。但分离培养需要的时间长、灵敏度低，此外，外周血白细胞的毒性作用、临床标本HCMV的活力都会影响病毒的分离和培养，也将影响病毒血症的诊断在原发性HCMV诊断上的运用。

（2）HCMV抗原血症

HCMV侵入血液系统，可感染外周血的单核-巨噬细胞，感染后的细胞表达病毒抗原PP65，即形成HCMV抗原血症。病毒抗原血症在原发性感染的发生率高。高水平的抗原血症常与HCMV感染严重程度密切相关。HCMVPP65抗原的检测被广泛用于诊断HCMV感染和抗病毒治疗的疗效评估。有研究发现原发性HCMV感染的、免疫系统正常的患者，感染后第1个月、第2个月、第3个月病毒PP65抗原血症的发生率分别为57.1%，25%、0。

（3）HCMV-DNA血症

DNA血症分为全血HCMV-DNA血症、白细胞HCMV-DNA血症和血浆HC-MV-DNA血症。DNA定性、定量的检测主要通过PCR法和原位杂交方法。目前运用最广的是Real-TimePCR。病毒DNA的定量有利于追踪病毒传播，有利于评估抗病毒治疗的有效性；白细胞HCMV-DNA血症发生率在感染后1、2、3个月，分别为100%、89.5%、47.3%，HCMV-DNA血症，尤其是白细胞HCMV-DNA血症在HCMV感染后1个月内，对HCMV原发性感染诊断的灵敏性为100%，在2个月内的灵敏性为98%。正常健康人群血液不存在DNA血症，或其发生率远远低于原发性HCMV感染者。因此，DNA血症可能对原发性HCMV感染具有诊断意义。

（4）RNA血症

病毒转录是病毒在宿主体内复制的标志，转录产物能更好地反应病毒的活动性和传播性。最近研究发现，HCMV即早mRNA有助于HCMV原发性感染的诊断。在原发性HCMV感染后1个月内，血液中均可检测到即早HCMV-mRNA，随着感染后时间的推移，即早mRNA阳性率降低，HCMV感染6个月以后呈阴性。即早mRNA可做为原发性HCMV感染的标志物之一。

（5）内皮细胞血症

HCMV感染的微血管内皮细胞肿胀、脱离血管壁进入血液循环系统而形成内皮细胞血症。近年来，对HCMV感染的造血干细胞移植者、AIDS患者进行研究，发现循环系统存在巨细胞性内皮细胞。随着高效抗逆转录病毒疗法对AIDS患者的治疗及器官移植者的预防性治疗，在循环系统中很难检测到巨细胞性内皮细胞。但症状性胎儿、新生儿的循环系统中仍可能呈现内皮细胞血症。

总之，在血清学诊断阳性的情况下，在患者血液中检测到以上任何病毒标志物，均可进一步明确原发性HCMV感染的诊断。

### （二）继发性 HCMY 感染的诊断

继发性HCMV感染的诊断需满足以下条件：

1.孕前血清学IgG阳性、IgM阴性持续1年以上，孕后IgG水平显著升高伴或不伴IgM阳性，并且IgG具有高亲和力。

2.排除围妊娠期HCMV原发性感染。

3.生殖道HCMV检测阳性。

## 五、妊娠期 HCMV 感染的治疗

妊娠期HCMV感染目前尚缺乏有效的治疗手段，对于孕期HCMV-IgG和IgM阳性的患者，尤其是HCNV-DNA阳性、且拷贝量大的患者则应建议终止妊娠，避免缺陷儿的出生。目前的药物治疗仅用于明确诊断的先天性HCMV感染儿伴发器官性HCMV病、中枢神经系统损害或新生儿期为症状性先天性HCMV感染。

目前产前治疗主要方法有母体静脉注射免疫球蛋白和抗病毒药物如更昔洛韦羊膜腔注射等。但是目前尚缺乏产前静脉注射免疫球蛋白的随机对照研究。有研究报道了关于更昔洛韦胎儿脐静脉产前治疗，有研究发现在对孕12天～29周的先天性HCMV感染儿进行更昔洛韦宫内治疗后，羊水、胎儿尿液中的HCMV水平下降，血液病毒DMA消失，在妊娠32周发生死产的胎儿组织中发现HCMV包涵体。另一研究于妊娠25周开始更昔洛韦100mg、50mg、200mg序贯隔周治疗，结果发现胎儿病毒血症下降，并于孕29周转阴，IgM进行性下降，但HCMV-抗原血症、DNA血症、羊水HCMV在治疗过程中并未改善，新生儿表现为黄疸、血小板减少、谷丙转氨酶升高、听力损害。因此，目前认为胎儿脐静脉抗病毒药物的产前治疗并不能改善新生儿的临床结局，而且胎儿脐静脉给药途径本身存在操作难度和风险，因此，不建议胎儿脐静脉给药。

# 第六节 细菌性阴道病与自然流产

细菌性阴道病（BV），是由于阴道正常菌群的生态平衡发生紊乱，优势菌乳酸杆菌减少或消失，阴道加德纳菌、厌氧菌等微生物过度生长而引起的一种疾病，是近年来新认识的一种生殖道炎症性疾病，占阴道感染的40%～50%，远高于阴道常见的真菌或滴虫感染。

BV感染可以引起盆腔炎、异常子宫出血、子宫内膜炎、妇科手术后感染、不育和流产、羊膜绒毛膜炎、胎膜早破、早产和低出生体重儿，产后子宫内膜炎及剖宫产后伤口感染，尿道感染等，是产科和妇科不容忽视的问题。

## 一、病原学特性

引起BV感染的病原体主要有：加德纳菌（GV）、厌氧菌（动弯杆菌、普雷沃菌、类杆菌）和人型支原体等。GV是一类革兰染色阴性或有变异的球菌、多形性的小杆菌，菌体小、两端呈圆形、无荚膜、无鞭毛，染色性不稳定，兼性厌氧生活，菌体呈球杆、近球形及杆状的多形态，呈单个、短链及长链排列。最适温度为35～37℃，最适pH为7.6～7.8，嗜血，培养困难。在普通培养基上不生长，在加有血清和全血的琼脂平板上虽能生长，但很贫瘠。动弯杆菌于1913年Curt在女性生殖道中首次发现并分离成功，为革兰阴性或染色性不定，弯曲，单个或成双排列，无芽孢，有丛生或亚极生鞭毛。专性厌氧，生长缓慢，在心脑浸液血琼脂培养4～7天后，形成直径0.5～3mm菌落，呈无色、光滑、凸起、半透明。兔血清能促进生长。普雷活菌属多形态杆菌，不产芽孢。不运动。严格厌氧。化能有机营养，分解糖能力中等，在葡萄糖肉汤中生长时易形成光滑或线状沉淀，最终pH可达4.5。葡萄糖的利用率为30%～39%主要发酵产物是乙酸和琥珀酸及少量的异丁酸、异戊酸和乳酸，生长被20%（W/V）胆汁酸抑制。最适生长温度为37℃。

## 二、感染途径

### （一）自身传播

世界卫生组织在2008年对世界各地36个国家10032例患病女性进行了临床检测调查，其检测结果发现，从每一位患者的阴道内提取的分泌物和这个患者自身尿液中分离出的加德纳菌的生物分型基本一致，这表明加德纳菌能够通过自身传播。

### （二）与女性的生活习惯及生活环境有关

戴钟英等曾作出一个关于女性阴道感染与生活习惯及生活环境的关系的调查，调查分析发现城市女性及农村女性由于生活习惯及经济条件的不同，其卫生需求也不尽相同。研究发现，城市里使用高档阴道清洗液的女性，更容易感染BV。其原因就是高档清洗液的反复使用能破坏阴道内的酸性环境，从而引起阴道内菌群失调、紊乱。

### （三）其他

与性接触有关。

## 三、临床表现

其感染后的临床表现主要为阴道分泌物增多，有恶臭味，可伴有轻度外阴瘙痒或烧灼感。阴道窥器检查时可见较多灰白色均质分泌物集聚，犹如稀薄牛奶倾入阴道，分泌物不黏附于阴道壁，阴道黏膜多无充血、红斑等炎症表现，有时可见泡沫，系厌氧代谢产生气体所致。

但也有近50%的患者没有症状，在人工流产前后、不孕症检查，或因腹痛、阴道流血甚至是体检时才被检测出来。部分反复发作的久治不愈的真菌性阴道炎和滴虫性阴道炎，常常并发高浓度的阴道加德纳菌引起的细菌性阴道炎。亦可并发多种感染性疾患，如阴道炎、宫颈炎、输卵管炎等。阴道pH≥4.5时泌尿系感染明显上升。BV感染的妊娠妇女1/3发生产后子宫内膜炎。因此，临床医生应予以足够重视。

# 四、诊断

## （一）常规方法

1.显微镜检查线索细胞

（1）盐水湿片法

镜下见线索细胞即阴道上皮细胞，因表面附有大量加德纳菌而致细胞边缘模糊不清或呈锯齿收。

（2）1%的亚甲蓝盐水法

GV呈蓝色与乳酸杆菌区别。

（3）革兰染色法

见革兰阴性或阳性的小杆菌或球杆菌，乳酸杆菌为革兰阳性的大杆菌。

（4）宫颈涂片

巴氏染色见阴道上皮细胞表面黏附一层嗜碱的球杆菌，边缘不齐，即线索细胞。

2.胺试验

分泌物中加1滴10%KOH，可释放出"鱼腥"样气味。

3.分泌物pH测定

用pH试纸条接触阴道壁或用不沾盐水的分泌物棉拭子pH＞4.5。

4.荧光抗体技术

用特异性荧光抗体（FA）在直接涂片上作荧光抗体染色镜检。

5.气–液相色谱分析

分析阴道分泌物中酸碱性代谢产物，若琥珀酸盐或乳酸盐t＞0.4，则可诊断为本病。此外，还可测乙酸、丙酸和丁酸。

6.多聚酶链反应技术

用多聚酶链反应（PCR）检测鉴定GV。

7.商品试剂盒

根据BV特异性胺试验的原理或分泌物中某酶类活性的升高等。

（二）培养方法

1.培养基

（1）国外

①阴道琼脂培养基：基础培养基中，加入1%厥蛋白胨，高压灭菌后，加5%的人全血。

②鉴别培养基：基础培养基中，加入1%厥蛋白胨，高压灭菌后，加入5%人血，再加入萘啶酸30mg/L，多黏菌素B 20mg/L，新霉素40mg/L。

③双层人血平板：底层，7mL琼脂，1%的厥蛋白胨，0.075%Tween80和20g/L两性霉素B。上层，14mL琼脂，1%厥蛋白胨，0.075%Tween80，5%人血和20g/L两性霉素B。

（2）国内

①分离培养基：牛肉汤100mL，蛋白胨1g，NaC 10.5g，吐温800.02mL，琼脂粉1.2g，混合溶解调pH7.3，121℃灭菌20分钟。冷至50℃：时，加入新鲜人血5mL。

②鉴定培养基：以牛肉汤为基础分别加入试剂及药物制成各种鉴别培养基。

③糖发酵管于5%兔血清牛肉汤100mL中，加入1.6%溴甲酚紫溶液0.1mL，分别加入不同的糖。

2.培养结果的判定及诊断价值

GV为阴道正常菌群，与厌氧菌共生，形成阴道正常生态群。在健康女性中，GV培养阳性率60%，因此在没有临床症状以及阴道黏膜炎性损伤改变的情况下，单纯阴道GV培养不可用于细菌性阴道病的诊断。

## 五、BV 与妊娠及流产关系

（一）妊娠期 BV 流行病学因素

导致BV感染的细菌多为阴道正常菌群，妊娠期间，体内高雌激素的影响，阴道内糖原合成增加，这种高雌激素和高糖原环境，加上体内免疫抑制作用有助于念珠菌感染，同时妊娠期体内过氧化氢阳性乳酸杆菌相对不足，有利于加德纳菌及一些厌氧菌的生长。

BV在妊娠妇女的发病率为13%～31%。目前国内报道妊娠合并细菌性阴道炎发病率为10%～30%，其感染率与以下因素有关。

1.妊娠史

有研究发现，至少有一次晚期流产史（21%）的患者细菌性阴道炎的发生率高于复发性早期流产的患者（8%）；在至少一次流产史的患者中，有至少2次中期流产史患者，其细菌性阴道炎的发病率和晚期流产总体发病中样（21%）。324例无足月妊娠史的妇女中，至少1次晚期流产史的患者，细菌性阴道炎的发病率（26%）较复发性早期流产史患者发病率（8%）高；176例有足月妊娠史的患者中，有晚期流产和早期流产史的患者，细菌性阴道炎发病率无明显差异。

2.人种

研究发现妊娠女性中，加勒比黑人细菌性阴道炎的发病率（29%），是白种人（9.4%）的3倍，并且有晚期流产史的患者细菌性阴道炎的发生率，是有早期流产史患者的2倍（P<0.005）。

3.生活习惯

有吸烟史的患者中，BV的发病率是早期流产史患者的至少2倍（P<0.001）。

（二）BV与流产的关系

1.早期流产与细菌性阴道炎关系

细菌性阴道病（BV）与早期流产之间的关系，在国外有一些研究资料，研究主要是针对进行体外受精或者有流产高危因素的患者，而不是针对复发性流产的患者，Ralph（拉尔夫）的研究选取190例进行IVF的妇女，发现在妊娠前3个月检测出有BV的患者，其流产率进高于无BV的妇女，该结果已矫正其他可能增加流产风险的其他因素，如吸烟、高龄、＞3次的流产史，PCOS。Gilbert（吉尔伯特）等收集了218例第一次妊娠，单胎，14周的患者，采取其阴道分泌物并对其进行研究，发现在妊娠早期，细菌性阴道炎与早期流产的关系密切（相对危险值5.4，95%CI，2.5～11）。通过多因素分析后，发现加德纳菌（相对危险值5.8），解脲支原体（相对危险值5.8）等均能使流产的风险增加5倍，并且其流产孕周多发生在（11.3±2.9）周。

稽留流产是流产的一种特殊情况，指胚胎停止发育，胚胎或胎儿已死亡滞留官腔内尚未自然排出者。近年来发病率呈上升趋势。病因复杂，除染色体异常、母体内分泌失调、解剖因素、免疫因素、环境因素等原因外，感染所致的流产愈来愈受到国内外学者的重视。杨月芬等研究结果显示，稽留流产妇女的阴道分泌物，阴道加德纳菌检出率明显高于正常妇女，具有显著性差异。这一结果表明，阴道加德纳菌上行感染也可导致胚胎停止发育，是发生稽留流产的原因之一。该组研究还显示稽留流产次数越多，GV阳性率越高（P<0.01），且观察组GV阳性率与患者年龄有关（P<0.05），有统计学意义。

沈益青等对妇产科住院的962例不良妊娠患者，作为不良妊娠病例（其中不全流产组77例、稽留流产组633例、先兆流产组121例、难免流产组131例），885例正常妊娠者作为正常对照组，进行阴道加德纳菌的分子检测。结果对照组的阴道加德纳菌阳性率为37.06%。不良妊娠人群中不全流产组、稽留流产组、先兆流产组、难免流产组阴道加德纳菌阳性率，分别为61.04%、39.02%、38.84%、33.59%，分别与对照组比较，其中不全流产组与正常对照组两者比较差异有统计学意义（P<0.01），其余各组间阴道加德纳菌阳性率差异无统计学意义。研究结果示：不全流产与阴道加德纳菌的感染有相关性，但其他不良妊娠与阴道加德纳菌的感染无相关性。

2.中期流产与细菌性阴道炎

Pippa Oakeshott（皮帕·奥克肖特）等对1216例妊娠女性分析，<16周流产的发生率进行统计分析，对比发现患有BV妇女和无BV孕妇之间发生流产的相对危险值是1.2（0.7~0.9）。并且发现细菌性阴道炎患者流产多发生在妊娠中期13~15周，说明细菌性阴道炎虽然不是早期流产强有力的预测因素，但是可能是发生在13周以后流产的一个独立预测因素。

3.晚期流产与细菌性阴道炎

细菌性阴道炎在妊娠妇女中能增加晚期流产、早产、产后子宫内膜炎及低体重儿的发生的风险。Tripathi（特里帕蒂）等通过对155例低风险，初次妊娠的妇女进行回顾性分析，在47例患有BV的妊娠妇女中，59.6%有母亲或者新生儿不良结局。在研究结果中发现：BV可使晚期流产的风险增加7.5倍，早产的风险增加3.22倍。该研究表明了晚期流产，早产，和胎膜早破，是妊娠期妇女合并细菌性阴道炎比较常见的不良结局，其关系很明显。

### （三）BV致流产机制

早期妊娠感染BV则使得早产的风险增加2～3倍，可能是由于阴道上行性感染所导致的。在法国巴黎的一项早产的研究发现孕14周以后的自然流产只与BV感染有关，而33周前的早产可能与BV相关。其发病机制可能为：

**1.胚胎停止发育致稽留流产**

林其德等人研究表明，生殖道逆行感染一般发生在妊娠12周以前，细菌、沙眼衣原体、人型支原体、解脲支原体、弓形虫、巨细胞病毒等感染，可直接或间接导致胚胎死亡而导致流产。王怡芳等研究结果显示，胚胎停止发育妇女的阴道分泌物阴道德纳菌检出率明显高于正常妇女，并且具有极其显著性差异。这一结果表明，阴道加德纳菌上行感染也可导致胚胎停止发育，是胚胎停止发育的原因之一。同时在该组资料胚胎停止发育组妇女进行研究中，未发现阴道加德纳菌感染阳性率与孕产次数之间有正相关的关系，说明胚胎停止发育与孕产次数无关，与阴道加德纳菌孕前、孕早期上行感染有关。阴道加德纳菌感染引起胚胎停止发育可能的另一发病机制：阴道加德纳菌感染侵犯宫腔后，引起炎症反应，炎性细胞因子介导免疫，通过巨噬细胞分泌产物白细胞介素-1（IL-1）刺激羊膜和蜕膜产生前列腺素（PG），肿瘤坏死因子（TNF），刺激中性粒细胞释放氨基酸，促进合成PG/IL-6，引起急性期血浆蛋白反应并诱导其他细胞因子产生各种细胞因子相互作用，IL-1引起IL-6、IL-8及TNF表达，而TNF引起IL-8、IL-6及IL-1的表达，对子宫内膜有直接的毒性作用，并破坏母胎界面的生理免疫耐受机制，引起胚胎发育停止而流产。

**2.诱发宫缩而致流产**

加德纳菌为主要病原体引起的细菌性阴道病，已证实宫颈及阴道穹隆部微生物可以产生蛋白水解酶，水解宫颈附近的细胞外物质，细菌产物活化单核或巨噬细胞，产生炎性细胞因子，促进前列腺素合成增加。内源性前列腺素的增加，子宫肌细胞内$Ca_2^+$水平增高，肌球蛋白轻链激酶更加活化，从而引起平滑肌收缩，并增加子宫肌细胞间缝隙连接的形成，发生子宫收缩。而妊娠早期合并细菌性阴道病时加德纳菌等菌属可以产生大量磷脂酶A，诱导子宫局部组织细胞膜磷脂分解，使花生四烯酸增加，也使前列腺素合成增加，导致妊娠早期发生流产。

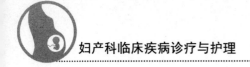
### 3.改变正常的胎盘胎膜结构

病原菌一方面产生黏蛋白酶和延酸酶，降解保护性黏蛋白层，干扰宫颈和阴道的宿主防御体系，破坏宫颈黏液和其他的宿主细胞防御机制并且导致相关的微生物群侵犯上生殖道，细菌对宿主黏膜和组织进行附着、侵入和损伤，易造成蜕膜炎、绒毛膜炎和羊膜炎，严重者也可使导致胎盘感染、胎盘梗死，引起胎儿死亡。

### 4.胎膜早破

巨噬细胞吞噬细菌时所产生的自由基可破坏局部组织，使胶质肽链出现断裂导致内生溶酶体不稳定，从而使黏蛋白酶活动增加，同时细菌产生脂酶和蛋白酶，消化胎膜脂质和蛋白质成分，使胎膜变薄、胎膜早破而流产。另外，胎膜早破和宫内感染互为因果关系。胎膜破裂后，阴道段宫颈中的致病微生物沿生殖道上行进入宫腔及母盘循环，导致母婴感染，包括各种盆腔感染、新生儿感染和宫腔内感染。

## 六、治疗

### （一）妊娠前治疗

如果在孕前查出阴道加德纳菌感染，建议在治愈后再行妊娠。治疗药物方法有：

#### 1.抗细菌药物治疗

硝基咪唑类抗菌药物，如甲硝唑、替硝唑等，治疗加德纳尔菌引起的细菌性阴道病，被证实具有较高的疗效并广泛应用于临床。特别是厌氧菌疗效肯定。

#### （1）硝基咪唑类

主要有甲硝唑、奥硝唑、替硝唑、克林霉素。其中首选甲硝唑，该药为硝基咪唑衍生物，对厌氧微生物有杀灭作用，它在人体中还原时生成的代谢物也具有抗厌氧菌作用，抑制细菌的脱氧核糖核酸合成，从而干扰细菌的生长、繁殖，最终致细菌死亡。2010年美国疾控中心阴道炎治疗指南中推荐治疗方案：甲硝唑500mg，口服，每天2次，共7天。或者0.75%甲硝唑膏（5g），阴道用药，每天2次，共5天。治疗效果显著。其对于非孕期治疗具有意义。

①减轻阴道感染症状和体征。

②减少流产或子宫切除术后感染并发症风险。其他潜在益处，包括减少其他感染，如HIV感染和其他杂STD风险。有症状的以加德纳菌为主要病原体的细菌性阴道病的患者均需要治疗。目前FDA已经批准，甲硝唑缓释片（750mg）每天1次，阴道放置治疗以加德纳菌为主要病原体的细菌性阴道病的患者，并在治疗期间，避免性接触或者正确使用避孕套，治疗开始12小时后及治疗疗程结束的24小时内避免饮酒。同时指出，阴道冲洗可能会增加其复发风险，目前尚无证据表明阴道冲洗可治疗和缓解症状。对于采用推荐方案治疗后多次复发的患者，可应用甲硝唑凝胶抑制性治疗，即局部应用甲硝唑凝胶，每周2次，连续用4~6个月，可减少复发，但疗效可随抑制性治疗中断而终止。

中华医学会妇产科学分会感染性疾病协作组提出妊娠期治疗方案，首选甲硝唑400mg，口服，每天2次，共7天；或2g单次顿服，共7天。甲硝唑为妊娠期B类药物。其致畸机制尚不清楚，一般建议妊娠3个月内及哺乳期禁用甲硝唑。因此，妊娠期应用甲硝唑需执行知情选择原则。

替硝唑是强力抗厌氧菌及原虫感染的硝基咪唑类新药物，具有疗效高、疗程短、耐受性好、体内分布广的特点。替硝唑对原虫如阴道毛滴虫、溶组织内阿巴有抑制作用，对大多数厌氧菌如加德纳菌、消化链球菌、消化球菌、梭状芽孢杆菌、真杆菌、梭形杆菌、脆弱拟杆菌、其他拟杆菌等有抗菌作用。2010年美国疾控中心阴道炎治疗推荐方案，替硝唑作为替代治疗：替硝唑2g口服，每天1次，共2天；或者1g口服，每天1次，共5天。所有患者治疗期间禁止盆浴及性生活。替硝唑为妊娠C类药物，不用于妊娠期妇女。替硝唑治疗GV等病原菌引起的细菌性阴道病效果良好，疗程短、依从性高、耐受性好，无明显副作用，是个人和集体治疗的有效药物。

奥硝唑为第三代硝基咪唑类衍生物，其机制是其羟化代谢物有抑菌作用，并可消除厌氧环境，使之利于乳酸杆菌生长，是继替硝唑、甲硝唑后的一种新型抗厌氧菌药物，其具有抗菌力更强、抗厌氧菌谱广、治愈率高、起效快、时程长等特点，且胃肠吸收较快，现在临床中已广泛使用。有文献资料认为，治疗以加德纳菌为主要致病菌的细菌性阴道病，可以阴道局部用药，使药物直接作用于病原体，尤其适用于不宜口服治疗的患者，而且又降低药物不良反应。目前推荐使用方法为：奥硝唑栓（规格500mg），于每晚睡前，将外阴洗净，用手将栓剂置入阴道深处，每晚一枚，连续5天，治疗效果较好。其可有效清除厌氧菌，但单独使用奥硝唑栓短期无法恢复阴道正常生态系统平衡，细菌性阴道炎患者再次复发的可能性较大，一般推荐联合用药，效果优于单纯使用奥硝唑。

（2）克林霉素作用于细菌核糖体而抑制细菌蛋白质合成

克林霉素有增强多型核白细胞的吞噬作用和杀菌功能改变细菌表面活性，和抑制细菌毒素的产生而对厌氧菌感染有特殊的疗效。澳大利亚国家指导方针推荐使用：克林霉素口服300mg，每天2次，共7天。有研究证实用克林霉素300mg肌内注射，每天2次，共7天。其疗效与口服替硝唑比较，治愈率分别为86.67%和83.33%；总有效率分别为93.33%和96.67%，两组疗效基本相同。该药具有较强的抗厌氧菌活性，并有中度抗阴道加纳德菌和人型支原体活性，是甲硝唑有效替换药物。适用于对甲硝唑过敏，不能耐受及口服甲硝唑失败者。克林霉素软膏5g阴道用药，每晚1次，共7天；也有用2%克林霉素阴道霜，每晚睡前放置5g，共7天，治愈率为85%～94%。最近的试验分析表明，在孕早期用克林霉素（口服或阴道给药）较安慰剂组能减少37周前的早产和显著减少晚期流产。目前有建议在妊娠期间尽早应用抗菌药物治疗，可以减少以加德纳菌为主要病原菌引起的细菌性阴道炎引起的妊娠并发症。现在还没有科学依据在治疗以加德纳菌为主要病原菌引起的细菌性阴道炎存在特别的治疗建议。所以，7天疗程的口服甲硝唑或克林霉素阴道内给药，是目前推荐此类阴道炎的一线治疗方案。

2.替代治疗

（1）乳酸杆菌替代疗法

乳杆菌治疗阴道炎首先由ElieMetchnikoff（埃利梅切尼科夫）于1908年提出。该菌能调整阴道菌群，维持生态平衡。其主要作用机制为：①维持阴道酸性环境；②占位性保护作用；③直接拮抗作用；④产生多种抑菌物质；⑤营养竞争。通过补充阴道中生理性的乳杆菌来抑制阴道中多种病原体的生长，改善阴道内环境避免了使用抗菌药物所引发的耐药性、双重感染、过敏反应，及对机体的毒副作用等弊端，不仅治疗有效而且补充阴道内缺乏的乳杆菌，且维持阴道正常菌群平衡。目前乳杆菌治疗阴道炎的一项开放性对照研究，口服活性乳杆菌的乳制品治疗BV，患者每天食用240mL含活性乳杆菌的酸乳或每天摄入含有乳酸杆菌的乳制品，连续6个月，结果发现其肠道及BV感染的发生率低于未食用者。大多数妇女不愿将乳菌放入阴道治疗阴道炎，而更愿意接受乳杆菌栓剂。食用乳杆菌的几项副作用有：干扰胃肠道乳酸酶耐受力，在免疫缺陷患者可致乳杆菌菌血症。因此，临床上研制出一种从人体或动物阴道中分离的乳杆菌，经过体外人工繁殖后制成的活菌阴道制剂，该制剂克服了口服应用的副作用，大大提高了BV的治愈率，临床总有效率＞90％。用法：每天1粒，用10天。

（2）α-干扰素阴道栓

其主要成分为α-干扰素，干扰素通过与靶细胞上的受体结合，使细胞膜发生变化，直接抑制细菌蛋白合成破坏细菌，能调节特异性变异功能，增强巨噬细胞的吞噬作用，提高NK细胞，K细胞的活性，诱导内源性干扰素的产生，且复发率明显低。α-干扰素具有免疫调节活性作用。而且可以促进组织再生修复。有效率为94.92％。用法：隔天晚上睡前使用1粒，用6次。

（二）妊娠期治疗

BV与不良妊娠结局有关，对妊娠合并BV的治疗益处是减少阴道感染的症状和体征，减少细菌性阴道病相关感染的并发症和其他感染。任何有症状的BV孕妇均需要筛查和治疗。用药方案为甲硝唑400mg口服，每天2次，连用7天；或克林霉素300mg口服，每天2次，连用7天。

# 第七章 产科其他疾病

## 第一节 产后出血

传统上，产后出血（PPH）的定义是经阴道分娩后失血量超过500mL，剖宫产后失血量超过1000mL。在世界范围内，严重产后出血是产妇死亡的最常见原因，约占所有产妇死亡的25%。其中超过一半是由于产后24小时内发生的严重产后出血。在非洲和亚洲，产后出血分别占所有产科直接死亡原因的30.8%和33.9%。每年全世界约有140000名产妇死于产后出血，或每4分钟即有1名产妇死于产后出血。在美国，产后出血、高血压疾病与栓塞，是妊娠相关死亡的三大主要原因。

### 一、诊断

大量出血一般容易发现，尤其是在第三产程后的第1个小时内。胎盘娩出后，阴道口马上会有大量的血持续流出。在快速失血后很短的时间内，患者可能会表现出心血管代偿性的症状和体征，包括苍白、心动过速、呼吸急促和低血压，如果失血超过了临界点，患者可能表现出休克和心血管失代偿，如果出血是间歇而持续的，或者少至中量，且患者生命体征保持稳定，产后出血的诊断可能不明显。在这种情况下，可能需要数日，直到患者感到步行时虚弱头晕，出现苍白、心动过速，检查发现红细胞压积显著下降时才意识到出血程度。

根据病理生理机制对PPH进行分类比较实用。即刻PPH的主要原因包括宫缩乏力、生殖道裂伤、胎盘组织残留、子宫内翻、凝血功能障碍性疾病。延迟PPH的主要原因包括胎盘部位复旧不全、胎盘组织残留、慢性子宫内膜炎和胎盘息肉。

## 二、处理的一般原则

重度出血可以十分惊险，甚至立即危及生命。失血过量可以迅速导致凝血病，进一步使复苏复杂化，并导致严重的并发症和后遗症，包括低血容量性休克、肾损伤、垂体功能减退（席汉综合征）、产后闭经（Asherman综合征），以及罕见的输血相关并发症。然而，如果能迅速识别疾病进展，正确判断出血原因，积极快速输注适当的血制品，多数PPH的妇女预后良好。

必须按照系统顺序采取治疗措施来控制出血，包括积极治疗出血原因，通过适当输血和晶体维持有效循环血量，及时发现和纠正凝血病。凝血病继发于凝血因子的消耗和积极液体复苏后的血液稀释，会导致进一步的出血。

应当尽快输血，尽可能减少控制出血必需的凝血因子进一步丢失。很多机构应用紧急出血或大量输血方案来指导PPH的输注治疗。方案联合应用浓缩红细胞（PRBCs）、同型血浆、冰冻血浆、冷沉淀和机采血小板。如果尚未进行血型定型和交叉配血，可以使用O型Rh阴性血。采用温血设备并加压快速输注。应当建立超过一条静脉通路，并使用大孔径的静脉导管，尽管可能已有中心静脉导管。尿道置Foley尿管有助于监测液体治疗效果。输血补液方案进一步要进行的是进行实验室检测，包括血红蛋白/血细胞比容和血小板计数、弥散性血管内凝血（DIC）全套、动脉血气和电解质（钾、钙和血糖水平）。适当的晶体液，如乳酸林格液或生理盐水，也是液体复苏的一部分。近期的研究证据对半合成胶体溶液（例如羟乙基淀粉）用于复苏产生了疑问，因为它们会改变凝血，尤其是黏弹性测量和纤溶一个快速易行的凝血功能障碍检测方法是额外采一管血（采用无抗凝或普通红管），用胶布粘在床或墙上，抽血5～7分钟后观察是否有血块形成。

在产科急症中，及时输血可以挽救患者生命。然而，输血补液并不是没有风险。过量/大量输血可能导致肺水肿和与血相关的急性肺损伤（TRALI），需要呼吸机支持治疗。输血相关的急性循环负荷过重（TACO）表现为高血压、呼吸困难和肺水肿。鉴别诊断可能比较困难，但却是恰当治疗的基础。其他潜在危险包括同种免疫、溶血反应、同源性血清黄疸、变态反应、发热反应、枸橼酸中毒和心搏骤停。对供血者感染性疾病的筛查，例如人免疫缺陷病毒（HIV）和肝炎病毒，将传播风险降到了非常低的水平。

对PPH的成功处理有赖团队协作。护士、产科医生、麻醉科医生、血库和实验室人员必须合作，系统有序地采取治疗措施。

## 三、第三产程的处理

第三产程的处理对PPH的发生有很大影响。胎盘剥离一般发生在胎儿娩出后的数分钟内，被认为是子宫收缩导致的机械剪切力造成的。胎盘剥离的征象包括一股新鲜的阴道流血、脐带下降、子宫底的形状和位置变化。然而，这些也可能是胎盘下降的征象，因此临床上鉴别胎盘剥离和排出存在困难。传统上对第三产程采用期待处理，不给促进宫缩的药物，直到胎盘娩出，胎盘剥离没有干预措施。Fliegner（弗利格纳）和Hibbard（希伯德）的研究数据显示，如果对宫底和脐带尽可能少地进行操作，并在胎盘下降征象明显时挤压，90%的胎盘会在15分钟内娩出，仅2%～3%在30分钟后滞留。

对于第三产程常规处理的意见和实践操作不尽相同。积极处理包括：

1.胎儿娩出后1分钟内应用促进宫缩的药物。

2.在胎盘剥离和娩出前有控制地牵拉脐带并反向牵拉支持子宫。

3.在胎盘娩出后进行子宫按摩。在胎肩娩出后早期应用缩宫素可以促进子宫收缩和胎盘剥离。在一个已发表的病例系列中，将牵拉脐带和Brandt手法相结合促进胎盘分娩，可以将PPH的发生率从大约5%降至2%。

在钳夹切断脐带并应用缩宫素后，有控制地牵拉脐带并反向牵引宫底。在子宫收缩间期保持脐带有轻微的张力。一旦子宫收缩，轻轻向下牵拉脐带以帮助胎盘娩出。如果有控制地牵拉脐带30～40秒胎盘仍未娩出，最好避免继续牵拉脐带，直到子宫再次收缩。胎盘娩出后再按摩宫底是很重要的。

过去曾担心的问题是，在胎盘娩出前应用促进宫缩的药物可能增加胎盘嵌顿、手取胎盘的风险。一项Cochrane（科克伦）系统回顾纳入了5项随机对照试验，比较6400多名产妇积极与期待处理第三产程的结局。相比于期待处理，积极处理的第三产程时间更短，PPH和严重出血的风险更低，产后贫血的风险更小，输血的需求更低，对额外的促进宫缩药物的需求也更少。同时，积极处理第三产程并不增加手取胎盘、子宫内翻和脐带断裂的风险。

缩宫素仍然是预防PPH的一线药物。它比麦角新碱或前列腺素类药物更有效，不良反应更少。虽然胎盘娩出后常规应用促进宫缩药物的做法，近几十年来在美国已经广泛应用，但PPH的发生率增加，说明积极处理第三产程应当成为阴道分娩妇女的常规处理方案。在剖宫产术中，在钳夹脐带后常规给予缩宫素，帮助胎盘剥离并减少出血。相比于期待处理，常规积极处理能更有效地预防PPH和出血导致的严重并发症。对于产后促进宫缩药物的选择尚无国际共识。根据本地习惯和是否有电力供应，有很多药物和剂量可供使用。缩宫素的用法是向1000mL静脉注射液体中加入10～40U缩宫素，以150mL/h的速度输注。或者，可以在1～2分钟内缓慢入壶5～10U缩宫素，或10U缩宫素肌内注射（IM）。当静脉或肌内注射时，不良反应一般很少或没有。一些数据表明，单次卡贝缩宫素（Carbetocin）100μg肌内注射可能优于缩宫素5U肌内注射。尽管麦角新碱（Ergotrate）和甲基麦角新碱（Methergine）疗效相当，但其血管加压素活性可能导致急性肺水肿、脑血管意外和视网膜脱落。在一项纳入了27项对照试验的综述中，研究组第三产程常规应用缩宫素可使PPH风险降低40%。

需常规检查胎盘以明确其完整性。提倡产后常规影像学检查宫腔情况，但一些研究反驳了这一观点。

## 四、子宫收缩乏力

PPH最常见的原因是子宫收缩乏力。当子宫肌层不能收缩，或者当胎盘娩出后不能保持收缩时，出现子宫收缩乏力，导致胎盘种植部位的持续出血。由于宫缩乏力的发生率增加，1995—2004年PPH的发生率增长了27.5%。每20次分娩就有1次发生宫缩乏力，占所有PPH病例的近80%。如果存在任何易感因素，应当预见到过度出血的潜在风险，应预置大孔径的静脉注射导管并充分备血。麻醉医师也应当认识到患者存在的潜在问题，并就是否要避免深度麻醉和使用子宫松弛类药物进行商讨。

腹部检查时，在脐上方可触及大而软的子宫时，提示子宫收缩乏力。在此基础上，应采取一定顺序的操作来改善宫缩乏力。第一步是用一只手在腹部用力按摩子宫底。在按摩的同时，将20U缩宫素加入1L生理盐水或乳酸林格液中，以500～1000mL/h的速度输注。应避免静脉注射入壶给予缩宫素，以避免血压突然或剧烈下降，高血压心脏代偿，甚至死亡。

表7-1　控制宫缩乏力的步骤

| 腹部按摩子宫 |
| --- |
| 缩宫素20～40U肌内注射或20～40U/L静脉注射卡前列甲酯0.25mg肌内注射/静脉注射/子宫肌层注射 |
| 子宫填塞 |
| 宫腔探查/刮宫 |
| 子宫压迫 |
| 血管造影栓塞 |
| 髂内动脉/子宫动脉结扎 |
| 子宫切除 |

如果按摩子宫和促进宫缩治疗后仍然出血，应检查产道。在适当麻醉下，仔细检查下生殖道，以除外外阴、阴道和宫颈的裂伤。下一步，应当用一只手探查宫腔，取出任何残留的胎盘小叶。

如果继续出血并且子宫仍然收缩乏力，有研究显示应用前列腺素（PG）可以成功治疗60%～80%对标准缩宫素治疗无反应的患者。前列腺素和前列腺素E系列药物可以整合到PPH的治疗中。与其亲代化合物相比，0.25mg卡前列酯更有效和持久。它可以肌内注射、静脉用药或子宫肌层注射，效果相当。肌内注射15～60分钟后达到血峰值水平。根据临床情况，可以间隔15～90分钟重复给药。大多数患者在1或2次用药后即有反应。总量不超过1～1.5mg。前列腺素治疗的不良反应包括胃肠道症状，例如腹泻和呕吐的发生率为10%～25%，发热的发生率为5%。尽管血压升高罕见，但由于药物潜在的高血压和支气管收缩效应，心血管疾病和肺部疾病是该药的禁忌证。子宫肌内注射后过量前列腺素F2α导致的心血管衰竭伴肺水肿也有报道。

在PPH的处理中，球囊作为一种填塞物，基本取代了宫纱填塞压迫。宫纱填塞在现代产科实践中已很少使用，它的有效性仍存在争议。在求助于手术或血管造影前，值得尝试球囊压迫。操作前要确认没有胎盘组织残留、子宫破裂、子宫内翻、生殖道损伤、未经治疗的凝血疾病。填塞球囊膨胀后填充宫腔，从内部给予子宫壁压力。同时，导管尖可以引流其上方无效腔内的所有积血。Bakri填塞球囊是专为继发于子宫收缩乏力的PPH进行子宫腔内填塞而设计的。球囊内可注入300～500mL生理盐水，以封闭子宫腔并起到压迫作用。其他用于宫腔填塞的球囊包括胃三腔两囊管和泌尿科Rusch球囊。在资源不足的国家，Foley尿管或安全套也被用于制作球囊样填塞物来压迫止血。如果成功，可以暂时控制出血，并为准备手术和输血赢得时间。在置入和充盈球囊后应立刻观察是否有效止血。球囊留置一般不超过24小时。如果仍有出血或再次出血，患者应接受栓塞或手术治疗。宫纱或球囊填塞后使用预防性抗生素可能对控制感染有益处。

当发生严重产后出血时，建议采用以下步骤：

1.详细记录。

2.求助。

3.启动大量输血方案。

4.放置大孔径静脉通路。

5.放置Foley尿管。

6.在获得血制品前使用晶体和胶体进行替代。

7.注意进展为出血性凝血病的征象。

8.请血液科医生会诊。

9.开始中心静脉压监测。

10.如果没有完全相配的血制品，则输注O型Rh阴性血。

11.如果需要快速输注，先温血。

12.在重症监护病房开展治疗。

## 五、胎盘残留

在所有分娩中，胎盘残留发生率为4%～8%。胎盘残留的情况从已剥离的胎盘或未剥离的胎盘完全滞留到部分胎盘组织、胎盘小叶或胎膜残留均可出现。部分剥离或完全剥离的胎盘残留可导致早期PPH，而部分胎盘组织残留相对更易引起晚期产后出血。部分胎膜残留更加常见，不造成PPH。

胎盘娩出失败可能由子宫下段收缩导致胎盘嵌顿、胎盘不剥离、胎盘粘连、植入或穿透性植入造成。此外，不恰当处理第三产程可能造成脐带断裂，或副叶胎盘、胎盘破碎组织残留。已剥离胎盘发生嵌顿比较常见。胎盘残留的独立风险因素包括胎盘残留史、早产、子痫前期和超过两次流产史。Endler等的研究表明，长时间应用缩宫素也是独立危险因素，缩宫素使用时间在195～415分钟的相对危险度为2.00，而应用超过415分钟的相对危险度为6.55。此外，因失血导致需要输血的风险亦显著提高。

## 六、手取胎盘

如果胎盘在胎儿娩出30分钟后仍滞留，或者大量出血需提前干预，就有手取胎盘的指征。应在恰当的麻醉下进行操作，尽可能降低患者的不适。可以给予松弛子宫的药物，例如静脉或舌下给予硝酸甘油，使子宫快速有效地松弛，以利于手取胎盘。硝酸甘油的剂量为50μg，如果患者耐药，可重复给药以达到效果。用一只手在腹部紧握宫底，另一只手沿脐带进入宫腔，直到触及胎盘及胎盘边缘。随后用手指轻柔地沿间隙分开胎盘和子宫壁。

如果不能找到剥离面，不应当用力强行剥离。不建议在手指剥离前牵拉胎盘体部。取胎盘时用力可能导致胎盘部分组织的残留、子宫内翻、阴道裂伤或子宫破裂。取出胎盘后，应仔细检查脐带插入部位、胎盘边缘、血管断端，是否有残留的胎盘小叶或副叶胎盘。当取出的胎盘不完整时，应当探查宫腔并用手指轻柔地剥离残留的胎盘组织。在此过程中，外面的手应当紧握宫底，并作为宫腔内操作手的指引。少见情况下，可能需要使用大号刮匙仔细轻柔地搔刮宫腔，以清除残留的胎盘组织。目前尚无充分证据支持或反对在此情况下应用预防性抗生素。

当以上操作不能完整娩出胎盘或控制出血时，要立即采取其他措施，包括宫腔填塞、血管结扎和子宫切除。给予促进宫缩的药物，保证子宫处于收缩状态。如果胎盘不剥离，应怀疑胎盘粘连并放弃尝试取出胎盘。此时应立刻开始准备开腹手术。

## 七、胎盘粘连、胎盘植入与胎盘穿透性植入

胎盘异常植入已经成为PPH越来越常见的原因。Endler（恩德勒）报道住院分娩期间需要大量输血的最常见危险因素包括胎盘形成异常[1.6/10000次分娩，调整后比值（OR）为18.5，95%可信区间（CI）14.7～23.3]、胎盘早剥（1.0/10000，调整后OR14.6，95%CI11.2～19.0）、重度子痫前期（0.8/10000，调整后OR10.4，95%CI7.7～14.2）和胎死宫内（0.7/10000，调整后OR5.5，95%CI3.9～7.8）。胎盘异常植入子宫肌层可涉及全部（完全性）或部分（部分性/局灶性）胎盘（胎盘粘连）。胎盘植入深度可能达到深肌层（胎盘植入），或穿

透全部肌层达浆膜层（穿透性植入）。不同程度的胎盘粘连或植入的发生率为1/500～1/70000次分娩。易感因素包括剖宫产史、多产、高龄妊娠，在黏膜下肌瘤部位着床，前次刮宫形成子宫内膜瘢痕，子宫肌瘤剔除史或Asherman综合征。

要特别引起重视的是前置胎盘覆盖于前次剖宫产切口处。Clark等阐述了前置胎盘与胎盘植入异常及剖宫产次数的关系。无剖宫产史的女性发生前置胎盘的风险为0.26%，而四次或更多剖宫产史的女性风险为10%。在一项纳入109例前置胎盘的研究中，孕产妇病死率为7%。如果分娩前超声发现了胎盘植入异常，孕产妇的发病率和死亡率将大大降低。彩色多普勒超声有助于发现胎盘血管向膀胱等邻近器官的异常延伸。磁共振成像（MRI）可帮助确诊穿透性植入胎盘病例。

前置胎盘合并两次及以上剖宫产史的患者，胎盘粘连或植入的风险升高到了40%～60%。超声仍然是首选的筛查方法，可以检测出50%～80%的胎盘粘连/植入病例。存在缺损和彩色多普勒异常成像是最有助于诊断胎盘植入的征象。胎盘下无回声和肌层厚度对诊断的作用有限，需要结合胎盘粘连/植入的其他证据表现。超声表现模糊或后壁胎盘是MRI检查的明确指征。最可靠的核磁征象是子宫外凸、胎盘信号异质性及胎盘带。MRI亦可发现胎盘植入部位子宫肌层低信号边界局部中断征象。

计划性择期剖宫产，同时或延迟行子宫切除术，在降低胎盘植入性疾病发病率和死亡率方面具有重要作用。围术期孕妇方面的准备包括由产科医生、母胎医学亚专业医生和手术专家（妇科肿瘤、血管外科、泌尿科医生）组成多学科手术团队，以及孕35周左右，在有能力处理出血的机构实施计划性择期剖宫产，这对减低穿透性胎盘植入的孕产妇发病率和病死率至关重要。一旦术中发生严重出血，在一个能够放置血管内导管并行球囊栓塞，或选择性动脉栓塞的多功能手术室进行手术，可能挽救患者生命。

## 八、血管造影栓塞术

1979年，子宫动脉栓塞被引入PPH的治疗。选择性血管造影可以发现出血部位，当其他措施失败时，血管造影栓塞已被发现能够有效地控制出血。该技术治疗原发性及继发性PPH具有较高的成功率，且临床结局良好。

对于经充分药物治疗和产科处理后仍持续出血，或不适合手术治疗的PPH，如深部阴道血肿，应考虑施行子宫动脉栓塞术。如果所采用的手术不能很好地控制出血，例如已采取子宫切除或选择性动脉结扎时，也应当考虑子宫动脉栓塞术。

该操作应由技术熟练、经验丰富的医生，在具备相应设备的机构开展。操作步骤包括在荧光镜引导下经股动脉放置血管内导管，向头侧推进导管并对出血部位造影。在实施血管造影的过程中，了解盆腔侧支血管是很重要的，可以识别所有可能的出血部位。应当将导管推进到恰好低于肾动脉的水平，这样可以发现所有的侧支血管。栓塞后，应当行血管造影确认出血停止。如果在主要动脉栓塞后仍继续出血，可以再次栓塞，分别识别侧支血管并栓塞。

上述操作中有多种栓塞剂和血管收缩药已被使用。包括Gelfoam或吸收性明胶海绵，一种可溶解的海绵样材料，以及制成2种大小的聚乙烯醇颗粒（355～500μm和500～710μm）。1μm为0.001m，相当于一粒沙子的大小。Embosphere微球是一种丙炼酸微球，2000年经美国食品药品监督管理局（FDA）批准用于子宫动脉栓塞。多种血管收缩药，如垂体后叶素、多巴胺和去甲肾上腺素既往都有提到。使用血管收缩药（如垂体后叶素）可以降低缺血性并发症的风险。随着局部血管收缩，侧支血管重建导致的出血也可以减少。然而，由于这些药物的减量需要超过24小时，因此需要延长导管留置时间。药物输注过程需要医生和护士加强监护。

盆腔血管栓塞的主要潜在并发症是缺血，造成神经损伤或血管供血区域的梗死。同时栓塞髂内动脉的前干和后干会阻断坐骨神经和股神经的血液供应，导致下肢麻木。使用直径较小的吸收性明胶海绵颗粒，或在栓塞侧支血管前先手术结扎了主干时，更易出现此类并发症。也可以使用短效的栓子，例如血块：然而，明胶海绵更容易制备，并且颗粒大小更容易控制。已有报道后续妊娠时动脉复通。

## 九、主动脉压迫

主动脉压迫常常被忽视，然而，在准备其他手术或药物治疗PPH时，主动脉压迫是一种简单的辅助方法。操作手法是用握紧的拳头在腰骶连接处，也就是主动脉分叉以上、肾动脉水平以下，将腹壁推向主动脉进行压迫。产后患者是这一操作的理想人选，因为腹壁松弛且腹直肌分离。如果已经开腹，在控制出血时直接压迫主动脉是有效的初始步骤，直到完成子宫或髂内动脉结扎，或找到出血部位。如果需要较长时间的压迫，可以使用Harris仪器等主动脉压迫装置。

## 十、抗休克裤

抗休克裤或军用抗休克裤（MAST）最早是军用装备。尽管目前MSAT服装已有多种医疗用途，它最初是用于术前或手术干预不能止血时，严重腹腔内出血的患者。在后一种情况下，MAST可以成功地稳定生命体征并控制出血，可能避免手术。目前报道其在产科用于处理坐骨直肠窝血肿和弥散性血管内凝血导致的难以控制的PPH。

该装置是由两层聚乙烯布制成的无缝裤，类似一条包腿裤，从肋下缘包裹至足踝处。它包含三个独立充气囊一个腹部气囊和两个腿部气囊。充气时，它可以维持高达104mmHg的内部气压。通过足踏泵，首先充盈腿部气囊，然后充盈腹部气囊。通过压力计或环路中的测量器测定压力。从10mmHg开始，每次加压5～10mmHg，直至生命体征稳定并建立恰当的灌注。40～60mmHg的压力可以使大多数静脉出血停止，动脉出血的患者曾使用高达100mmHg压力，但该压力不能长时间维持。出血停止后，衣服应保持充气状态，维持中等压力12～24小时。应当以5mmHg为梯度逐渐放气。腹部气囊放气后再放腿部气囊。获得成功时，血压将迅速回升，出血减少。对血管的直接加压会造成外周阻力增高，从而改善血压，将下肢的血流引向对维持生命更为重要的身体上半部，促进静脉回流至中央循环，增加心输出量。由于压力加于血管外面，使得动脉和静脉的管径都明显变小，因而出血减少。MAST装置还能够降低静脉晶体液的需求，为输注安全、完全交叉配型的血液争取了宝贵时间。

潜在的不良反应包括通气不足、高碳酸血症和低氧血症，尤其是腹腔内压力过高影响了膈肌运动时。如果充气压力超过了收缩压，到达下肢的血流就会减少，导致乳酸形成和高钾血症。其他风险包括尿量减少、皮肤受损和心源性休克加重。如果抗休克裤位置正确，仅使用中度压力且不超过48小时，可以避免大多数潜在的不良反应。最初的顾虑后来并未被证实，那是一例气体栓塞，是胎盘未剥离时产后出血应用MAST发生的。

## 十一、手术治疗

当发生难以控制的出血时，例如子宫破裂造成的出血，应当直接进行手术探查。如果患者渴望继续生育，并且血流动力学稳定，可以首先尝试选择性或治疗性盆腔血管结扎或出血部位的缝合。

选择结扎子宫动脉还是髂内动脉和（或）卵巢动脉，取决于出血原因和出血部位，以及手术医生对各项操作的经验。子宫动脉结扎的成功率较高，使得它成为首选操作。然而，如果未达到合适的标准，不应尝试结扎盆腔血管，而应当立即切除子宫。

## 十二、子宫动脉结扎

在大多数棘手的PPH，尤其是剖宫产病例中，子宫血管结扎应当是最先采取的手术步骤之一，因为很快就能实施。子宫动脉起源于髂内动脉前干，沿骨盆侧壁走行，在子宫外侧大约2cm处跨过输尿管，该处输尿管走行于主韧带下方筋膜隧道内。子宫动脉在此发出下行支至宫颈，与阴道支及重要的上行支相吻合。上行支沿阔韧带的中间部分向上，在阔韧带的内上角与卵巢血管相吻合。妊娠时，子宫动脉增长、变粗，负责90%的子宫血供。子宫静脉和增粗的卵巢静脉是主要的回流血管。

子宫动脉结扎是一项简单的技术，通过结扎双侧子宫动脉上行支完成。1952年，Waters（瓦特斯）首次提出当更为保守的方法失败时，采用这项技术治疗PPH。O'Leary（奥莱利）发现这一操作在95%的情况下有效，并发症的发生率为1%。

该操作包括总体结扎或单独结扎子宫动脉。早期强调解剖子宫动脉和静脉，并单独结扎子宫动脉的重要性。近来，总体结扎子宫动、静脉，因操作简单、有效、速度更快而被提倡。剖宫产时，一只手的手指压迫阔韧带前后叶，向下达宫颈内口水平，恰位于标准子宫横切口下方。不需要解剖阔韧带，可扪及左侧子宫动脉上行支的搏动。随后以大针穿0号聚乙二醇缝线或其他延迟吸收缝线，在子宫血管内侧2~3cm处从前向后穿过子宫肌层。一旦针从后面的子宫肌层穿出，将其从后向前穿过阔韧带的无血管区，即子宫血管的外侧，然后打紧缝线。可以在子宫后方放置压肠板，以保护腹膜后结构和肠管。可以采用8字缝合，尤其是存在大的子宫动脉撕裂或子宫切口延伸至阔韧带时。或者可以锁边向上缝合，关闭这类缺损。缝合中带入一定量的子宫肌层，关闭肌层内的动脉上行支很重要，因为子宫缺血的程度与缝合的子宫肌层量直接相关。即便子宫仍然收缩乏力，出血通常也能得到控制。据报道，前置胎盘或胎盘植入病例的失败率较高，特别是当胎盘植入部位在前次子宫下段剖宫产瘢痕处时；当出血来源是阴道动脉的分支血管时；当出血是由于凝血功能障碍时。

子宫动脉结扎的并发症罕见。缝针反复穿过造成的静脉损伤可以导致阔韧带血肿。有动静脉窦形成的报道，但是该并发症可以通过使用可吸收缝线，避免8字缝合和结扎一定量的子宫肌层组织。没有关于双侧子宫动脉结扎远期不良反应的报道。正常月经恢复和后续妊娠时血管都会再通。

## 十三、髂内动脉结扎

髂内动脉结扎降低了动脉搏动压，将盆腔动脉循环转移至静脉系统来减少远端血流，从而控制了出血。该操作有一定技术难度，并且需要有盆腔手术经验的医生。在控制严重出血方面，髂内动脉结扎比子宫切除术的风险更大，只有42%的病例能获得成功。

了解解剖位置及其与周围结构的关系，有助于医生识别、解剖和结扎髂内动脉。主动脉在第4腰椎水平分支成为髂总动脉。髂总动脉进一步在骶岬水平分为髂外动脉和髂内动脉。髂外动脉在外侧向腿部走行，成为股动脉。髂内动脉沿腰大肌边缘向内下方下行进入盆腔。输尿管位于腹膜后，在髂内动脉发出处由外向内跨过髂内动脉。髂外静脉和闭孔神经位于髂内动脉的后外侧，而回肠内静脉位于其后内侧。髂内动脉的外侧是腰大肌和腰小肌。髂内动脉分支为前干和后干。前干供应盆腔脏器，后干供应筋膜、臀部和大腿内侧。左右侧盆腔都有广泛的（包括纵向、同侧和横向跨越中线的）血管交通网络。这种丰富的侧支血供使得即使结扎了髂内动脉和卵巢动脉，也能保留生育功能并实现足月妊娠。

由于髂内动脉是腹膜后结构，操作的第一步是进入该间隙。通过腹膜外或经腹膜进入，具体选择何种取决于出血部位、手术医生的技术和患者的一般情况。如果对腹腔内是否存在出血有疑问，就应当采取经腹膜途径。首先，将子宫向前拉至耻骨联合上方，再将肠管从手术野推至上腹腔，可见圆韧带和骨盆漏斗韧带。组织钳夹起两韧带间的腹膜，平行于骨盆漏斗韧带切开。只有确认了输尿管、骨盆漏斗韧带、髂总动脉、髂内动脉和髂外动脉以后，才能结扎髂内动脉。一旦找到髂内动脉，就用直角钳放置在其下方。随后将缝线放置在钳尖中，在髂内动脉下方自内向外带线穿过，避开左、右髂总静脉与下腔静脉的连接处。缝线必须放置于髂总动脉分叉处，避免线结近端形成血栓。最好使用可吸收线，不要截断动脉。同法处理对侧血管。尽管使用永久缝线材料也不会减少最终子宫血供，但使用可吸收线有利于未来血管再通。

如果能正确辨认、仔细解剖标志性结构，髂内动脉结扎发生严重并发症的风险较低。不幸的是，由于该技术在大量产科出血的现代处理中已很少使用，手术医生的技术水平在过去的20年中明显下降。并发症包括辨认错误而意外结扎髂外动脉、髂内，髂外静脉撕裂、损伤输尿管、腹膜后血肿及缺血导致的后遗症。

如果未能发现意外结扎髂外动脉，会导致同侧下肢丧失血供。如果分离动脉周围间隙组织时过于用力，或者直角钳从髂内动脉下方穿过的操作不正确，可能划伤薄壁的髂静脉。损伤会导致严重出血，难以修补。以Babcock钳抬起动脉，将钳尖自外向内，可以避免损伤髂静脉。

正确辨认输尿管，并在解剖髂内动脉周围的间隙组织前将其牵拉出操作野，可以降低输尿管损伤的风险。在腹膜后间隙内仔细止血可以避免腹膜后血肿。由于盆腔内广泛存在侧支循环，缺血后遗症罕见，但是可以导致中央盆腔缺血、会阴和会阴切口皮肤受损，以及下运动神经元损伤引起的下肢瘫痪。

## 十四、卵巢动脉结扎

双侧卵巢动脉结扎可以作为髂外动脉或子宫动脉结扎的有效辅助。卵巢动脉是主动脉在腹膜后的分支，走行于骨盆漏斗韧带中。它于输卵管伞端进入卵巢系膜，在卵巢上方走行，向输卵管发出数条分支。在妊娠期间，卵巢动脉为子宫提供5%～10%的血供。由于所有血管增粗，卵巢血管易于扪及并在卵巢系膜中看到。

结扎的部位应该在子宫-卵巢韧带和卵巢的连接处，卵巢动脉在此与子宫动脉相吻合。在此处结扎将为卵巢和输卵管保留合适的血供。在卵巢系膜的这个部位可以找到动脉上方的一个无血管区，以0号聚乙二醇线或其他延迟吸收缝线直接穿过，或者穿过以Kelly钳打开的孔洞。然后用相似的方法将缝线穿过血管下方的无血管区，打结完成血管结扎。可以做双重结扎，不需要截断血管。

## 十五、B-Lynch 缝合

如果在探查子宫后，药物和子宫按摩不能解决子宫收缩乏力，B-Lynch缝合可能有效。1997年，B-Lynch等报道了B-Lynch缝合技术，一种新的PPH保守治疗方法。这种压迫子宫的方法作为宫缩乏力导致的PPH的早期干预手段，已在全世界范围内被接受，2005年报道的病例已超过1000例。该操作需要开腹，从宫颈分离膀胱腹膜。尽管有缺血坏死等不良经验的报道，但该技术近年来得到了相当广泛的应用。在剖宫产处理出血的过程中，若子宫收缩乏力是主要病因，应当尽早使用该技术。如果发现子宫收缩乏力难以治疗，在关闭子宫切口后就可以采用该技术。

使用70~80nun圆针、2号聚乙二醇线或其他延迟吸收缝线，Lynch推荐于子宫切口右端下方3cm处进针。穿过子宫腔，在切口上缘上方3cm处出针。在此处，将缝线在距离子宫体外侧缘4cm处跨过子宫体。当助手压迫子宫后，缝线到达子宫后壁，将针穿过子宫下段后壁，在前壁切口的水平拉紧缝线。然后再次将缝线绕过子宫底，以前述方式在子宫切口左角穿过宫腔。然后应当拉紧缝线，保持子宫的被压迫状态。如果在阴道分娩后进行手术，Lynch建议以与剖宫产相同的方式切开子宫下段，以确保前壁的缝线进入宫腔。未发现该操作增加后续妊娠的风险。

其他压迫方法也曾有报道，例如多重方形缝合止血法，使用7号或8号直针及1号铬肠线，在活跃出血区域将子宫前后壁对合。

## 十六、围生期子宫切除术

当子宫顺序去血供和压迫操作不能治疗大量PPH时，急诊子宫切除是最常用的治疗方法。围生期急诊子宫切除的发生率为7/10000~13/10000次分娩，产后或剖宫产过程中切除子宫，与因妇科指征常规经腹切除子宫的步骤基本相同，然而，由于前者通常是在紧急情况下进行的，而且患者已经大量失血，术者不得不在压力和很短的时间限制内完成手术，大量出血时，特别是对于多产的经产妇，急诊子宫切除术的优势是去掉了出血源。必须记住子宫动脉在非妊娠状态呈螺旋走行，而在孕晚期是伸直的。在切断后，子宫动脉将回弹至最初的形态，并从手术中移走。在某些急诊情况下，这使得结扎和切断子宫动脉具有一定风险。在切除子宫时，应遵循子宫动脉结扎的技术细节。

在许多情况下，即便不是大多数情况下，不需要通过全子宫切除来止血。根据现有情况和各种选择的风险与收益比，在多种现有的手术方式中做出良好的判断。扩张的血管经常会阻碍有效止血，而持续出血会使手术野显露不清。由于在剖宫产病例中宫颈通常已消退，可能难以识别宫颈阴道连接，以及子宫体和子宫下段向宫颈的过渡区。因此，如果宫颈没有明显的病理情况，子宫次全切除是挽救生命的最安全的替代选择。另一方面，如果能清楚分辨相关结构，也可以尝试子宫全切术，但是必须注意避免使阴道缩短。即便认为切除了整个子宫，看似消退的宫颈也可能在产后检查时再次出现，表现为残余宫颈。

切除子宫并不能保证控制出血，尤其是已发生凝血病时。在此情况下，子宫切除后向腹腔内填塞大的开腹包可能能够填塞住腹膜表面的出血，直至凝血状态得以纠正。有一种方法是使用经阴道的压力包，用一个无菌塑料包向盆腔内放置Kerlix纱布，并从阴道取出。24小时后或凝血障碍纠正后取出塑料包。

## 十七、子宫破裂

无瘢痕子宫发生破裂的情况极为罕见，剖宫产后子宫切口瘢痕破裂有一定的发生频率，有时甚至发生在宫缩出现以前。子宫下段横切口或子宫瘢痕部位不明确的女性，在剖宫产后阴道试产时发生临床显著的子宫破裂的概率为0.6% ~ 0.7%。古典式剖宫产和子宫重建手术（例如子宫肌瘤剔除术）后的子宫破裂风险尤其高。多次剖宫产史和妊娠间隔小于4 ~ 18个月的女性，子宫破裂的风险进一步增加。

最常见且通常未被发现的破裂类型是子宫下段瘢痕裂开。当再次剖宫产术中发现瘢痕裂开时，需要扩大已裂开的伤口，以便娩出胎儿。由于瘢痕边缘血供较差，这些病例的裂口可能不出血。修补前，应当向前、后切除无血供的瘢痕边缘，然后将有血供的组织对合，以常规方式进行缝合与自然分娩相比，在剖宫产史试产的孕妇中，引产或加强宫缩会增加子宫破裂的风险。因此，在试产前应当进行咨询。尤其是剖宫产试产的孕妇，应当避免使用米索前列醇软化宫颈或进行引产。

在前次剖宫产后，子宫破裂通常发生在切口位置。当子宫破裂延伸至宫旁并累及大血管时，会造成灾难性的外科急诊情况。另一个严重的潜在损伤是破裂延伸至宫颈，同时损伤膀胱亦不少见。这种情况下的关键步骤如下：①了解腹膜后盆腔解剖；②辨认输尿管；③看到出血血管后止血；④在子宫峡部解剖膀胱并确定膀胱损伤程度；⑤决定理想的手术治疗，注意患者实际的生育潜能。

如果完全控制出血后认为子宫可以保留，在条件允许时使用延迟吸收缝线进行缝合修复。通常，子宫不可保留，需要紧急切除子宫以达到止血目的。

如果膀胱损伤需要修补，那么采用的方法必须保证膀胱不漏尿。通过双层或多层缝合肌肉的新鲜切缘可以达到目的。为保证充分愈合，应留置经尿道或耻骨上导管，务必使膀胱至少7天保持空虚。

在保留子宫的手术后，应告知患者后续妊娠时子宫再次破裂的风险很高，当子宫破裂累及宫底时，子宫再次破裂的风险最高。

## 十八、药物治疗

### （一）重组凝血因子Ⅶa

严重出血基础上的持续失血可能从其他药物治疗中获益。人重组因子Ⅶa可以有效地控制危及生命的严重出血。重组因子Ⅶa是天然丝氨酸蛋白酶因子Ⅶ的50kD类似物。Ⅶ因子在血管损伤后的凝血启动中发挥着基本作用。重组因子Ⅶa作用于外源性凝血途径。在治疗严重出血时，它可以挽救患者生命，并可能避免子宫切除和大量输血。一些个案报道和病例系列描述了将重组因子FⅦa用于难治性PPH。用药剂量为每2小时$50 \sim 100 \mu g/kg$，直至止血。给药后$10 \sim 40$分钟出血可以停止，但在Ⅶa因子使用后有潜在的血栓栓塞风险。

### （二）氨甲环酸

氨甲环酸（TXA）是一种抗纤溶药物，通过阻断纤溶酶原分子上的赖氨酸位点来防止血块分解。它抑制了纤溶过程，对凝血指标没有影响。氨甲环酸确实能够减少产后出血。因此目前大多数评估氨甲环酸治疗PPH的试验都在中、低收入国家开展。尽管氨甲环酸在PPH的预防和治疗中显示出了很好的前景，但现有证据还不足以支持其广泛应用WOMAN试验是一项随机、双盲、安慰剂对照试验，研究临床诊断PPH的女性早期应用氨甲环酸的疗效可靠性，包括病死率、子宫切除率，以及其他并发症发生率。

## （三）纤维蛋白原

纤维蛋白原水平下降与严重PPH风险增高有关。在Charbit（沙尔比）等一项研究中，纤维蛋白原水平<2000mg/L对严重PPH具有100%的预测价值。纤维蛋白原（因子Ⅰ）是一种可溶性血浆糖蛋白，在凝血块形成过程中，凝血酶可将其转化为纤维蛋白。早期补充纤维蛋白原能够提高凝血块强度和维持凝血块时间，但是随机试验并未证实纤维蛋白原水平正常时，使用纤维蛋白原能够治疗严重PPH。然而，根据文献报道，静脉给予2g纤维蛋白原浓缩物对于治疗严重的围生期出血和创伤性出血有益。纤维蛋白原浓缩物实现了高剂量替代，不需要交叉配血。由于相信早期应用纤维蛋白原替代物对治疗PPH有益，出现了越来越多超适应证使用纤维蛋白原的病例。FIB-PPH随机对照试验（PPH）目前正在进行中，研究纤维蛋白原浓缩物是否可以用于PPH的初始治疗。

## 十九、失血及血液补充

急性失血的后果可以立即出现或延迟出现，低血容量性休克是即刻出现的危险。出血也降低了患者的自然抵抗力，增加了感染风险。由于妊娠期间总体血容量平均增加了60%，因此女性在孕期对失血的耐受能力优于非孕期。

低血容量导致心排血量减少，这导致了交感神经反应，即血管阻力增加和心动过速。一定程度的低血容量足以导致休克，同时血管间隙的液体量也不足。毛细血管内皮层的损伤使血管渗透性增加，液体转移至细胞间隙和细胞内。当低血容量明显时，循环的血液会从非重要器官（肠道、肾和肌肉组织）流向重要器官（脑和心脏）。少尿是低血容量的早期表现，尿量减少的程度反映了低血容量的严重程度。因此，建议放置Foley尿管并持续记录尿量。保持尿量不低于30mL/h很重要。给氧有助于维持恰当的组织氧合，防止器官衰竭的发生。

补充乳酸林格液或生理盐水可以治疗急性低血容量，于30~60分钟内静脉输液1~2L，直至血压回升。然而，更新的止血复苏方案中有三个主要原则。

第一，限制早期积极地使用晶体，并考虑可接受的低血压。

第二，以1：1：1的比例早期输注浓缩红细胞、新鲜冰冻血浆和血小板。

第三，早期应用重组因子Ⅶa。

此外，为了进行有针对性的凝血因子替代治疗，除传统凝血功能检测外，应尽早进行床旁的凝血功能检测，例如血栓弹力图。目前对产科出血的恰当补液及输血方式存在争议，因为目前的指南是基于创伤性出血的数据制定的，缺乏产科出血的恰当数据。这些治疗策略的主要缺点在于，血制品来自非妊娠献血员，其纤维蛋白原和其他凝血因子的循环水平较低。因而，未经监测的输血实际上可能导致了凝血因子被稀释，出血产妇的凝血因子水平降低。此外，胶体的应用，尤其是羟乙基淀粉，可能导致进一步的凝血障碍虽然存在以上顾虑，仍然推荐早期积极的大量输血方案。

输注浓缩红细胞的目的是提高血液的携氧能力并改善体位性低血压。新鲜冰冻血浆可应用于肝病、凝血功能障碍、弥散性血管内凝血、血栓性和血小板减少性紫癜、抗凝血酶缺陷及大量输血时。它含有所有的凝血因子，包括Ⅴ因子和Ⅷ因子。它需要与患者血的Rh相容。通常每次输注2~4U，每个单位可以使凝血因子量增加2%~3%。浓缩的冷沉淀制备自新鲜冰冻血浆，它包含了高浓度的Ⅷ因子、血管性假血友病因子和纤维蛋白原。

在患者自身血小板数量或功能不足的情况下，有指征输注血小板。如果血小板计数降至$20×10^9$/L以下，或者计划进行大手术但血小板计数低于$50×10^9$/L，需要输注血小板。如果输血量超过了患者自身最初血容量的50%~100%，可以预言会发生血小板减少。通常血小板输注量为每10kg体重1U。如果不知道献血员的血型，那么Rh阴性的妇女应输注RhoGAM，因为血小板里存在RBC。如果血小板来自一名献血员，可以降低感染的风险。

循环中出现促凝血酶原激酶和内毒素会导致弥散性血管内凝血。这些物质会激活凝血酶，使血小板和纤维蛋白在毛细血管中聚集。纤维蛋白降解产物会消耗血小板并激活凝血因子（消耗性凝血病）。积极补液可能导致凝血病，但通常发生在补液量超过最初液体量的80%时。结果，即便是很小的外伤也会造成微血管出血。除失血外，组织低氧和缺血也会造成毛细血管系统中纤维蛋白栓子的形成，这会导致肾衰竭、肺损伤，有时会导致席汉综合征。如果输注新鲜冰冻血浆后纤维蛋白降解产物和D-二聚体等实验室指标仍异常，应考虑诊断弥散性血管内凝血。

即便大量失血后患者已经稳定，必须注意输注血制品后潜在的不良反应，包括溶血性发热反应、过敏表现和肺损伤。其他不良后遗症包括肾功能不全、皮质盲和成人呼吸窘迫综合征。这些并发症需要各专业及亚专业医生的治疗。

除了输注献血员的血，目前也有术中自体回输系统可供使用，尽管它们在产科应用的数据仍有限，在手术中，将该系统连接到传统的吸引装置，血液经过过滤系统进入到储存装置中，该系统被设计为可以去除细胞和分子，例如组织因子、甲胎蛋白、血小板和促凝血因子，最初对于羊水栓塞的顾虑有所降低，已有超过400例产科同种异体输血的病例报道发表，目前的观点认为羊水栓塞实际上不是栓塞现象，而是对胎儿抗原的变态反应。另一个担心是母体对Rh（D）抗原的同种异体免疫，这可以通过适量的RhIG避免。遗憾的是，设备安装及血液收集的花费很大。目前，细胞回收被推荐用于高输血风险的患者，例如患有胎盘植入疾病的患者，此时的风险与效益比更好。

# 第二节　产后子宫内翻

可以在Hindu Ayurvedic文献（前2500—前600年）中找到子宫内翻的相关记载，但希波克拉底被认为是第一个准确描述这一问题并提出治疗方案的人。在20世纪上半叶，由于诊断延迟、缺乏麻醉，以及对出血、休克和感染处理不当，产后子宫内翻死亡率很高（12%～40%）。自1960年以来，由于早期诊断、休克治疗得当和及时的手法复位，产后子宫内翻的预后显著改善。

## 一、分类

以下分类是基于诊断时间，以及内翻的子宫底与宫颈和会阴的关系。

（一）急性产后子宫内翻

产后不久，宫颈明显收缩之前（通常在分娩后几小时内）就发现的子宫内翻。

（二）亚急性产后子宫内翻

产后4周内，宫颈已经收缩后发现的子宫内翻。

## （三）慢性内翻

宫颈收缩和子宫内翻发生后超过4周。

## （四）不完全内翻

子宫体的任何一部分都没有超过宫颈。

## （五）完全内翻

内翻的子宫体超过宫颈。

## （六）脱垂内翻

内翻的子宫延伸到阴道口外。本章节主要介绍针对急性或亚急性产后子宫内翻的诊断和治疗。

## 二、诊断

成功处理产后子宫内翻依赖于早期识别和诊断，及时有效地治疗出血和休克，并尽早对子宫进行复位。

如果在第三产程发生急性、完全性的子宫内翻，可以直接做诊断。内翻的子宫通常突出于阴道口外，胎盘与之相连，这种令人瞩目的外观一见难忘。即使在内翻发生前胎盘立即剥离，看到胎头大小、牛肉状的红色肿块突出到阴道口时，可以识别出是内翻的子宫。胎盘娩出后常规检视宫颈可以早期诊断一些不完全内翻的病例。更为困难的是第三产程后发生的无脱垂或不完全内翻的病例的诊断。有时经阴道超声可能有助于诊断。Lewin（列文）和Bryan（布莱恩）报道了一例磁共振成像确诊产后子宫内翻的病例，查体和超声都只是怀疑。一些作者还主张在胎盘娩出后立即用手探查子宫，尽早诊断子宫内翻。

子宫内翻唯一的症状可能是出血和休克。在所有产后出血的病例中，必须警惕子宫内翻，以防不典型的病例被误诊。腹部触诊时可能怀疑触不到宫底，遇到这一体征时应当怀疑子宫内翻。然后通过视诊和触诊仔细检查阴道，会发现出血的原因是子宫内翻。有时医生会将脱垂的宫底误判为大的平滑肌瘤或宫颈息肉。无论何时，当产后立即在宫颈或阴道内看到或触及肿块时，特别是存在不能解释的失血或低血压时，应当怀疑子宫内翻。延迟识别子宫内翻会增加子宫体复位的难度，因为宫颈收缩和水肿，这又会加重失血和休克，并增加了感染和组织坏死的机会。

## 三、治疗

所有医生、助产护士和负责照顾产妇的护士都应熟悉急性子宫内翻的诊断和治疗，因为它罕见，无法对每个人进行手法复位的监督培训。由于及时治疗是成功复位和降低发病率的关键，因此通常要由在场人员开始治疗，尽管他可能从未亲自处理过这样的病例。

早期病例系列报道中子宫内翻死亡率高的一个主要原因是对失血和休克治疗不当。现在可以通过应用晶体、胶体溶液及血液制品及时补充血容量，并且通常能够在持续低血压造成严重不良反应之前完成。一旦诊断子宫内翻，或出现急性产后出血，应立即建立至少一条大口径的静脉输液通路。开始时输注晶体溶液，例如5%葡萄糖/乳酸林格液，同时获得全血和浓缩红细胞。应当密切监测生命体征，包括脉搏和血压，以及尿量。一旦血容量恢复，应立即努力将子宫复位到正常解剖位置。子宫复位通常需要全身麻醉，因此在做诊断时应立即召集麻醉医师。

在给予吸入麻醉之前，可以给予宫缩抑制药；通常有助于子宫的手法复位，宫缩抑制药，如硫酸镁（静脉滴注4g）或特布他林（肌内注射0.25mg），已被用于治疗急性产后子宫内翻。也有人建议在需要紧急子宫松弛的临床情况下使用硝酸甘油。尽管许多病例报道证实硝酸甘油（静脉滴注100μg）在手法复位内翻子宫时能够有效地短时间松弛子宫，但没有足够的数据证明哪种宫缩抑制药比其他药物更有效或更安全。此外，抑制宫缩治疗并非对所有病例都能成功，因此对于难治性病例可能需要吸入麻醉。作者建议从Johnson1949年首先描述的方法开始。这种方法使用最为广泛，并且最有可能成功手法复位。

采用Johnson的方法将内翻子宫复位时，应将整个手放在阴道内，指尖位于子宫和宫颈连接处，宫底置于手掌中。然后在骨盆外上推整个子宫，并用力将子宫保持在腹腔内高于肚脐的水平。需要使子宫在这一位置保持3~5分钟，此时才能从手掌松开宫底。要强调的是，为完成操作，整个手和前臂的2/3都必须置于阴道内，否则韧带的拉力和张力不足以纠正这种情况。

Johnson（约翰逊）解释通过这种方法进行子宫复位、依赖于子宫上升进入腹腔后子宫韧带的牵引力。在Johnson（约翰逊）治疗的9例患者中，有2例慢性子宫内翻、1例亚急性内翻和6例急性内翻。所有患者都存活了。荷兰最近的一项前瞻性队列研究都证实了这一方法的有效性。在荷兰，2年内有16例急性产后子宫内翻，所有病例都能够手法复位而不需要产后进行手术。

O'Sullivan（奥沙利文）在1945年首先描述了流体力学诱导内翻子宫复位的方法。该方法需要患者取截石位，将1000～2000mL温盐水注入阴道。操作者用手堵住阴道口，防止流体从阴道逸出。Momani（莫马尼）和Hassan（哈桑）报道了连续5例急性产后子宫内翻的病例，通过这种方法在5～10分钟内成功复位。尽管据报道这种方法在英国、澳大利亚和中东成功应用，北美最近的病例系列没有报道这种方法。

一旦手法复位，可能需要一些措施来避免再次内翻，以及需要手术。所有病例成功恢复解剖后都需要立即给予促进宫缩的药物。最近的病例报道表明，在宫缩乏力的病例中使用球囊填塞（例如Bakhri球囊）可能在子宫内翻的保守处理中发挥作用，减低再次内翻的风险。一篇病例报道还采用了McDonald环扎来保持填塞球囊在位。这些方法尚未广泛应用，但应根据临床情况考虑。

对于尝试手法复位之前是否从宫底去除粘连的胎盘，医学文献中没有一致的意见。几位作者强烈反对在手法复位之前去除胎盘，而另一些认为去除胎盘并不危险，还有一些人认为去除胎盘实际上有利于将内翻的宫底复位。在没有这类数据的情况下，最实用的建议可能是在胎盘容易去除、创伤小、出血少的情况下去除胎盘。但是如果胎盘看上去粘连，或者去除胎盘会耽误复位，则应当先完成子宫上抬而不处理胎盘。待宫底复位后再手取胎盘。

在罕见情况下，手法复位会失败，这时需要手术。Huntington和Huntington等报道了采用Huntington操作成功治疗5例急性产后子宫内翻病例。该手术需要在下腹部做一开腹切口。内翻的宫底明显，圆韧带消失于内翻形成的凹陷中。在凹陷内（lin）处用两把钳子抓住子宫，并轻柔牵引。然后将第二组钳子夹在第一组钳子外2.54cm处，以此类推，直至宫底复位。偶尔，助手用手从阴道内向内翻的宫底施加压力有助于复位。Tews等描述了对经腹手术的改良，将膀胱从宫颈推开，并在收缩环以下做一纵切口，至阴道。两个手指伸入该切口，帮助对进入阴道的子宫施加向上的压力，如果由于宫颈紧缩，Huntington描述的牵引方法不能成功将宫底复位，例如亚急性子宫内翻时可能出现的，可以在子宫后壁做一垂直切口，位置在内翻子宫从腹部消失的地方。然后助手从阴道内向上施加压力复位，操作过程如Haultain描述的那样。已有对该操作进行改良的描述，在子宫前壁做切口。另外，已有报道Spinelli手术（经阴道切开内翻并脱垂的子宫前壁）用于一些难治性子宫内翻病例的宫底复位。还有报道通过腹腔镜应用Huntington和Haultain操作，成功处理了手法复位难以处理的子宫内翻病例。

# 第三节　剖宫产瘢痕妊娠

剖宫产瘢痕妊娠（CSP）是指孕卵种植于前次剖宫产后子宫瘢痕处的妊娠，是一种特殊的异位妊娠，约占剖宫产后异位妊娠的6.1%。目前，随着剖宫产率逐年上升，其发生率亦有上升趋势。若CSP患者未能得到及早诊断和恰当处理，会造成严重的出血、子宫破裂，严重者可能切除子宫，甚至危及生命，给妇女造成严重的健康损害。当前临床上尚无针对CSP的统一治疗方法，文献报道有药物治疗、子宫动脉栓塞术、病灶切除术、子宫切除术等。随着宫腔镜和腹腔镜技术在妇科领域的普及运用，单独或联合应用宫、腹腔镜技术治疗CSP已有相关报道。

## 一、CSP 的病因及临床表现

### （一）病因

CSP发生的可能机制主要是剖宫产术后子宫切口愈合不良，尤其是切口缝合不当时组织修复不全，瘢痕组织局部形成宽大的组织缺损，剖宫产术后子宫内膜损伤，血供减少。再次妊娠时受精卵通过穿透剖宫产瘢痕处的微小裂隙并在此处着床，易发生底蜕膜缺损，滋养细胞可直接侵入此处的子宫肌层，并不断生长，绒毛与子宫肌层粘连植入，甚至穿透子宫肌层。另外，还与子宫内膜炎、子宫蜕膜发育不良有关，当受精卵着床后由于血供不足，为摄取营养，部分伸展到子宫下段切口瘢痕处，甚至到宫颈管部位。

## （二）临床表现

CSP症状多为停经后少量阴道流血，吸宫术时大部分绒毛、胚胎可以清除，但不能完全清除植入到瘢痕内的绒毛组织，可致术中大出血和术后反复不规则阴道流血，甚至人线毛膜促性腺素（htG）正常后仍有反复阴道流血。有剖宫产史、停经后阴道不规则出血和人工流产术中大出血者，要高度警惕CSP的可能；有剖宫产史及人工流产术后反复阴道流血而清宫又清不出组织时亦应怀疑本病。

## 二、CSP 的诊断

### （一）CSP 的分型依据

CSP的生长方式可分为两类：

1.内生型

胚囊种植在前次剖宫产切口的瘢痕处，但整体朝向宫腔生长，有继续妊娠的可能，但至中晚期有发生胎盘植入及严重出血等并发症。

2.外生型

胚囊完全种植在瘢痕缺损处并不断向肌层侵袭，朝向膀胱及腹腔生长，孕早期即发生出血甚至子宫破裂。

### （二）CSP 的早期诊断

大多数无特殊体征，血 $\beta$ -hCG测定有助于妊娠的诊断，但无助于CSP的诊断。按照Vial等2000年提出的标准：

1.宫腔内无孕囊。

2.宫颈管内无孕囊。

3.子宫前壁峡部见孕囊结构。

4.孕囊与膀胱壁间的子宫肌层有缺损。超声检查有助于早期明确诊断并指导治疗，彩色多普勒超声的血流图像可显示胚囊，或不均质团块周围伴有高速低阻血流信号，阻力指数一般<0.4～0.5。

## 三、CSP 的治疗方法

由于CSP可导致子宫破裂和危及生命的大出血，一经确诊应及时终止妊娠。治疗的方法目前尚未统一，中华医学会计划生育学分会的剖宫产瘢痕妊娠诊断与治疗共识指出，需根据病情选用个体化的治疗方法，治疗目标为终止妊娠、去除病灶、保障患者的安全；治疗原则为尽早发现，尽早治疗，减少并发症，避免期待治疗和盲目刮宫。

### （一）超声监视下清宫

对于向宫腔内生长的CSP，如胚囊较小、局部血流不丰富、血β-hCG水平不高，可以在超声监视下行清宫术，术前应备有急救方案。

### （二）甲氨蝶呤治疗后清宫

适合一般情况良好、孕龄<8周、超声提示胚囊与膀胱壁间的子宫肌层厚度>2mm、血清β-hCG<5000IU/L的患者。刘志强等对24例患者应用此方法，全部治愈，清宫过程中均无大出血的情况发生，但治疗周期较长，平均住院17.6天。甲氨蝶呤治疗有效，但疗程长，也可联合应用米非司酮。治疗期间随时可能发生严重子宫出血，必须在有条件进一步处理的医院进行。在治疗过程中应定期测定血β-hCG水平及彩色多普勒超声，监测妊娠部位血流信号的变化，血β-hCG下降至正常后在超声监视下行清宫术。

### （三）子宫动脉栓塞后清宫术

经股动脉插管向子宫动脉注入栓塞剂能迅速、有效止血，子宫动脉栓塞可以与甲氨蝶呤联合应用以加强治疗效果。Nawroth等最早报道，使用子宫动脉栓塞用于CSP并联合药物保守治疗成功的病例，并认为该方法是唯一可替代子宫切除术控制盆腔出血的方法。子宫动脉栓塞术后最好在3天内进行超声监视下的清宫手术，此时术中大出血的风险大大降低。

### （四）局部穿刺

以16~18号穿刺针穿刺胚囊，可以单纯吸取囊液或直接针刺胎心搏动处，也可注入适量的氯化钾注射液，促使胚胎停止发育。此法更适用于同时合并宫内孕，要求继续妊娠者。

### （五）手术治疗

是剖宫产瘢痕妊娠最彻底的治疗方法。

1.在直视下子宫局部切开取出胚囊，直接缝合伤口或将原瘢痕切除后重新缝合。

2.短时间大出血，为挽救患者生命，限于条件，无其他办法可行时，采取紧急措施行子宫切除术。

# 第四节　双胎和多胎分娩

## 一、双胎经阴道分娩

### （一）先露异常

双胎中的每个胎儿都可以是头位、臀位或横位。为了简化讨论，头位-头位大约占40%；头位-非头位占30%；非头位-头位占20%；非头位-非头位占10%。在许多方面，根据胎先露来决定理想的双胎分娩方式是一个比较简单的方法。

### （二）头位－头位

头位-头位双胎通常被认为适合阴道分娩，但也有少数例外，因胎儿大小和（或）孕周而不宜阴道分娩。在产程中及第一个胎儿娩出的过程中，唯一确定的是胎儿B通常能保持头先露。有所保留的是，看上去是头位的胎儿B，事实上类似于斜位，因为胎儿A在骨盆中的位置不允许胎儿B保持真正的头先露。而且，当胎儿B被大量羊水围绕时，在第一胎娩出后，他很容易转为横位。

理想的情况下，产程进展中应对双胎进行双重外监测。大多数现代的胎心宫缩监护仪可以区分来自两个胎儿的信号，并记录两个胎儿的心率曲线。然而，这通常需要在孕妇腹部使用三条束带。因此，一旦第一胎胎膜破裂，通常会采用一个内部（头皮）电极来代替一个外部多普勒电极。两条胎儿心率曲线可以使我们注意到每个胎儿的状况。

缓解疼痛的理想方法是，通过硬膜外阻滞进行区域麻醉预期阴道分娩时建议进行腰部硬膜外麻醉。在需要干预时，例如器械助产或剖宫产时，这种麻醉也是充分的。

一旦第一个胎儿娩出，应当对钳夹的脐带进行标记，以便在产后检查胎盘时识别它属于胎儿A。对于单胎钳夹脐带的争论表明，这一操作会促进胎盘剥离，而在胎儿B娩出前并不希望胎盘剥离。据作者所知，对于钳夹胎儿A的脐带是否与双胎产间胎盘早剥发生率高有关，并未进行过研究。支持钳夹胎儿A的脐带，是考虑到胎儿B可能因开放的血管连接而失血，而单绒毛膜胎盘总是存在血管连接。这种情况下钳夹脐带可以避免急性产间双胎输血。出于同样的原因，应当从距离钳夹处较远的脐带取样进行脐带血气分析。

当胎儿A娩出后，子宫常常立即出现一次强烈但短暂的宫缩。之后通常会有一段时间的子宫静息，持续一两分钟，然后宫缩恢复，胎儿B娩出。如果需要对胎儿B进行外部操作，这个短暂的子宫静息时段是一个机会。在头-头位先露的情况下，可以利用这个时间窗进行半外倒转，将胎儿B从斜位转至纵产式。然而，操作时需要三只手：一只手进行阴道检查，确认先露部的位置，另一只手触摸子宫底，确认子宫放松的时间段，第三只手持床旁超声探头，确定正确的先露。显然，这需要在他人协助下完成。当胎儿B处于头位时，应当通过输液泵给予稀释的缩宫素，以确保恢复宫缩。人工破膜被认为能够缩短双胎分娩的时间间隔。然而，如果胎头位置高，人工破膜或自然破膜时可能发生脐带脱垂。在一项研究中，当双胎均为头位时，26%的胎儿B进行急诊剖宫产是因为脐带脱垂。因此，推荐在胎儿B胎头衔接或除外脐带先露后再行人工破膜。

有时，胎儿B的头仍在骨盆入口以上。此时很清楚的一点是，当胎儿A娩出后，接产者不是在常规处理一次（留下的）单胎头位分娩，而是在分娩胎儿B。关于分娩间隔是否应超过传统推荐的20分钟存在争议。有研究发现，脐血的pH，$PCO_2$和碱剩余值随着双胎分娩间隔时间的延长而恶化。在他们的病例系列中，胎儿A娩出后15分钟内出生的第二胎，pH无一在7以下。然而，在16～30分钟内出生的第二胎，5.9%pH在7以下，间隔超过30分钟者，27%pH在7以下。重要的是，分娩间隔超过30分钟的双胎，73%存在胎儿窘迫的表现，需要手术分娩。Erdemoglu（埃尔德莫格鲁）等发现了分娩时间间隔和5分钟Apgar评分之间存在线性关系。这些数据支持了20世纪80年代之前盛行的观念，即双胎分娩的时间间隔不应超过20分钟。因此，只有对胎儿B进行严密的电子或超声监测，记录到令人放心的胎心率曲线时，才能将此时限延长至最多30分钟。

由于双胎小于单胎，很少存在绝对头盆不称。更常见的是由于复合先露而出现的相对头盆不称。此时的处理与单胎分娩相同，轻轻地将前方的肢体向后推。

合理应用缩宫素时，应很少出现子宫收缩不佳造成的延迟分娩。第一胎娩出后宫腔压力降低，第二胎的胎盘可能发生早剥，这种情况需要经阴道或开腹手术进行紧急干预。

在双胎娩出的间隔中，应严密监测胎儿B的心率，并对胎儿窘迫的任何征象进行有效的评估。在常见情况下，虽重要的问题是预计胎儿B何时能娩出。当宫颈完全扩张且胎头衔接时，胎头吸引是一个很好的选择。分娩双胎之中的第二胎是高位胎头吸引唯一允许应用的情况。然而，这个操作应当在特殊情况下采用，因为胎儿B尚未衔接的胎头没有经过必要的塑形，将真空杯置于未衔接的胎头上可能非常困难。或者，有时可以采取足内倒转（见下文）和臀牵引。因此，如果需要立刻娩出胎儿B，熟练的器械助产或内倒转可能是首选，而不是剖宫产。然而在最坏的情况下，应当采取双胎联合分娩（见下文）。

（三）头位－非头位

头位-非头位双胎一直被认为可以经阴道分娩，但有很多例外，由于胎儿大小和（或）孕龄而不宜经阴道分娩。最终目标是安全分娩臀位的胎儿B。当胎儿B处于横产式时，必须首先倒转为纵产式（通常是臀位）。历史上对这种联合先露有数不清的研究。头位-非头位双胎的分娩是对动手能力的最大挑战之一。

当胎儿B是臀位时，可以通过臀位助产或完全臀牵引完成分娩。臀位助产时，应尽可能延迟人工破膜，使羊膜囊的压力能够有效地作用于宫颈。经常会采取会阴切开术，此时应当再次确认胎儿B为臀先露。已发现在"最安全"的双胎胎位（头位-头位）中，52%因胎儿B施行的剖宫产是因为胎儿B的先露发生变化，无法进行倒转或牵引术。

胎儿A娩出后，宫颈扩张程度常常降低。宫颈的"收缩"是因为宫腔压力突然降低。然而，这种情况下的宫颈与活跃期相同扩张程度的宫颈是不一样的。此时出现宫颈"收缩"时，再次完全扩张所需要的时间相对较短。只要子宫收缩好，宫口通常会在5～15分钟内开全。

可以在胎膜完整的情况下抓住胎儿B的脚，然后再破膜，进行完全臀牵引。另种选择是进行外倒转术（External inversion，EV），转至头位。两种方法的利弊与胎儿B的大小有关。一些作者建议，如果孕周超过24周，第二个胎儿非头位且估计胎儿估重低于1700g，应当进行头外倒转（External inversion，EV）。如果不成功，应施行剖宫产。与此相反，如果非头位的胎儿B超过了1700g，EV或辅助臀牵引可能都是恰当的。其他人将1500g作为选择阴道分娩病例的体重切割值。他们遵循的是估重1500g以下的早产或生长受限双胎不应臀位分娩。

当双胎中的第二胎非头位且明显大于第一胎时，以臀位分娩可能很困难。根据不同的来源，以双顶径来说，能够接受的最大差值是2～4mm。

已经有很多病例系列研究了非头位胎儿B的分娩方法。尽管尚未得出肯定的结论，大多数机构倾向对非头位的第二胎进行完全臀牵引，而不是采用头外倒转术。胎儿A经阴道分娩后，立即了解胎儿B的确切胎位十分重要。床旁超声可以确定胎背与母体骨盆的关系。此外，还可以得知胎头的位置（右或左）。

当胎儿B为横产式时，应当将其转为纵产式。可以通过EV或足内倒转进行。在充分的麻醉下最容易完成这两种手法。这意味着应当有一名麻醉医生在产房，应对任何紧急情况。

横产式是指胎背向下或胎背向上，分别是指胎儿背部朝向骨盆或朝向上方。胎背朝上的横产式需要倒转90°；胎背向下的横产式需要旋转270°或反向旋转90°。如果没有超声，两种操作都不容易。理想情况下，应当在胎儿A娩出后的短暂的子宫静息时间段内进行操作。静脉应用硝酸甘油可以使子宫松弛，有助于第二个胎儿的外倒转或内倒转。在一项研究中，为了在胎膜完整的情况下将横产式的第二胎进行足内倒转，静脉使用了大剂量（0.1～0.2mg/10kg孕妇体重）的硝酸甘油。22次尝试中有20次获得成功。

足内倒转是指在人工破膜和充分会阴切开后，操作者的手进入产道，抓住胎儿的腿进行旋转。过去，该操作依赖于对胎位的腹部触诊。现在最好在超声引导下进行。一旦抓住了腿，胎儿就被轻柔地转为了臀位，并通过完全脊牵引娩出。与EV相似，足内倒转更容易，对胎背向上的产式创伤更小。对第二个胎儿的子宫操作不会增加产后子宫炎症或新生儿败血症的风险，也不会增加双胎分娩的时间间隔。据报道，双胎剖宫产后子宫内膜炎的发生率高于普通人群剖宫产。

进行了许多非随机化研究之后，如何分娩第一胎是头位的双胎似乎已经得到了解决。本研究显示，在孕32周和孕$38^{+6}$周之间，计划剖宫产组的剖宫产率为90.7%（即约10%在计划剖宫产前分娩），计划阴道分娩组的剖宫产率为43.8%（即计划阴道分娩的56%最终经阴道分娩）。与计划阴道分娩组相比，计划剖宫产并未显著减少或增加胎儿或新生儿死亡的风险，或严重新生儿疾病的风险。另一方面，与计划阴道分娩组相比，计划剖宫产没有显著增加母亲发病的风险。因此，这项前瞻性随机多中心试验的结果是，主张阴道分娩及主张计划剖宫产者都乐于见到的。

（四）第一胎非头位

当双胎中第一胎为非头位时，几乎总是进行剖宫产。在欧洲13个中心进行的一项双胎中第一胎为臀位的大样本多中心研究表明，当双胎体重在1500g以下时，与剖宫产相比，阴道分娩的新生儿5分钟Apgar评分降低（<7分）的风险增加了2.4倍，新生儿死亡的风险增加了9.5倍。然而，当双胎中第一胎为臀位且体重>1500g时，结局没有差异。作为经验法则，单胎臀位分娩的标准可以并且应该适用于双胎臀位分娩。

"锁住的双胎"（也称为"缠绕双胎"或"交锁双胎"）这一潜在并发症经常被作为反对臀位−头位双胎经阴道分娩的论据。这种先露方式少见，第一胎臀位胎儿的下颌在第二胎头位胎儿下颌的上方。当第一胎的臀位胎儿开始下降时，下颌"交锁"，并随着进一步下降，胎头被卡在骨盆上方或骨盆内。关于哪些双胎真正发生了"交锁"存在一定的不确定性。例如，影像上似乎交锁的双胎实际上并没有，而是有可能交锁。术语"锁住的双胎"应当用于那些第一胎的臀位胎儿分娩到一半，交锁阻挡了双胎进一步下降的病例。这种毁灭性的情况很少见，估计发生率约为0.1%。并不完全清楚所引用的因"锁住的双胎"进行剖宫产比例，其中是否真的发生了"交锁"，还是影像学（可能是放射影像）导致了推断两个下颌靠近很"危险"。这种情况下胎儿大小很重要，胎头卡住更容易发生在早产（和小的）双胎。有趣的是，Blickstein（布利克斯坦）等组织的大型队列中没有遇到一例"锁住的双胎"。在瑞典，Rydhstrom（里德斯特罗姆）和Cullberg（库尔贝里）在26428例双胎妊娠中发现了29例。胎儿生长受限，出生体重不足2000g，以及产前胎儿死亡，是交锁的原因。产时死亡率高达38.9%。为了帮助解锁，可以应用β受体激动药或硝酸甘油，使子宫松弛，没有普遍被接受的操作可以缓解这一产科急诊情况，也没有公认的方法能够解决男助产士不能牵出的、被宫颈卡住的、偏斜的或绝对头盆不称造成的胎头嵌顿。对肩难产时采用的Zavaneili手法进行改进后，据描述可以用于应对这种灾难性情况。先将部分娩出的胎儿推回到产道，然后迅速实施古典剖宫产，急诊"腹部挽救"被困住的第一胎。此后，第二个胎儿以通常方式娩出。这种新技术自20年前被介绍后，已获得了一定的认可。

### （五）双胎联合分娩

双胎联合分娩这个术语是指胎儿A经阴道分娩后，对胎儿B进行剖宫产娩出。从纯粹意义上说，双胎联合分娩应当在剖宫产的副标题下讨论。Jill Walton将这种情况描述为"两个世界最坏的情况——令人疲惫且通常有风险的妊娠，令人疲惫的产程，一个腹部大手术，两个部位多针缝合和两个需要照顾的新生儿"。毫无疑问，没有人会计划实施双胎联合分娩。典型的情况下是在胎儿A娩出后，发现存在紧急情况，术者做最佳临床判断，认为急诊剖宫产是对胎儿B最安全的选择。

双胎联合分娩可以发生在适合阴道分娩的所有先露组合中。利用来自美国大型多胎出生文件的数据，有研究发现当母亲有内外科或分娩并发症时，胎儿B的剖宫产率增加。臀位和其他先露异常是紧急联合分娩最重要的预测因素（人口归因风险33.2%）。在这种先露组合的情况下，第一胎阴道分娩后，需要对第二胎进行紧急剖宫产的可能性增加了4倍。对于第一个胎儿采用手术阴道助产与第二个胎儿的剖宫产率下降有关。在一项研究中，如果胎儿A为头位而不是臀位，第二个胎儿的剖宫产率增加了7.6倍。

一定要记住胎儿A经阴道分娩与胎儿B剖宫产分娩之间的时间间隔延长，可能会造成子宫围绕先露异常的胎儿收缩，导致剖宫产时胎儿取出困难。在这种情况下，可以选择硝酸甘油来处理"被困住"的第二个胎儿。

总之，除非对所有双胎实施剖宫产，否则不可能完全避免联合分娩。在最危急的情况下，术者必须承认自身动手操作的局限性。无论出于何种原因，如果预计胎儿B无法安全地经阴道分娩，不需要测试操作者处理灾难情况的能力。为了避免额外的压力和窘境，操作者可以选择在双重准备下进行双胎分娩，即在完全准备好的手术室内，可以在得到通知1~2分钟时开始剖宫产。在尝试双胎阴道分娩前，所有手术需要的人员必须刷手并穿好手术衣。

（六）剖宫产后阴道分娩

由于目前剖宫产率高，一个双胎妊娠的经产妇有1：（3~6）的机会具有剖宫产史。大多数临床医生认为，子宫瘢痕、多胎妊娠、子宫过度膨胀和胎儿先露异常共同构成了剖宫产后阴道分娩（VBAC）的禁忌证，尽管证据并不完全支持这一观点因此，当患者有动力并且愿意接受阴道试产的风险时，并且患者知情同意后，谨慎选择的病例可以实现VBAC。头位-头位和某些头位-非头位双胎都可能成为阴道分娩的候选者。然而，如果预计需要进行干预处理才能分娩第二个胎儿，那么剖宫产可能是一个更好的选择。联合分娩的比例会高于一般人群。咨询过程中应该提及这一事实。

## 二、与多胎分娩相关的特殊情况

（一）较小双胎的分娩

目前，除减胎之外，没有预防措施可以降低多胎妊娠的早产率。一般来说，双胎较单胎分娩更早且胎儿更小。双胎中有三分之二在孕36周前分娩（14%在33周前），其中一半体重<2500g（10%体重<1500g）。任何计划的分娩方式都应当考虑到这些。一项基于人群的研究发现，双胎中一个或两个胎儿重量<1500g的总体机会分别为10.8%和5.9%。初产妇低出生体重（LBW）双胎的发生率显著高于经产妇（16.1%与7.5%）。

双胎体重小，特别是体重<1500g，且孕周<32周，经常存在争议，不应当阴道分娩。虽然有足够的数据支持头位低体重单胎经阴道分娩的安全性，但很少有研究描述头位低体重双胎的结局。因此，通常是根据单胎病例系列的结果外推做决定。

最近一项基于人群的极低出生体重儿研究比较了单胎、双胎和三胎，以及双胎中胎儿A和胎儿B的结局。在这个以色列的大型数据库中，分娩方式（阴道与剖宫产）对新生儿结局没有显著影响。重要的是，分娩方式对新生儿的神经系统表现没有影响。相反，法国一项基于医院的研究发现，经阴道分娩的LBW双胎脑室周围白质软化症的发生率明显高于剖宫产分娩者。

应该意识到，早产或LBW双胎结局的数据都来自回顾性研究，其中一些没有除外混杂因素，结果相互矛盾。然而，即使没有确凿的证据，许多新生儿学家仍倾向于让早产双胎"不受产力损伤"。

## （二）延迟间隔分娩

有时，多胎之一完全流产或娩出时远未足月，子宫偶尔会在一个或多个早产儿或婴儿娩出后自发停止收缩。这时，必须决定是否终止所有妊娠，或者实施延迟间隔分娩（也称为"非同步分娩"）的初始步骤。这一操作包括尽可能高地结扎脐带，最好在宫颈外口水平，并将流产或已分娩胎儿的胎盘留在原位。其后宫颈通常会收缩，并在严密监测下继续妊娠。

这一勇敢的干预措施最初是用于挽救剩下的胎儿，避免出现极早产造成的不良结局，最担心的问题是存在感染，可能已经造成了第一胎娩出。尽管如此，文献中都是个案或小型病例系列，描述了在第一胎娩出后继续妊娠。

自从第一例延迟间隔分娩报道以来，提出了以下三点：

第一，对于选择的病例，尝试延长其他胎儿的孕周可能是合理的，因为在关键孕周，即使延长妊娠时间有限，也可以改善新生儿的生存率。然而，选择标准仍不清楚，显然，这一大胆的干预更适用于"珍贵儿"或有不孕史的妇女。

第二，预后并不理想。虽然一些研究显示了不错的结局，但可能反映了"报告偏倚"，即失败的病例没有发表。如果第一胎在20周左右娩出，即使妊娠延长了数周，另一胎出现神经功能障碍的风险仍较高。换言之，获得的时间可能使存留的胎儿免于死亡，而不能免于早产相关的疾病。在van Doorn（范多恩）等的一项回顾性分析中，80例多胎妊娠其中一个孩子在孕16～31周时出生，尝试推迟第二（和第三）个胎儿的分娩时间，15次尝试中有10次成功，平均延迟12天，存留胎儿分娩时的平均孕周为$27^{+5}$周。在28周后进行干预时，第一个娩出的胎儿和存留胎儿的结局没有差异。最近美国的一项研究发现，非同步分娩的发生率为

0.14/1000例分娩，主要（86%）原因是孕中期胎膜早破。第一胎娩出的平均孕周为（21±2.0）周，中位延迟期为2天（范围<1～70天），在19个存留胎儿中，2例胎死宫内，10例在出生后57天内死亡，7例（37%）存活直至出院。幸存者中6人患有主要的早产相关后遗症，只有1例出院时没有主要后遗症（5%）。一半以上的母亲患有感染，包括一例感染性休克。

第三，尚未建立延迟分娩的确切方案。第一胎娩出后，大多数医护人员会让患者卧床休养，直到妊娠完成，并严密观察感染迹象。预防性抗生素和宫缩抑制药为核心治疗。关于宫颈环扎的作用尚存在争议。一项对7例延迟间隔分娩病例的调查发现，尽管常规预防性使用了广谱抗生素，第一胎娩出后仍有36%的病例发生了宫内感染。母亲败血症的发生率为4.9%。调查进一步表明，行宫颈环扎者比未行环扎者妊娠延长时间更长（中位数分别为26天和9天）。环扎并不显著增加宫内感染的风险有趣的是，之前已行环扎者延迟间隔更短。

总之，数据表明延迟间隔分娩是一项可行的操作，可能将妊娠延长至可存活阶段。自然，如果没有向患者充分告知严重的母儿风险，就不应当进行尝试。这些应包括在患者的书面知情同意书中，做详细描述。

### （三）大小不一致双胎的分娩

双胎大小具有显著差异本身并不是剖宫产的指征。尽管如此，如别处讨论的那样，对于胎儿B明显大于胎儿A的头位–非头位双胎，阴道分娩存在争议。

### （四）单绒毛膜双胎的分娩

单域毛膜（MC）双胎值得特别关注，有三个原因。第一个是单绒毛膜双羊膜囊双胎可以伴有或不伴有双胎输血综合征（TTTS）。迄今为止，尽管对TTTS的产前管理已经进行了广泛研究，但首选分娩方式仍未确定。对于经过治疗或未经治疗的TTTS，似乎均不应施加分娩的负担，因为这些胎儿可能严重贫血（作为双胎贫血–红细胞增多序列征的一部分）或心脏功能失代偿。

另一个担忧的是单绒毛膜双胎形成过程中的奇怪畸形。一个例子是无心、无头双胎分娩[即所谓的双胎反向动脉灌注序列征（TRAP）]。无心、无头双胎的脐带通常很短，并且这种卵圆形肿物的直径通常大于骨盆出口或剖宫产时10～12cm的子宫切口。因此，取出肿物可能造成创伤，并且导致脐带破裂和正常的胎儿（泵血胎）失血，所以应首先寻求正常胎儿的安全。这只能通过剖宫产实现。因此，在切开子宫并娩出正常胎儿后，不要急于娩出无心、无头肿物。有时，尽管肿物具有弹性，从狭窄的切口取出可能很困难。建议握紧肿物并有控制地缓慢取出。必须小心避免子宫切口向两侧延裂达子宫动脉。可以将"开瓶器"装置放置到肿物上，以便将其牢牢抓住并安全取出。子宫下段的"笑脸"切口常常是必要的。

另一个问题是联体双胎的分娩。在这种罕见情况下，特别是如果希望双胎免于创伤或破坏，最好进行剖宫产。通常需要做古典切口才能安全分娩。

一个令人担忧的问题是单绒毛膜–单羊膜囊（MA）双胎的分娩。在超声时代之前，由于诊断不够及时，MA双胎很少能幸存。脐带缠绕几乎总是存在，早在孕12周就可能发生。如果这种缠绕足够紧，一个胎儿或双胎就会死亡。对于许多机构来说，这种"定时炸弹"应当在孕32周分娩，即便没有证实胎肺已成熟。这一方案受到了质疑，17例MA双胎在30周后分娩，至少有一个胎儿仍然存活。在这些病例中，提早分娩的风险超出了胎儿死亡的风险。争论意见认为孕30周后双胎已经很大，难以在子宫腔内绕圈，因此脐带缠绕不会更紧。大多数作者认为平衡风险，倾向于在妊娠达到32周时分娩。

（五）引产及加强宫缩

约20%的双胎由于胎儿和（或）母体的原因可能需要引产。然而，过度膨胀的子宫是引产的相对禁忌证，引产可能过度刺激子宫。虽然通常以剖宫产方式终止妊娠，但对于合适的人选，宫颈条件不佳并不妨碍试产。一项报道描述了在仔细选择的病例中，应用宫内球囊进行引产的有效性。同样地，Simoes（西蒙斯）等也评估了接近足月时（≥35周）双胎妊娠初产妇口服米索前列醇的效果。与初产妇计划剖宫产分娩相比，两组在很多方面是相当的，除了胎先露异常，这是避免引产的主要原因。共有76.8%经阴道分娩，4.3%双胎联合分娩，18.8%在产程中行剖宫产。

过去的文献中对缩宫素引产或加强宫缩的结果是矛盾的，近期一项研究将62例双胎与单胎对照组配对，对以往的结果提出了质疑。双胎妊娠的孕妇和单胎孕妇在所需最大缩宫素剂量、给予缩宫素到分娩的时间长短、成功阴道分娩比例（两组均为90%）方面是相似的。这些研究清楚地说明，双胎不是引产的禁忌证，可以在仔细选择的病例中使用。

## （六）定义双胎"足月"

过去的几年中，关于双胎"足月"定义的讨论又再次兴起。由于双胎的"足月"早于单胎，所以有人可能认为双胎分娩较晚会面临过期妊娠的相关风险。这一概念解释了体重超过2500g或37周后分娩的双胎中，观察到的脑瘫风险增加的现象，以下证据表明，双胎妊娠中"足月"发生在37～38周：

1.统计学推论显示，38周后出生的双胎比例与40周后出生的单胎比例相似。

2.在37周后，双胎的生长曲线中胎儿大小不再显著增加。

3.胎儿肺和神经系统成熟似乎在第37周完成。

4.围生期死亡率和发病率在36周前降低，之后再次升高。

在过去10年中，一系列研究试图量化单绒毛膜双羊膜囊（MCDA）双胎中胎死宫内（IUFD）的风险。总体上，许多研究表明孕33周后此风险为1.5%～2%。然而，与致力于单绒毛膜双胎的研究中心的数据相比，基于人群的数据中这一发生率似乎更高。

简单地说，单绒毛膜双羊膜囊（MCBA）双胎意外死亡的风险显著升高，而且可能确实超过了早产的风险，因此是选择性早产的指征。充分的间接证据支持双绒毛膜双胎应当在孕38周分娩，单绒毛膜双胎在孕36～37周分娩。

## （七）三胎分娩

三胎分娩比双胎更复杂。因此，通常首选剖宫产。然而，应当知道在某些中心，三胎阴道分娩的选择从未被排除。

由于多胎妊娠的流行，全世界的三胎数量也随之增加，随着超声影像的出现，被误诊的三胎病例越来越少，更多的中心在更短的时间跨度内获得了更多处理三胎的经验。

无论哪种方式分娩三胎，都需要付出努力。由于每个婴儿都应得到产后即刻护理，所以必须有三个新生儿团队。产科团队必须至少包括两名手术医生和一名麻醉医生。加上助产士和护士，二胎分娩可能需要15～20人。组织招募必要的人员可能比较困难。由于无法预测自然分娩的时间，所以有计划地选择日间剖宫产是解决该问题最简单的方法。

# 第八章　产前超声检查

## 第一节　11～13^{+6}孕周超声检查

11～13^{+6}周进行第一次超声检查，其主要目的是确定孕周，判断是否为多胎妊娠及确定绒毛膜性质，确定胚胎是否存活，染色体异常风险评估等。另外，可以发现一些严重畸形。近几年，颈项透明层（NT）厚度已被广泛应用于染色体异常的风险评估中，测量NT的最佳时间是11～13^{+6}周，超过这一时期，NT测量的预测价值明显下降。准确测量NT值是一项艰苦且技术要求很高的工作。需要有充足的检查时间、大量的临床实践和丰富的临床经验，对超声医师的技术要求高，最好能在开展此项技术前参加规范的理论和实践操作培训，取得资质再开展此项检查。不应把NT2.5mm或3.5mm作为固定的正常值上限，因为在染色体异常的风险评估中要考虑母亲年龄因素。比如NT均为2.5mm，如果母亲年龄大，那么染色体异常风险也随之增加。此外，NT还与孕周、头臀长相关，正常情况下，NT值与孕周、头臀长呈正相关关系。同一NT值，对于不同孕周、不同头臀长的胎儿，其风险值不一样。

# 第二节　18～24孕周超声检查

## 一、时间

孕18～24周，此时期是胎儿畸形筛查的黄金时间，胎儿各种器官结构已形成，羊水量适中，胎儿有较好的活动度，适于各种畸形的观察，对于疑有某些染色体异常者，尚可进行羊水、脐带血穿刺等后续检查。

## 二、适应证

此时期超声检查适应于所有孕妇，无论是低危还是高危妊娠。但如果存在以下指征时，有必要告知孕妇选择此时期进行详细系统的超声检查，阴道出血、腹痛、夫妻双方有遗传性疾病或家族遗传史者、母体孕期有感染史（如风疹、巨细胞病毒感染等）、母体有糖尿病或其他疾病者、有明显的致畸因素者（如服用过可能致畸的药物、接触过放射线、接触过毒物等）、母体血清生化指标异常、既往有畸形胎儿生育史、多胎妊娠、妊娠孕周不确定、可疑胎儿死亡、某些染色体异常软指标的评估、胎儿结构畸形的筛查、某些胎儿结构异常的监测评估、需要羊水、脐带血穿刺或其他术前的定位评估、临床评估子宫大小与孕周不符合、可疑盆腔包块、可疑滋养细胞疾病、宫颈环扎术前评估、可疑子宫动脉异常、可疑羊水异常、可疑胎盘早剥、胎儿外倒转术的评估、胎儿胎膜早破或早产、前置胎盘的监测评估、妊娠首次来医院就诊等。

超声在中晚期妊娠中观察的内容。从我国的医疗具体情况出发，我们认为产科超声检查可分为以下四个层次，不同层次检查内容不同。第一个层次为一般产科超声检查（Ⅰ级产科超声检查），对于条件较差的基层医院，对胎儿进行粗略的生长发育评估，或在条件较好的医院已进行过系统超声检查的孕妇，仅进行大致的生长发育评估，检查内容仅要求进行双顶径、股骨长及腹围的测量，判断胎儿是否存活，胎盘位置及羊水情况等。这一层次的超声检查不是以检测胎儿畸形为目的超声检查，但对产科临床仍能提供一些有意义的信息。第二个层次为常规产前超声检查（Ⅱ级产科超声检查），除要求完成第一个层次的检查内容外，还应对胎儿主要脏器进行形态学的观察，如颅内某些重要结构、四腔心切面、腹腔内的肝、胃、肾等脏器的观察，对胎儿严重致死性畸形进行粗略的筛查，例如卫生部发布的《产前诊断技术管理办法》所规定于妊娠18～24周应诊断的致死性畸形包括无脑儿、严重的脑膨出、严重的开放性脊柱裂、严重胸腹壁缺损、内脏外翻、单腔心、致死性软骨发育不全。第三个层次为系统胎儿超声检查（Ⅲ级产科超声检查），此种检查要求较高，对超声医师、仪器设备、检查所需的时间、检查内容、检查时孕周大小均应严格要求，不是所有超声医师，所有医院都能进行此种超声检查的，这种类型超声检查，我们建议在具有产前诊断资格的医院，由取得产前超声诊断资格的超声医师进行此项检查，但并不排斥其他医院进行此种类型的超声检查，通过这种系统胎儿超声检查，提高胎儿畸形的检出率，降低严重缺陷胎儿出生率，提高我国出生人口素质。这种检查使用的仪器要求分辨率高，图像清晰，我们推荐用高档彩色多普勒超声仪检查。第四个层次为针对性超声检查（包括胎儿超声心动图检查），此种检查通常要在第三个层次检查的基础上才能开展，针对某一特殊要求或目的进行详细检查。胎儿超声心动图检查属此范畴。

## 三、产科超声检查分为三类

### （一）Ⅰ级产前超声检查

中、晚期妊娠一般超声检查。

### （二）Ⅱ级产前超声检查

包括中、晚期妊娠胎儿超声检查（即超声产前筛查），主要在妊娠18～24周进行。

### （三）Ⅲ级产前超声检查

包括中、晚期妊娠系统胎儿超声检查（即超声产前诊断）和针对性（特定目的）超声检查。下面以广东省产科超声检查规范为例做一简单说明。

## 四、中、晚期妊娠一般产前超声检查（Ⅰ级产前超声检查）

### （一）检查内容

胎儿生长参数评估（间隔三周以上），评估羊水、胎盘、确定胎儿数、胎位。

### （二）检查项目

双顶径、股骨长、腹围、胎位、胎心率及节律、胎盘、羊水等，估计胎儿大小。

### （三）注意事项

在实施中、晚期妊娠一般产前超声检查中，若发现无脑儿等畸形，超声报告要作具体说明，并转诊做确诊检查。中、晚期妊娠Ⅰ级产前超声检查至少应显示以下切面（图8-1）。

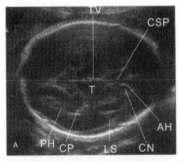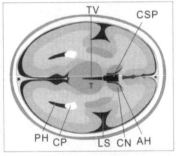

A

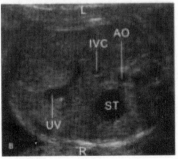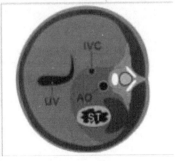

B

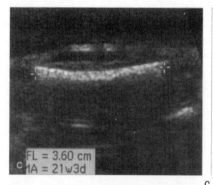
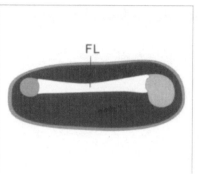

C

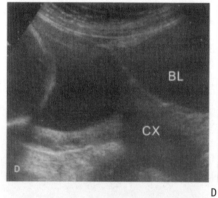
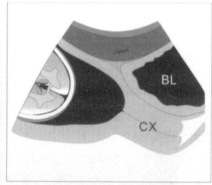

D

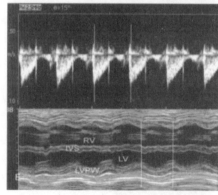
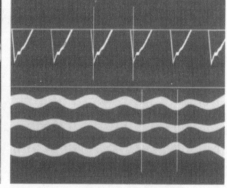

E

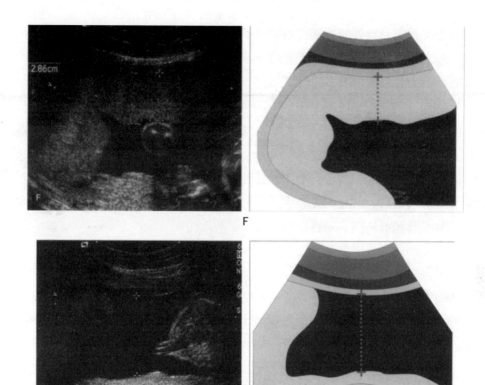

图8-1　中、晚期妊娠Ⅰ级产前超声图及模式图

A. 丘脑水平横切面；B. 上腹部横切面；C. 股骨长轴切面；D. 孕妇宫颈长轴切面；E. 心率测量（上图为多普勒超声测量，下图为M型超声测量）；F. 胎盘测量图；G. 羊水最大深度测量图

AH. 侧脑室前角；CN. 尾状核；CSP. 透明隔腔；TV. 第三脑室；T. 丘脑；LS. 大脑外侧裂；CP. 脉络丛；PH. 侧脑室后角；UV. 脐静脉；AO. 主动脉；IVC. 下腔静脉；ST. 胃泡；FL. 股骨长；CX. 宫颈；BL. 膀胱；RV. 右心室；IVS. 室间隔；LV. 左心室；LVPW. 左，室后壁；L. 左sR. 右

## 五、中、晚期妊娠常规产前超声检查（Ⅱ级产前超声检查）

### （一）检查内容

除包括Ⅰ级产前超声检查的内容外，还应包括：对胎儿主要脏器进行形态学的观察，如颅内某些重要结构，四腔心切面，腹腔内的肝、胃、肾等脏器的观

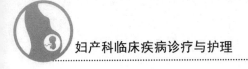
察，对胎儿严重致死性畸形进行粗略的筛查。妊娠18~24周应诊断的致死性畸形包括无脑儿、严重的脑膨出、严重的开放性脊柱裂、严重胸腹壁缺损内脏外翻、单腔心、致死性软骨发育不全。

### （二）检查项目

除包括Ⅰ级产前超声检查的项目外，最少还应包括以下解剖方面的项目。头部：颅骨、大脑、脑中线、侧脑室、丘脑。心脏：四腔心切面。脊柱：颈、胸、腰、骶尾段。腹部：腹壁的完整性、肝、胃、双肾、膀胱。胎儿脐带及其附着部位。在胎儿体位允许时，还可以检查其他解剖结构。

### （三）注意事项

胎儿检查最少应检查胎儿以上解剖结构。但有时因为胎位、羊水少、母体因素的影响，超声检查并不能很好地显示这些结构，超声报告要说明哪些结构显示欠清。

### （四）检查时间

Ⅱ级产前超声检查比较适宜妊娠18~24周进行。

## 六、中、晚期妊娠系统胎儿超声检查（Ⅲ级产前超声检查）

### （一）适应证

中、晚期妊娠一般产前超声检查和常规产前超声检查，发现或疑诊胎儿畸形或有胎儿畸形高危因素时，应及时进行系统胎儿超声检查。系统胎儿超声检查建议最好在妊娠18~24周进行，针对性超声检查最好在系统胎儿检查之后，针对某个器官、某个部位进行更细致的检查。

（二）检查项目

**1.基本项目**

描述胎儿数目、胎方位及胎儿大小，脐带有无绕颈，羊水最大深度。描述胎盘附着位置，胎盘厚度，胎盘成熟度。

**2.颅脑**

应观察并报告双顶径、头围、颅骨是否完整，脑中线的位置，侧脑室是否增宽，小脑形态及小脑蚓部的完整性。

**3.颜面部**

应观察并报告上唇皮肤是否连续，眼球、鼻、下巴等结构。

**4.脊柱**

应观察并报告脊柱椎体排列形态、脊柱弯曲度。

**5.胸腔**

应观察并报告肺、心位置。

**6.心**

应测量胎儿心率，描述心律、心脏大小、四腔心切面、左右房室对称性、左右心室流出道切面、三血管气管切面，以及依据超声心动图检查适应证选择超声心动图检查。

**7.腹部脏器**

描述腹壁完整连续性，肝、胃、双肾、膀胱形态，脐血管。

**8.四肢**

测量股骨长度，应观察并报告四肢肱骨、尺桡骨、股骨、胫腓骨。中、晚期妊娠系统胎儿超声检查（Ⅲ级）至少应显示以下切面（图8-2）。

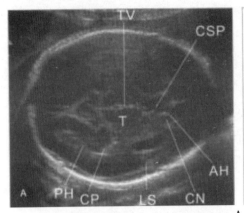
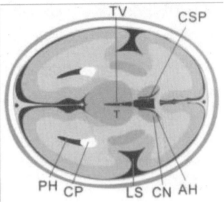

A

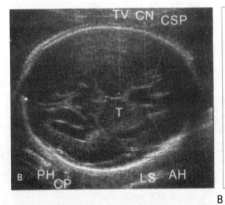
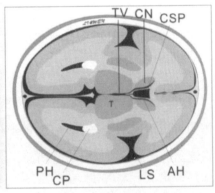

B

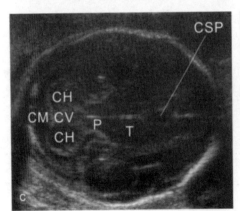
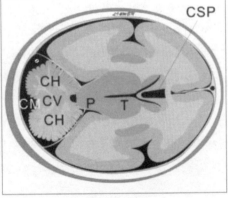

C

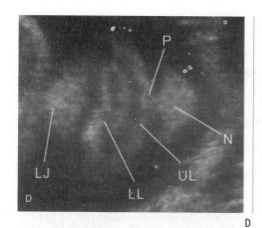

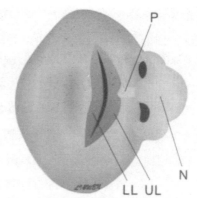

D

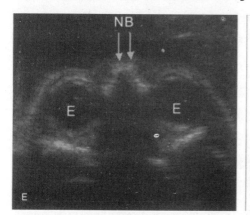

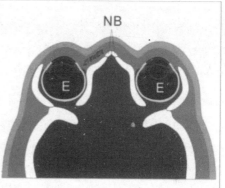

E

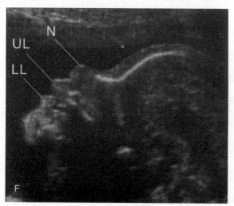

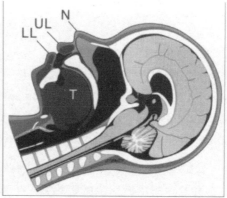

F

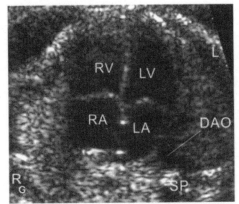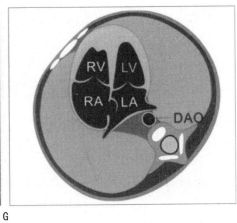

G

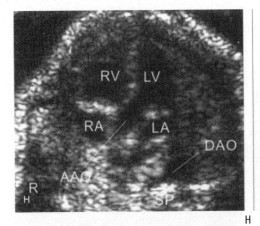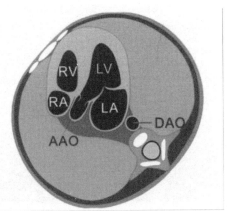

H

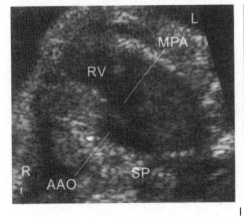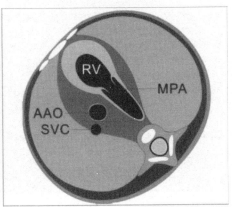

I

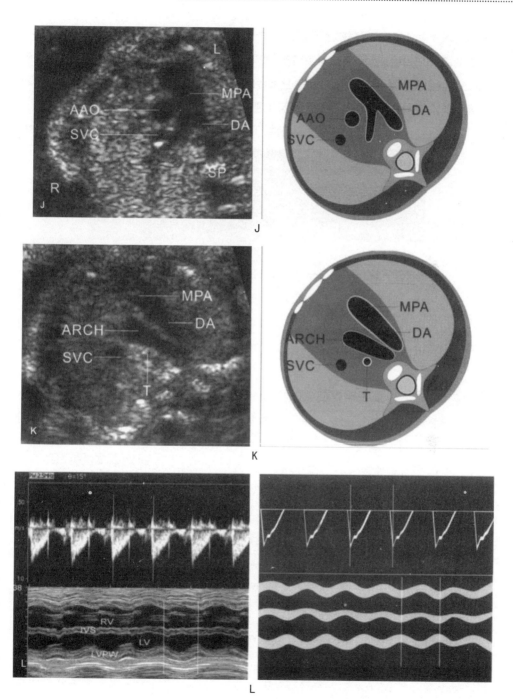

图8-2 中、晚期妊娠Ⅲ级产前超声图及模式图

A. 丘脑水平横切面；B. 侧脑室水平横切面；C. 小脑横切面；D. 鼻唇冠状切面；E. 双眼横切面；F. 颜面正中矢状切面；AH. 侧脑室前角；CN. 尾状核；CSP. 透明隔腔；TV. 第三脑室；T. 丘脑；LS. 大脑外侧裂；CP. 脉络丛；PH. 侧脑室后角；P. 大脑脚；CH. 小脑半球；CV. 小脑蚓部；CM. 颅后窝池；N. 鼻子；P. 人中；UL. 上唇；LL. 下唇；U. 下颌；E. 眼球；NB. 鼻骨；R. 右侧；L. 左侧；RV. 右心室；LV. 左心室；RA. 右心房；LA. 左心房；DAO. 降主动脉；SP. 脊柱；AAO. 升主动脉；MPA. 主肺动脉；SVC. 右上腔静脉；DA. 动脉导管；ARCH. 主动脉弓；T. 气管

# 第三节　32～37孕周超声检查

## 一、脐动脉

### （一）检查方法

选取脐带游离段与声束夹角<30°的节段进行频谱取样及测量，可用"自动测量"功能键自动获得所需数据（包括收缩期峰值流速PSV、舒张末期流速EDV、平均峰值流速TAmax、搏动指数PI、阻力指数RI、S/D比值等）。

### （二）观察内容

典型的脐动脉波形：呈锯齿状，收缩期血流波形陡而尖，舒张期血流相对较低，位于基线的同一方向。通过测定妊娠中晚期脐动脉收缩期峰值（S）与舒张末期峰值（D）的比值，来评价胎盘功能。

脐动脉S/D值增高参考值：

26～30周，>4.0

30～34周，>3.53

34周以后，>3.0

两条脐动脉分别起自胎儿左、右髂内动脉，走行于膀胱两侧，离开胎儿，参与组成脐带中3个成分中之二，进入胎盘。早孕时的多普勒波形舒张期无血流或仅有很少血流。孕14周后，所有胎儿都应该出现舒张期血流。随着妊娠的进展，胎盘循环阻力逐渐降低，舒张末期血流速度增加，S/D、RI值逐渐降低。

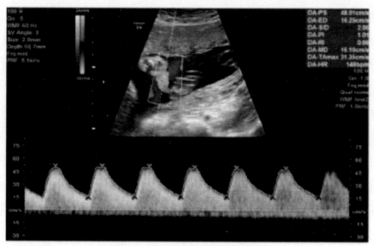

图8-3　脐动脉多普勒频谱图

## 二、大脑中动脉

### （一）检查方法

首先确定双顶径测量平面，后将探头向颅底移动，在前中颅窝之间可见成对的蝶骨大翼，此时加用彩色多普勒显像，将取样容积置于大脑中动脉前1/3内，取样容积为声束夹角小于20°。取得基本相同连续频谱后冻结图像，自动功能键获得所需数据（包括收缩期峰值流速PSV、舒张末期流速EDV、平均峰值流速TAmax、搏动指数PI、阻力指数RI、S/D比值等）。

### （二）观察内容

大脑中动脉血流频谱特征：波形呈高阻抗、窄频带脉冲样变化，正常大脑中动脉妊娠11～12周之前，无舒张末期血流显示。11～12周后才出现舒张末期血流，脑血管的阻力随着胎儿的长大而减低，血流量随之增加，孕晚期时，大脑中动脉的S/D、RI值逐渐降低。

正常的脑循环为高阻力，胎儿出现低氧血量，机体血液重新分配，心脏、肾上腺的血液增加，外周和胎盘的循环血量减少。这种血液的再次分配称为脑保护效应，在胎儿适应低氧状态时起到了重要的作用。在胎儿缺氧状态下可以出现低阻力的大脑中动脉，或大脑中动脉舒张期血流缺失甚至反向。大脑中动脉峰值流速也可用于评估胎儿溶血性疾病。

### 三、子宫动脉

检查方法：将探头纵向放置于左或右下腹腹壁腹股沟处向中线倾斜，找到髂外动脉，再将探头向躯干中轴方向移动，探测到子宫动脉与髂外动脉交叉处，在距髂外动脉1~2cm处，设置取样门宽度2mm，多普勒角<60°，子宫动脉频谱显示为连续动脉波形。测量时注意跨过髂动脉和静脉，在子宫动脉跨过髂动脉，未发出分支前测量。

观察内容：左、右子宫动脉分别起自孕妇左、右髂内动脉，跨过髂外动脉走行向上，从左、右两侧进入子宫。在非孕及早孕妇女中，子宫动脉血流频谱呈高阻力低舒张的血流特征，频谱可出现切迹，舒张期呈驼峰状。随着孕周增加，子宫动脉出现舒张期血流增多，无收缩后切迹，子宫动脉多普勒血流波形呈锯齿状。如果子宫动脉持续存在切迹，尤其是24~26周以后仍存在，则说明妊娠结果不良。

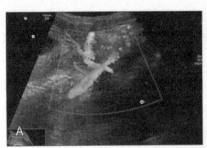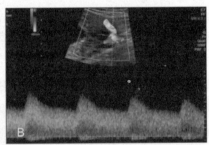

图8-4 子宫动脉血流图及血流频谱

A.子宫动脉血流图；B.子宫动脉血流频谱

### 四、静脉导管

#### （一）检查方法

胎儿腹部横切面，显示静脉导管位于脐静脉与下腔静脉之间，彩色多普勒显示呈一细窄、明亮的血流信号。取样门置于流速增快节段的中部，多普勒角度应<60°，取样门尽可能减小（≤1mm）以降低下腔静脉及肝静脉的频谱信号干扰，调节频谱扫描速度键至快速挡或相应挡位，清晰显示频谱各时相。

（二）观察内容

典型的静脉导管血流频谱表现为二相波，波峰S发生在心室收缩期，波峰D发生在心室舒张早期，波谷a发生在心室舒张晚期（心房收缩期）。正常时a波与S、D波在基线的同一方向，均为回心血流，正常胎儿静脉导管收缩期峰值流速40~80cm/s，搏动指数为0.67~1.21，阻力指数为0.77~0.47，静脉峰值流速指数为0.54~0.89，随着妊娠的进展，静脉导管流速逐渐增加，搏动指数、阻力指数及静脉峰值流速指数逐渐减低。

静脉导管位于胎儿肝脏内，近乎于左右肝叶之间，它起源于脐-门静脉窦，终止于下腔静脉入右房处，正好朝向卵圆孔。胎儿时期静脉导管是开放的，为一狭小的"喇叭"状结构，入口处内径最窄，足月时内径约2mm，末端与下腔静脉连接处最宽，静脉导管起源处周围有平滑肌纤维束，起到括约肌的作用，对维持血管内高速血流和防止血流反转起重要作用。静脉导管作为胎儿血液循环的一条重要通道，将20%~30%的富含氧和营养物质的胎儿血液，由脐静脉直接运送进入下腔静脉，回流入右心房，再通过卵圆孔进入左房左室，直接供应颅脑、心脏等重要脏器的生长发育。

评价a波的类型：

（1）静脉导管a波缺失或反向，当胎儿发生心律失常及胎儿心功能受损时，可引起心房收缩压力的变化，静脉导管也可表现为a波反向。

（2）静脉导管流速增快，阻力指数减低。当胎儿宫内缺氧、贫血时，胎儿体内血流动力学出现保护性反应，静脉导管内括约肌样结构代偿性打开，管径扩展，以保证颅内、心脏等重要脏器的血供，静脉导管血流频谱表现为前向血流速度加快、搏动指数、阻力指数、静脉峰值流速指数、S/a减低等。如果后期胎儿宫内缺氧严重，已无法代偿时，a波流速则显著下降，甚至反向，胎儿预后则不佳。

### 五、脐静脉

#### （一）检查方法

显示游离漂浮于羊膜腔内的脐静脉时，取样容积应与血流方向平行或轻度成角。

#### （二）观察内容

正常脐静脉频谱多为平坦无波折，在胎儿呼吸运动时可以见到大的波浪样起伏。

早孕时脐静脉波形存在搏动是正常的，但不应该持续超过13周。孕13周以后，正常的静脉频谱表现为连续稳定血流。胎儿心功能不全时，胎儿腹内段与腹外段脐静脉均可能出现搏动征，腹外段脐静脉搏动征表现与脐动脉波峰同步。

以上常用的胎儿血管的多普勒超声监测应结合胎儿腹围、胎动情况、羊水量，及孕妇有无合并其他异常情况等综合判断胎儿宫内缺氧情况，及时对胎儿作出全面、准确的评估。评估时应注意局部与整体的关系，注意是动态的过程。当频谱改变越严重，其结构损害可能会越严重。应注意动脉和静脉血流频谱联合起来进行分析，动脉改变早于静脉改变，出现静脉异常时较出现动脉异常预后差。正确、全面的多普勒监测，可为临床提供客观、可靠的参考依据，使胎儿得到及早干预，获得较佳的预后。

# 第九章　子宫输卵管超声造影

## 第一节　输卵管解剖学、组织学和生理功能

输卵管是女性生殖系统的主要组成部分之一，是卵子、精子和受精卵运行的管状通道以及卵子、精子结合的场所。输卵管受卵巢内分泌激素的控制，具有复杂和精细的生理功能，在捡拾卵子、精子获能、卵子受精、受精卵分裂和成熟以及输送中起着重要的作用。因此，输卵管结构与功能正常在妊娠中占有重要的地位。

### 一、输卵管解剖学

（一）输卵管位置和形态

子宫位于中盆腔的中央，左、右输卵管为一对细长的管状器官，分别位于子宫一侧，连接在子宫两侧旁与卵巢之间。输卵管起自子宫底外侧角部向外，平行伸展，先达卵巢的子宫端，再沿卵巢系膜缘上行至卵巢的输卵管端，呈弓形覆盖于卵巢上，向下、向内终止于卵巢的游离缘及其内侧面上部。输卵管的活动度较大，能随子宫位置的改变而摆动，也能自身蠕动、收缩变位。输卵管的支撑结构为输卵管壶腹部和卵巢上极处向骨盆侧壁延伸的阔韧带，即卵巢悬韧带（骨盆漏斗韧带）。左侧输卵管与小肠、乙状结肠相邻，右侧输卵管与小肠、阑尾接近。

输卵管有两个开口，一个是子宫角部宫腔内的内侧开口，也称输卵管子宫口，另一个是腹腔内的外侧开口，也称输卵管腹腔口。腹腔通过输卵管经宫腔、宫颈向下至阴道与外界潜在相通。育龄期妇女输卵管长8～16cm，可依据输卵管形态分为四部分，从子宫角向腹腔侧依次为间质部、峡部、壶腹部和伞部。

1.间质部

间质部是位于子宫角部肌壁内的一段输卵管，长1～1.5cm，为输卵管腔最细的一段，内径0.5～1mm。行径起始于输卵管子宫口，内端斜直或弯曲上行，走向子宫底部，然后侧行出子宫壁。

2.峡部

峡部由子宫间质部向远端延伸的部分，从子宫外侧角水平向外延伸，抵卵巢下端附近，连接输卵管壶腹部。峡部肌层最厚，管腔较细，行径相对平直且短，长2～3cm，占输卵管内1/3段，管径0.9～2mm。

3.壶腹部

壶腹部位于峡部的外端，为峡部向外延伸的膨大部分，是输卵管各部中最长、管径较粗的一段。管壁较薄，而且较宽大，走行弯曲，内腔宽窄不一，越靠近远端越宽大。长5～8cm，占输卵管全长1/2以上，管径在壶峡连接处为1～2cm，近伞部10mm以上。此处腔内有4～5个纵嵴，内膜绒毛丰富，有利于受精及早期囊胚的发育和转运。

4.伞部（漏斗部）

伞部位于壶腹部的远端，不与腹膜相连，游离于腹腔。漏斗部向外逐渐膨大，中央的开口为输卵管腹腔口。输卵管腹腔口周缘有多个呈放射状排列的指状不规则突起，有"拾卵"作用，称输卵管伞，覆盖于卵巢的表面。伞长短不一，为1～1.5cm。伞端主要由黏膜组成，其中较大的伞部有纵向黏膜皱襞，向内移行至漏斗黏膜纵襞。输卵管伞中较长的突起与卵巢输卵管端接触，成为卵巢伞。

（二）输卵管血液供应

1.动脉

输卵管的动脉血供来自于子宫动脉和卵巢动脉分支，输卵管间质部和内侧2/3段血供由子宫动脉分支供应，其他部分则由卵巢动脉分支供应。输卵管动脉由内向外可分为输卵管支、输卵管外支和漏斗支。各分支再发出20～30小支分布于输卵管管壁，小分支的末端在输卵管系膜内相互吻合，最后在输卵管黏膜、肌层和浆膜层形成动脉-静脉间毛细血管网。

2.静脉

输卵管的静脉与动脉并行。黏膜层和肌层间的静脉血管丛加收黏膜皱襞间毛细血管网血流，肌层静脉血管丛接受黏膜层和肌层毛细血管网血液，浆膜血管丛接受浆膜层毛细血管网引流。最后静脉丛在浆膜下汇合，汇入子宫静脉和卵巢静脉引流。

（三）输卵管淋巴引流

输卵管的三层结构都有相互沟通的淋巴管。淋巴液汇集到卵巢下淋巴丛，最终终止于主动脉旁淋巴结。

（四）输卵管神经支配

输卵管受交感和副交感神经支配。少许神经的走行伴随输卵管血管，大多数神经分布在输卵管肌层中，且各个节段分布不一。

交感神经的节前纤维来自胸10、11、12及腰1、2，其中部分纤维终止于肠系膜下神经节，由此再发出节后纤维经腹下（盆、骶前）神经丛支配输卵管。另有一部分由胸10、11发出的交感神经节前纤维，在腹腔腹主动脉和肾神经节中进行突触传递后，发出节后神经纤维至卵巢神经丛。由此分出的神经纤维支配输卵管壶腹部远端和伞部。此外，还有部分节前纤维通过肠系膜下神经节和腹下神经丛，继续前行至宫颈阴道神经丛，再由外围神经节发出节后神经纤维，支配输卵管和壶腹部近端。支配输卵管的副交感神经有从卵巢神经丛分出的迷走神经纤维支配输卵管壶腹部；由骶2、3、4发出的副交感神经所组成的盆神经，传递至盆神经丛的终末神经节后，发出短节后纤维支配输卵管峡部和间质部。

输卵管壶腹部肌层中主要是数量极少的以血管舒缩为主的神经；而峡部神经总数明显增加，主要位于肥厚的环形肌层内，越接近输卵管间质部，神经纤维越少。

## 二、输卵管组织学

输卵管管壁由内向外可分为黏膜层、肌层和浆膜层。

（一）黏膜层

黏膜层包括上皮层及纤维结缔组织层（固有膜）。沿输卵管长轴可见黏膜层向管腔突出许多皱襞，其上可见二级或三级分支突起。各部位黏膜层的厚度和皱襞的多少不一。壶腹部黏膜层最厚，皱襞最多，该部管腔纵横曲折，似迷路样。峡部皱襞较少，间质部则更加短少。

上皮黏膜层：由单层高柱状细胞构成。斜切面可见假复层。壶腹部细胞最高。根据结构的不同，上皮细胞又分为纤毛细胞、分泌细胞、楔形细胞和未分化细胞等四种类型。

1.纤毛细胞

纤毛细胞高且宽，胞浆灰白、反光，含有匀细的颗粒。细胞核较大，呈卵圆形，其长轴常与细胞长轴垂直。电镜下可见纤毛细胞浆中有粗面内质网和脂粒，线粒体甚大。每个纤毛细胞含有200～300根纤毛，每根纤毛与位于细胞膜下方的基础小体相连接。纤毛的表层是由细胞膜延续而来的薄膜，纤毛内部充满均匀的胞浆，中央细丝附在中央鞘上。纤毛细长，长7～8μm，往往融合成片附着在细胞表面。纤毛细胞常成堆出现，伞部和壶腹部最多，越近峡部则越少，峡部黏膜皱襞明显减少，纤毛细胞仅占上皮细胞总数的20%～30%。壶腹部管腔充满了复杂皱襞的黏膜，黏膜为单层上皮，纤毛细胞占40%～60%，且富含朝向宫腔摆动的微纤毛。伞部黏膜上皮细胞中纤毛细胞占60%以上，纤毛的运动朝向宫腔，有利于卵子的输送。

2.分泌细胞

分泌细胞亦称无纤毛细胞。胞浆染色深且布满微细颗粒，细胞核呈卵圆形、染色深、核染色体致密。分泌细胞在上皮皱襞的底部及皱襞间较为明显，顶缘有胞浆形成的微绒毛突起。细胞形态及核的位置随月经周期而不同。

3.楔形细胞

楔形细胞特点是细胞核像被挤压在细胞间、染色深而狭长，仅少量或无细胞质。其顶缘有胞浆形成的微绒毛突起，在月经前期及月经期，楔形细胞较多且明显。

4.未分化细胞

未分化细胞即游走细胞。位于上皮深部，细胞呈小圆形，大如白细胞。胞浆少且明亮，细胞核位居中央且染色较深。

固有膜为一层疏松、由细纤维组成的结缔组织，内有许多游走细胞、肥大细胞及少量散在的平滑肌。由于输卵管缺乏黏膜肌层，故固有膜直接移行于肌膜的结缔组织。固有膜内有血管、淋巴管网和无髓鞘神经。壶腹部固有膜内血管丰富。输卵管妊娠时，固有膜内的结缔组织可转化为蜕膜细胞。

### （二）输卵管肌层

输卵管壁肌层与子宫肌层相接，子宫最内层的纵向肌至输卵管峡部消失。内层为近黏膜层的输卵管的固有肌层，最厚，又可分为3组不同肌束，内、外为方向相反的纵向螺旋形肌束，中间为密螺旋状环形肌束；中层在固有肌层之外，由肌纤维构成网，其中伴有血管，这种血管周围的肌纤维进入固有肌层内；外层为纵向的浆膜下肌层。从输卵管伞部到子宫峡部，肌层越来越厚。输卵管间质部最内层为纵向肌包围，形成明显的肌束环，在固有层以外的肌纤维构成的网中充血时，可迫使间质部管腔闭合，从而使间质部和峡部具有一定的括约功能。输卵管峡部肌层最厚，管腔最细。峡部移行至壶腹部时，肌层由厚逐渐变薄，管壁也由硬变软，从而形成峡-壶腹连接部，具有明显的括约功能。壶腹部的固有肌层较薄且无明显的内纵向肌束，仅见散在的肌束分散在上皮的固有膜内，固有肌层的环形肌与外纵向肌相互交织在一起。漏斗部肌层最薄，在其上皮的固有膜中含有大量血管，其周围有肌束包绕。伞部只有散在的肌细胞，而无纵向的浆膜下肌层。

### （三）浆膜层

浆膜层由间皮和富含血管的疏松结缔组织组成。

## 三、输卵管生理功能

输卵管上皮在月经周期不同的时间内会发生相应的变化。卵泡期，由于雌激素的作用，纤毛细胞宽大，细胞内无分泌颗粒。黄体期，受孕激素影响，纤毛细胞变得短小；含有大量糖原的无纤毛细胞突出于表面，成为分泌细胞。排卵期，受高水平雌激素的作用，输卵管由近端向远端蠕动，可推动精子由子宫角朝向输卵管壶腹部移动。同时，借助峡部内膜分泌的向腹腔方向移动的较多液体，使精子进一步向壶腹部运行。到了输卵管壶腹部，由于存在大量的皱襞，便于精子与卵子在输卵管壶腹部停留、受精。最终，受精卵在孕激素的作用下，借助输卵管的蠕动性收缩和纤毛的摆动，又向宫腔移动。

输卵管是捡拾卵子及精子和受精卵的通道。其功能的完成与其解剖结构相关，具体功能如下。

## （一）卵子的捡拾

伞部是捡拾卵子并使卵子向宫腔方向运输的部位。排卵后，输卵管伞部通过伞部肌肉的收缩，向排卵部位移动，并借助输卵管肌肉的收缩以及输卵管伞端摆动产生的负压，将卵子吸入输卵管，再通过纤毛的摆动移向输卵管口。在输卵管捡拾卵子的过程中，输卵管肌肉的收缩起主要作用。壶腹部是精子和卵子受精的场所。

## （二）卵子的运输

卵细胞进入输卵管后，悬浮于输卵管上皮分泌细胞分泌的液体内，排卵后30小时卵子到达壶腹部-峡部连接处，在此停留30小时后迅速到达宫腔。

## （三）精子及受精卵的运输

进入阴道的精子借助于漏斗状宫角括约肌的松弛及肌肉蠕动的吸引，将精子由输卵管的间质部吸入峡部，大部分精子被阻滞在输卵管峡部的近端，并在此获能，发生顶体反应，等待排卵和受精的机会。一旦发生排卵，精子即从峡部缓慢地释放到壶腹部，提供一定数量的最有活力的精子以供受精。输卵管液不仅作为运送精子的载体，而且为精子和受精卵提供营养。峡部是精子获能、发生顶体反应和贮存的主要部位（图9-1）。

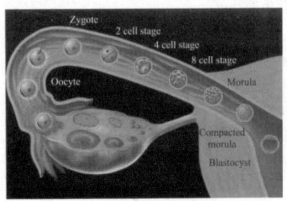

图9-1　卵子排出及受精过程

# 第二节　输卵管病理学

## 一、输卵管先天性发育异常

输卵管发育异常并不少见，其异常类型较多，目前的影像学方法难以发现。先天性输卵管异常为副中肾管头端发育受阻所致，常与子宫发育异常同时存在。

### （一）输卵管阙如或痕迹

输卵管阙如或痕迹可呈单侧或双侧阙如。双侧输卵管阙如常与子宫阙如或残迹子宫并存，与双侧副中肾管均未形成发育或发育受阻有着密切关系。单侧输卵管阙如或输卵管痕迹是由于同侧副中肾管未发育所致，可伴有同侧子宫、子宫颈不能形成以及同侧的输尿管和肾脏发育异常，表现为对侧副中肾管发育形成单角子宫和输卵管。

### （二）副输卵管

副输卵管发生机制尚未明了，由血管丰富的结缔组织与平滑肌组织构成，质地较韧，发生率约为5%，可为单侧或双侧。副输卵管为附着在正常输卵管之上外观呈茎状、末端呈不同伞状的小型输卵管，多从输卵管壶腹部伸出，长1～3cm，一般与正常的输卵管腔不相通，在其附着处呈盲端，极少数副输卵管腔与正常的输卵管腔相通。

副输卵管可影响正常输卵管的拾卵功能，与输卵管妊娠的发生亦有一定关系。

### （三）双输卵管

双输卵管发生机制不明。子宫一侧或两侧见两条发育正常的输卵管，多在宫角处会合并与子宫腔相通。

## （四）输卵管发育不全

输卵管发育不全称幼稚输卵管，由于早期输卵管发育受到不同程度地抑制或阻碍，以致不能完全发育造成，可与性腺发育不全、两性畸形以及其他的生殖道畸形并存。发育不全的输卵管管腔实性或索状。发育不良的输卵管纤细、走行迂曲，管腔狭窄，管壁薄及壶腹部的部分肌层发育不良。输卵管的发育不良常导致输卵管拾卵和运输功能障碍，生育能力降低。

## （五）输卵管憩室

输卵管憩室成因尚不清楚，多见于输卵管壶腹部，容易发生异位妊娠。

## 二、输卵管非肿瘤性病变

输卵管常见的病变主要包括急慢性输卵管炎、输卵管结核、输卵管积水、输卵管妊娠、输卵管息肉及输卵管子宫内膜异位症等，这些病变均可造成输卵管源性不孕或异位妊娠。

## （一）输卵管炎

输卵管炎是女性生殖器官的常见病变，为病原体感染。病原体分为内源性病原体和外源性病原体，内源性病原体为寄居于阴道内的菌群，包括需氧菌和厌氧菌；外源性病原体主要是性传播疾病的病原体，如淋球菌、沙眼衣原体、支原体等，还有结核菌、真菌以及寄生虫等。输卵管炎大多与子宫肌层、内膜以及子宫周围炎症同时存在，很少独立发生感染。流产后、产后、妇科手术操作后、不洁性生活等，导致病原体沿着子宫颈黏膜或子宫黏膜向上蔓延，到达输卵管黏膜；病原体也可经过子宫颈淋巴管弥散到子宫旁结缔组织，侵犯输卵管浆膜层，继而累及输卵管黏膜，还可由血行或临近脏器的感染而波及。

输卵管炎累及输卵管内膜时，内膜肿胀，间质出现水肿、充血以及渗出，输卵管黏膜上皮脱落。输卵管局部组织增生、机化，黏膜相互粘连，尤其是伞端易发生粘连，致使输卵管伞端开口或其他部位发生阻塞或完全闭锁，从而造成输卵管积液、积脓，形成囊肿，造成输卵管无法捡拾卵子或卵子与精子无法结合。

急、慢性输卵管炎患者均有不同程度的下腹坠胀、疼痛、腰骶酸痛。急性炎症可伴有发热、寒战，阴道分泌物增多，附件区压痛、反跳痛；慢性炎症患者多有隐性不适感，可伴有痛经，月经不调；输卵管结核可伴有低热、盗汗、消瘦及乏力等症状。

## （二）输卵管妊娠

卵子在输卵管壶腹部受精，受精卵因某些原因在输卵管运输被阻，在输卵管内着床、发育，即发生输卵管妊娠，输卵管妊娠占异位妊娠的90%以上，而输卵管妊娠中壶腹部妊娠多见，占50%～70%；峡部占10%～15%；伞部占5%～10%；间质部最少见占2%～5%。输卵管妊娠的发病原因众多、复杂，多以一种原因为主、多种原因所致。常见的原因是输卵管炎症、输卵管周围粘连、输卵管发育异常、输卵管子宫内膜异位症等。受精卵在输卵管内种植后，输卵管壁出现蜕膜反应，但输卵管壁较薄，蜕膜反应较差，不能给孕卵提供足够的营养；输卵管血管系统不利于孕卵种植，肌层增生不明显，滋养层可穿破输卵管小动脉进入输卵管肌层。输卵管妊娠时，输卵管黏膜和纤维蛋白形成内包膜，在输卵管内隔离孕卵，此时的包蜕膜较脆弱，易发生破裂出血，形成输卵管积血或血块与孕囊一起形成块状物排出输卵管腔。如果妊娠囊继续生长，增生的绒毛直接浸润输卵管肌壁，并发生变性、坏死和穿透等改变，可导致输卵管管壁即外包膜破裂而出现腹腔出血。输卵管内孕囊经伞端排出，为输卵管流产。流产至腹腔内的胚囊有时可存活，并导致继发性腹腔妊娠。输卵管妊娠未破裂前，患者一般没有明显的症状；输卵管妊娠破裂的典型表现是急性腹痛、不规则阴道流血、尿HCG阳性或血HCG水平逐渐增高，且多有原发或继发不孕史。根据患者有停经史、尿HCG阳性、腹痛、不规则阴道流血以及阴道超声检查附件区发现包块即可诊断。

## （三）输卵管子宫内膜异位症

输卵管子宫内膜异位症是输卵管黏膜被子宫内膜替代。有报道10%的子宫内膜异位症见于输卵管。病因可能是月经期脱落的子宫内膜逆流至输卵管腔内并植入输卵管壁而形成，也可能由体腔上皮转化而成。病灶在输卵管峡部或间质部时，可造成管腔完全或不完全阻塞；病灶在浆膜面时，可出血和纤维化，使输卵管扭曲、变形，均可影响输卵管功能而导致育龄妇女不孕。输卵管黏膜异位症是输卵管黏膜位置改变引起的病变，即输卵管内膜异位到输卵管肌层或浆膜下结缔组织内。

（三）输卵管肿瘤病变

输卵管肿瘤少见，特别是良性输卵管肿瘤更罕见。输卵管良性肿瘤的种类甚多，腺样瘤相对多见，其他包括平滑肌瘤、乳头状瘤、畸胎瘤、血管瘤、纤维瘤、腺瘤样病及葡萄胎等。由于它们缺乏典型的症状和体征，术前难以诊断。肿瘤体积小，无症状，预后良好。输卵管恶性肿瘤有原发和继发两种，继发性输卵管恶性肿瘤占80%～90%，多由其他部位生殖道肿瘤转移而来，如卵巢癌、子宫内膜癌等，也可来自胃肠道或乳腺癌等。原发性输卵管癌是少见的女性生殖系统恶性肿瘤，占女性生殖道恶性肿瘤的0.2%～0.5%。发病高峰年龄为52～57岁。阴道排液、阴道出血是常见的症状，常伴有下腹部疼痛和盆腔包块。输卵管癌的生物学性状及治疗与卵巢癌相似。其他输卵管恶性肿瘤有输卵管绒毛膜癌、输卵管肉瘤、恶性畸胎瘤等。

# 第三节　造影剂与造影技术

医学超声同其他影像诊断学科如CT、MRI、PET/CT等一样，已成为现代医学不可或缺的一门学科。然而，所有的影像技术都有一定的局限性或缺陷，如在一些脏器病变与周围正常组织或脏器影像"特性"相似的情况下，影像手段则无法显示或区分异常与正常的组织结构。因此，这些影像诊断技术均需借助于造影增强的方法以获得组织或病灶灌注的生理或病理学信息，帮助诊断与鉴别诊断。

造影剂又称对比剂，是影像学中用来帮助或提高影像诊断的药物。所谓造影增强方法就是将造影剂注入人体内，借助仪器清晰显示体腔和血管或反映脏器的血流灌注特点，凸显病变位置、形态、边界等，以获得更多的诊断信息，达到明确诊断的目的。超声造影受超声显像技术和造影剂研发的限制晚于其他影像增强技术。但近年来，随着微泡型造影剂和造影谐波技术的进展，超声造影已广泛应用于临床诊断的各个领域，并成为影像医学中不可缺少的重要内容和组成部分。

## 一、超声造影剂

1968年，Gramiak和Shah报道在行X线主动脉造影时，经左心导管注入振荡生理盐水后在超声心动图上，偶然观察到主动脉内"云雾状"回声增强现象。1972年，Ziskin提出产生这种现象的原因，并认为增强的回声与液体震荡后产生的微气泡有关，超声造影剂的研发也由此开始。20世纪70、80年代时，"造影剂"主要是应用手振的靛氰蓝绿、生理盐水、葡萄糖及二氧化碳发泡剂产生微气泡。由于微气泡直径过大，不能通过肺循环，所以主要还是用来检查先天性心脏病的右心分流、瓣膜反流及右心造影等。国内王加恩、王新房利用5%碳酸氢钠分别与维生素C、5%醋酸、1%盐酸混合摇匀，从前臂静脉推入，进行右心造影。第三军医大学高云华利用手振50%葡萄糖在右心声学造影中的应用等均取得了较好的造影效果。1984年Feinstein利用声振方法制备出造影剂的微泡可通过肺循环，开创了超声造影剂应用的新局面。

目前已在临床应用的超声造影剂微泡，主要是由气体及包裹气体的外壳或膜组成，根据造影剂内填充物的不同可将造影剂分为三代。

### （一）第一代造影剂

微泡内充填气体为空气，主要以Levovist和Albunex为代表，均能安全地通过肺循环。因分子量小，受动脉压力影响，持续时间较短且又容易破裂，从而失去声反射性，不能到达全身，临床应用受到了一定的限制。Levovist是首个在加拿大及欧洲得到应用的造影剂，微泡主要由半乳糖及棕榈酸包裹空气形成，微泡平均直径1.3μm。Albunex为第一个通过美国FDA的商用造影剂，主要由人体清蛋白包裹空气制成微泡，微泡直径（3.8±2.5）μm。

### （二）第二代造影剂

主要是由各种材料的壳膜包裹氟碳气体或六氟化硫气体组成的微泡造影剂，Sonovue及Optison是其代表。由于分子量比空气大得多，且为惰性气体，稳定性好，能耐受250mmHg以上的动脉压力，在血管内停留的时间较长，足以满足实际应用。

Sonovue由意大利Bracco公司研发，由柔软的磷脂作为壳膜包裹六氟化硫制成微泡，微泡直径2.5μm，具有稳定性好、安全等特点，已在欧洲及国内广泛地应用于各脏器的超声造影。

Optison为美国一家公司研发的第一个含氟碳气体并通过FDA批准的造影剂，由5%人血清蛋白溶液通过超声加热将全氟丙烷气体包裹制成，微泡直径为2～4μm。主要用于心脏方面改善左心室内膜边界显示及心肌造影。

### （三）第三代造影剂

目前临床应用的超声造影剂能在血管中保持相对稳定并可顺利地通过肺循环，实现全身器官组织、病变回声增强，大大提高了组织显影的清晰度。但作为一种药物递送载体，特异性不强。目前以脂质体为壳膜携带基因或药物的靶向治疗，即超声介导载药微泡治疗及超声介导靶向载药微泡治疗，已成为第三代造影剂的特点，造影剂的用途已由诊断拓展到了治疗。靶向超声造影剂是将特异性抗体或配体连接到声学造影剂表面，依靠抗原-抗体或配体-受体之间的特异性结合，通过血液循环积聚到特异的靶器官或靶组织，从而使器官或组织在超声影像中得到特异性地增强或起到局部靶向治疗的作用。靶向载药微泡能够从分子水平识别并结合于病变部位，可实现微泡与病变部位的特异性结合，同时减轻基因或药物对正常组织的损害，使微泡携带靶向药物或基因对病变部位进行靶向治疗成为了可能，各种类型的靶向诊断及靶向治疗纳米超声造影剂正在研制当中。

### （四）超声造影剂的代谢和安全

超声造影剂微泡在完成造影增强目的后，微泡往往被网状内皮系统吞噬或被肝窦状隙选择性黏附。在体内的代谢一般分两部分，包裹气体的壳膜通过肝、肾代谢清除，而惰性气体则直接通过肺呼出体外。

新型高质量的声学造影剂应具有如下特点：

1.安全性高、不良反应极低，对人体无任何毒作用。

2.微气泡大小均匀一致，直径小于10μm，可自由通过肺循环，有类似红细胞的血流动力学特征。

3.可产生丰富的谐波。

4.稳定性好。

在临床应用广泛的超声造影诊断也存在极少数的不良反应，常见的有注射部位过敏反应、恶心、呕吐、寒战等，且多呈自限性。

## 二、X线造影剂

自1906年钡餐用于胃肠道造影检查至今，相继出现了各种各样的X线用造影剂。目前介入放射常用的造影剂多为含碘制剂，1924年美国学者用50%的碘化钠成功地进行了第一例股动脉造影，随后新的造影剂产品不断出现。20世纪50年代，著名的三碘苯甲酸被发现，并衍生出多种目前仍在使用的含碘成分的离子型造影剂。

60年代末，瑞典放射学家Almen提出了非离子型造影剂概念，并于1971年报道了第一个非离子型单体造影剂甲泛葡胺，随后出现了多种非离子型单体造影剂，如碘帕醇、碘海醇、碘普胺、碘美普尔、碘喷托、碘佛醇等，具有渗透压低、耐受性好等特点，性能稳定，可高温消毒，因而得到了广泛应用。20世纪70年代末，非离子型二聚体造影剂开始出现，主要有碘曲仑被及碘克沙醇等。造影剂按密度、渗透压、代谢途径及物理性质等可进行以下分类。

### （一）按密度分类的造影剂

常用的高密度造影剂有硫酸钡和碘制剂。硫酸钡常用于消化道造影检查，由纯净的医用硫酸钡粉末加水调制成混悬液，根据检查的部位和目的不同，所用硫酸钡的浓度也不同。

碘制剂包括无机碘化物、有机碘化物以及碘化油或脂肪酸碘化物等。无机碘化物如12.5%的碘化钠水溶液，主要用于瘘管、尿道、膀胱或逆行肾盂造影。有机碘化物为水溶性碘制剂，分为离子型和非离子型。离子型按结构分为单酸单体的泛影葡胺（用于各种血管造影及静脉肾盂造影）、碘他拉葡胺和单酸二聚体的碘克沙酸等，离子型造影剂具有不良反应发生率高，机体耐受性差等毒副反应。非离子型如碘苯六醇、碘普罗胺及碘必乐等，非离子型二聚体如碘曲仑，多用于椎管内脊髓造影。碘化油或脂肪酸碘化物如40%的碘化油及碘苯酯，现在已渐被碘曲仑代替。

### （二）按代谢途径及物理性质分类的造影剂

经肾脏排泄的造影剂，如泛影葡胺等，多用于泌尿系统和心血管系统的造影。经肝胆排泄的造影剂，如横番酸等；油脂类造影剂，如碘化油、碘苯酯等，主要用于支气管、子宫等管道、体腔的造影。固体造影剂，如硫酸钡，常用于消化道造影。气体造影剂，如空气、二氧化碳、氧气等，可用于血管造影。

目前输卵管X线造影术常用的造影剂为碘造影剂，碘造影剂又分为油剂及水剂。油剂如40%碘化油，密度大，刺激性小，吸收慢，极少数可引起油栓及异物反应性肉芽肿，显影和造影用时较长，需24小时以上。水剂能较好地显示黏膜及腺体，具有流动快的特点，但刺激性大，流入腹腔可引起腹痛。常用的主要有离子碘，如76%泛影葡胺，具有不良反应大、过敏发生率高的特点。非离子碘如碘海醇，具有不良反应小、过敏发生率低的特点，造影用时较短，20分钟左右即可完成摄片检查。

## 三、超声造影技术

超声造影是利用声学造影剂使后散射回声增强，明显提高超声诊断的分辨力、敏感性和特异性的技术。超声造影剂是一种可通过肺循环的微气泡混悬液，发挥诊断作用的主要是造影剂所含的微泡。微泡大小与人血液中的红细胞相当，有类似红细胞的血流动力学特征，在超声诊断中的作用原理，与其在超声声场中具有良好的散射性、能产生丰富的谐波和空化效应等，重要特性密切相关。

### （一）基波成像

早期超声造影多数都采用基波成像技术，主要有常规的灰阶超声、彩色多普勒超声及能量多普勒超声技术等。

造影剂微泡具有弹性的外壳，在超声波声场交替的声压作用下，微泡会产生200万次/秒的收缩与膨胀的过程，即共振。在正常发射的低能量超声声波的作用下，微泡与发射的频率共振，以至会产生较强的线性后散射，同时由于造影剂微泡共振时，散射体截面积高于其几何截面积3个数量级，明显要大于液体及固体，从而使散射信号大大增强。如2mm左右的微气泡的谐振频率约为3.5MHz，恰好在临床常用的超声诊断频率范围之内，所以能大大提高图像的信噪比，改善图像质量。

在静脉注射造影剂后，造影剂所含的微泡随血液循环通过肺毛细血管及心脏到达全身各器官的动脉。其在血管内增加了气-液界面，明显增强了后散射强度，从而极大增强了多普勒的信号反射，因此能大大提高多普勒超声对低速血流的检测，反映组织的微灌注。

（二）谐波成像

超声造影剂的出现及应用依赖于相关造影技术的发展。早期造影剂借助灰阶超声及彩色多普勒成像技术只能用于心室壁的显示、心室容积与心排血量的评估，而对于组织内的血管的显示帮助并不大。直到20世纪90年代，学者认识到造影剂的非线性特征及影响造影剂微泡的非线性因素，开发出了相应的谐波造影技术，如二次谐波成像技术、能量对比谐波成像技术、反向脉冲成像技术、低机械指数的实时连续成像技术、高机械指数的间歇成像技术、造影剂爆破成像技术等。

超声造影剂微泡在声波作用下可产生共振，在超声声场的声压增加到一定的值时（超过100kPa），微泡会产生非线性共振。即微泡除了产生基波频率的共振外，还会产生整倍于基波频率的共振，这种振动称为谐波（非线性回波信号）。由于谐波的次数越高，其振幅越小，在组织中也越易衰减，因此目前常用的是二次谐波。造影剂产生的二次谐波比人体自然组织谐波的幅度强1000～4000倍，造影剂微泡在基波成像的优势基础之上，加上这种二次谐波信号，很容易将组织即血管壁的声像图信息对比和区分开，如果利用超声造影专用成像软件去除和（或）分离组织的线性信号，只接收微气泡产生的非线性回波信号，可实时、真实地反映组织的微循环灌注。

超声空化效应是超声造影剂作用的重要机制之一。在低声压下，微泡产生对称性压缩和膨胀，其直径保持相对恒定而不发生破裂；在高声压下，微泡呈不对称性地压缩和膨胀，最终发生破裂。在适当的超声辐照下，可使微泡发生空化效应，使血管内皮细胞间隙增宽，在细胞膜上产生一过性空隙，从而提高细胞膜通透性。第三代新型造影剂微气泡的外壳成分为清蛋白，磷脂多糖等成分，均是药物的良好载体，可将药物吸附、整合或包裹。声孔效应使经静脉途径到达靶定部位的靶向微泡造影剂（携带药物或基因）在超声辐照下定向释放药物，促进药物进入细胞。而微泡在接受超声辐照前不易被破坏，从而保证了靶点较高的药物或基因浓度，达到治疗目的。

# 第四节　女性不孕症超声检查

近年来随着经阴道超声、彩色多普勒超声和超声造影新技术的发展，应用超声可对女性不孕症患者的生殖系统解剖、生理与病理状态、血流动力学参数进行检测，并对其生育能力进行评估。女性不孕症的超声检查方式有经腹部超声检查、经阴道超声检查、经直肠超声检查，有二维灰阶超声检查、三维灰阶超声检查和灰阶超声造影检查，有频谱多普勒和彩色多普勒检查等。超声作为一种无创、可重复检测和准确性高的影像技术，在女性不孕症的诊断和辅助生育技术中起到重要作用。

## 一、输卵管超声检查

采用经腹超声探查输卵管，由于受输卵管周围肠道气体的干扰和超声分辨率的限制，常无法或难以显示输卵管的影像。在腹腔积液、输卵管积液和输卵管炎的病理状态下，超声可在盆腔积液内观察到条索状实性等回声的正常输卵管影像或增粗的输卵管和伞端，有时伞端可见数个突起。经阴道超声提高了组织的细微分辨率，可显示部分输卵管，特别是输卵管近端，亦可借助于彩色多普勒超声沿输卵管动脉寻找输卵管，或借助于排卵后子宫直肠陷凹内少量液体观察输卵管伞端等（图9-2）。但目前的超声技术仍无法清晰地显示输卵管组织回声以及观察输卵管走行。子宫输卵管超声造影可观察到输卵管内径以及输卵管的走行形态。

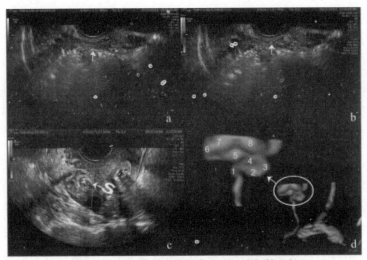

图9-2 二维超声及超声造影显示输卵管走行

a：二维超声显示右侧输卵管近端，呈条状低回声（箭头示）。

b：彩色多普勒显示与右输卵管伴行的输卵管血管（箭头示）。

c：彩色多普勒显示与右输卵管伴行的输卵管远端血管，呈"S"形弯曲（箭头示）。

d：子宫输卵管超声造影显示右输卵管远端亦呈"S"形扭曲，见数字表示。

## （一）输卵管炎症

输卵管炎症很少单独发生，常常合并卵巢及周围组织的炎症，两者不能完全分开。急性输卵管炎早期或病变较轻时，输卵管及其周围组织结构无明显的形态学改变，超声常难以发现病变的影像，声像图上有形态学改变的输卵管炎，大多较为严重、病变范围广泛或有多次反复发作史。

1.急性输卵管炎

单纯性输卵管炎症合并腹腔积液时，声像图可显示输卵管增粗，形态似肠管状，回声均匀减低，有时输卵管远端可探及增大的卵巢。输卵管、卵巢周围脓肿形成时，子宫旁探及形态不规则、内部回声不均匀，低回声或混合回声团块，与周围组织分界不清，卵巢结构模糊不清。输卵管腔内积脓时，声像图表现为腊肠状或弯曲管状囊性团块，囊壁较厚，囊内为均匀或不均匀云雾状回声。彩色多普勒超声显示输卵管壁或宫旁团块周围有丰富的血流信号。

2.慢性输卵管炎

慢性输卵管炎主要表现为输卵管积水。声像图显示宫旁一侧或双侧腊肠样、圆形或椭圆形无回声暗区，边界较清，管壁大多较薄，有时无回声暗区内可见细小点状回声，彩色多普勒显示输卵管壁上点状、条状血流信号。有盆腔积液时，积液内可见纤维条索，或与盆腔腹膜粘连、或子宫输卵管粘连。结核性炎症时，子宫、输卵管浆膜面和卵巢包膜还可探及粟粒状强回声。

## （二）输卵管妊娠

输卵管妊娠发病率最高，占异位妊娠的90%～95%，其中壶腹部最多见，占75%；其次为峡部和伞部，输卵管间质部较少见。辅助生育技术的开展使得输卵管妊娠有增多趋势。依据妊娠囊种植部位和转归不同，输卵管妊娠声像图呈现不同表现，但子宫均表现为较正常略大，内膜增厚，宫腔内未探及妊娠囊，大多输卵管妊娠同侧卵巢内可见黄体囊肿。

1.输卵管妊娠本位型

因妊娠囊局限于输卵管内，声像图显示宫旁或附件区环状高回声团块，其内可见类圆形无回声暗区，有时无回声暗区内可探及胎芽、胎心搏动或卵黄囊回声。彩色多普勒显示环状高回声周围滋养层血流信号，胎心搏动呈闪烁状，并可记录到搏动的血流频谱。

2.输卵管妊娠流产型

妊娠囊从伞端排出到腹腔时，宫旁探及团块状不均匀高回声结构，其内偶可见液性暗区或卵黄囊回声，盆腔内可见不等量透声差的液性暗区。妊娠囊排出不全时，滋养细胞继续侵蚀输卵管壁，可反复出血，出现输卵管内积血或宫旁混合性团块。输卵管腔内反复出血形成血肿后，常难以显示孕囊回声，超声造影可帮助显示血肿内孕囊，呈"面包圈"样增强。

3.输卵管妊娠破裂型

输卵管妊娠破裂型声像图表现为宫旁形态不规则，较大低回声团块，内部回声不均匀，妊娠囊结构常难以显示，腹腔内探及较大量液性暗区，透声差，内见云雾状、点状稍高回声漂浮。彩色多普勒显示团块内部少许血流信号，有时可记录到滋养层血流频谱。

4.输卵管妊娠陈旧型

输卵管妊娠陈旧型声像图显示宫旁边界不清、形态不规则等回声团块，内部回声不均匀，腹腔内少量积液。彩色多普勒显示血流不丰富。

5.输卵管间质部妊娠

输卵管间质部妊娠声像图表现子宫不对称，一侧宫角部膨隆。胚囊型宫角部可见妊娠囊回声，多可见胎芽和胎心搏动，孕囊内侧缘与子宫内膜不相连，外缘肌层极薄或不完整。彩色多普勒孕囊周围见彩环状血流信号。破裂型宫角部探及不均匀团块，内部回声杂乱，边界尚清，有时可探及胚胎，孕囊周围肌层菲薄，外缘子宫肌层不完整或消失。

（三）输卵管肿瘤

输卵管肿瘤少见，原发输卵管癌发病率很低，占妇科恶性肿瘤的0.2%～0.5%。超声表现为宫旁不规则低回声团块，或壁较厚的混合回声团块，囊壁上可见乳头状突起或有分隔，形态呈腊肠样或椭圆形，内部回声不均匀，多伴有宫腔积液。彩色多普勒显示低回声团块或囊壁上可见血流信号，频谱呈低阻力型（图9-3）。

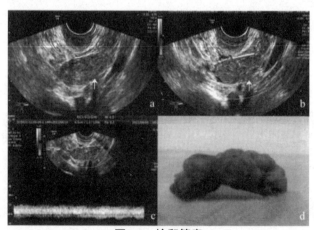

图9-3　输卵管癌

a：左侧附件区见类椭圆形低回声团块，边界清，内回声欠均匀（箭头示）。

b：低回声团块内探及较丰富血流信号（箭头示）。

c：频谱多普勒显示低阻力血流。

d：术中见输卵管内肿瘤，病理为输卵管腺癌。

## 二、子宫、宫颈超声检查

### （一）子宫疾病超声诊断

1.子宫畸形

子宫轮廓和宫腔形态异常是诊断子宫畸形的关键影像学改变，虽然宫、腹腔镜联合是诊断子宫畸形的金标准，但超声可清晰地显示子宫形态和宫腔病变，尤其是经阴道三维超声不仅可重建子宫体及宫颈的冠状切面图像，获得子宫畸形形态学分析的最佳平面，还可清晰地显示宫颈到宫底部和宫角的内膜形态，从而全面了解子宫形态与宫腔内结构关系，为子宫畸形的诊断和鉴别诊断提供准确信息。

（1）先天性无子宫时，膀胱后方未探及子宫回声，如合并无阴道则阴道内气体强回声线消失。始基子宫于膀胱后方探及细条状肌性回声，无子宫内膜。幼稚子宫子宫体积小于正常，子宫体较小，宫颈较长，育龄期为1：1或2：3等。

（2）单角子宫见子宫体积略小或正常，宫腔内膜呈"管状"或"香蕉形"，略偏向一侧，另一侧可见残角或无残角。

（3）双角子宫横切面子宫底较宽，宫底部浆膜面见明显凹陷，切迹大于10mm，宫底部两宫角呈分叶状，两宫角间距较宽，一般>40mm。宫底部凹陷深度达到宫颈内口或以下水平，为完全性双角子宫；宫底部凹陷深度达宫颈内口以上水平，为不完全性双角子宫。

（4）双子宫横切面可见两个子宫回声，两个宫体呈分离状，纵切面见两个对称的狭长宫体，双子宫可伴有双阴道。三维超声显示两个独立的子宫内膜和宫颈，宫腔呈"双香蕉形"，两个子宫之间可见间隙。

（5）弓状子宫横切面显示宫底部外侧缘轻微凹陷或平坦，宫底部肌层增厚并凸向宫腔面，内膜呈弧形内凹，呈浅"V"形，两侧宫角处内膜顶点与凹陷最低点连线之间的夹角>90°，夹角深度在5～10mm之间。

（6）中隔子宫横切面显示宫底较宽，宫底无凹陷或轻微凹陷<10mm或不低于双侧宫角连线，宫腔内见低回声肌性分隔与宫底部肌层相延续，中隔长度>10mm，其两侧有各自的子宫内膜，内膜形态呈梭形，与双角子宫相似，两宫角间距一般<40mm。中隔可为不完全性、完全性或呈双宫颈管。不完全性中隔子

宫内膜在宫颈内口以上任何部位相互融合，呈"Y"形，两侧宫角处内膜顶点与凹陷最低点连线之间的夹角<90°，两宫腔于子宫下段近内口处相通。完全性中隔子宫内膜达宫颈内口或以下水平，两宫腔互不相通。

2.子宫内膜息肉

子宫大小正常，子宫内膜变形，宫腔内见单个或多个高回声，形态多呈椭圆形，边界较清晰，内回声均匀。息肉较大时，内回声不均匀，可见散在点状无回声区，基底部子宫内膜连续。CDFI于息肉基底部探及血流信号，为低速动、静脉血流频谱，阻力指数呈高阻力型。

3.子宫腺肌病

弥散性腺肌病声像图表现为子宫呈球形增大，肌层回声不均匀，肌壁间可见有小的无回声暗区。子宫腺肌瘤是子宫肌层囊肿最常见的原因，后者超声显示为肌层圆形、有明确边界的无回声区，内膜不对称性增厚，内膜与肌层界限不清晰。也可表现为子宫肌层不对称性增厚，前壁或后壁肌层增厚，病变区域较正常子宫肌层回声稍低。子宫大小和内部回声随月经周期常有变化。局灶性子宫腺肌病子宫肌层内不均匀回声区，边界不清，其内可有圆形或类圆形无回声区。彩色多普勒超声显示血流分布紊乱，动脉血流阻力指数中等，无肿块周围环状血流环绕现象，此点与子宫肌瘤结节的血流分布不同。当子宫腺肌病合并子宫肌瘤时与局灶性子宫腺肌病难于鉴别，经静脉子宫声学造影对鉴别诊断有帮助。注射造影剂后子宫肌瘤为自包膜向内部增强，包膜消退晚于内部；而子宫腺肌症为弥散性增强。

4.子宫黏膜下肌瘤

子宫大小可正常，宫腔线弯曲变形，宫腔内见低或中等回声团块，形态多呈椭圆形，边界较清晰，内回声均匀，基底部内膜连续性中断，带蒂的肌瘤可脱入宫颈管内3CDFI于基底部内可探及条状血流信号，与子宫肌壁相连；频谱多普勒显示为动、静脉血流，动脉血流阻力指数中等。

5.宫腔粘连

宫腔粘连又称Asherma综合征，是由于子宫内膜基底层损伤导致宫壁相互粘连，宫腔部分或全部闭塞，进而影响育龄女性月经及生育功能。宫腔粘连的诊断和分类方法缺乏国际通用的标准分类方法，但应用较多的有欧洲妇科内镜协会的分类方法和美国不育症协会（AFS）分类方法。欧洲妇科内镜协会的分类如下，

Ⅰ度：宫腔内多处有纤细的膜样粘连带，两侧宫角及输卵管开口正常。Ⅱ度：子宫前后壁间有致密的纤维束粘连，两侧宫角及输卵管开口可见。Ⅲ度：纤维索状粘连致部分宫腔及一侧宫角闭锁。Ⅳ度：纤维索状粘连致部分宫腔及双侧宫角闭锁。Ⅴa度：粘连带瘢痕化致宫腔极度变形及狭窄。Ⅴb度：粘连带瘢痕化致宫腔完全消失。Ⅰ～Ⅱ度粘连为轻度粘连，Ⅲ度粘连为中度粘连，Ⅳ～Ⅴ度粘连为重度粘连。目前宫腔镜是诊断宫腔粘连的"金标准"，既往宫腔粘连主要依靠子宫输卵管造影和宫腔镜检查。经阴道超声的发展使超声也广泛应用于宫腔粘连的诊断和筛查，特别是经阴道三维超声的应用弥补了二维超声的不足，提高了对宫腔粘连诊断的准确性。

超声显示宫腔线不光整、不连续，内膜回声不均匀或厚薄不均，粘连处内膜变薄或无周期性改变。宫腔积血或积液时，可见宫腔分离，内见无回声暗区。三维超声显示粘连处子宫黏膜缺失。

6.子宫憩室

子宫憩室少见，多见于剖宫产后的子宫切口瘢痕憩室。近年剖宫产指征范围不断扩大，剖宫产率逐年上升，已成为最频繁的腹部妇科手术。文献报道美国1990～2008年间剖宫产率从21.2%上升至30.1%、英国从12%上升至29%。WHO资料显示我国2007.10～2008.05间剖宫产率为46.2%，大部分城市地区的剖宫产率为40%～60%。随着剖宫产率的增高，瘢痕子宫再次妊娠率也随之增高，有过剖宫产史的妇女再妊娠时，前次剖宫产后瘢痕情况已成为临床关注的焦点之一，国内外研究倾向于对妊娠期剖宫产后瘢痕进行系列评估，但切口瘢痕憩室不仅是孕期子宫瘢痕撕裂的高危因素，也是引起女性不孕的因素之一。瘢痕憩室处经血容易淤积，淤积的经血影响宫颈黏液栓和精子质量，妨碍精子通过宫颈管，影响胚胎种植。或胚胎种植于瘢痕憩室内，发生胎盘植入，引起瘢痕破裂出血。

剖宫产切口愈合良好时，非妊娠期超声显示瘢痕呈细条状等或低回声，可有声影，局部有或无内膜回声。有瘢痕憩室时，超声显示局部呈半圆形或三角形无回声或低回声，有经血残留于憩室内时，可呈等回声改变，内回声略有不均匀。局部残余肌层明显变薄或回声缺失，浆膜层平整或向外凸出。

7.子宫颈病变

宫颈肥大时声像图显示宫颈内回声稍减低或增高，宫颈横切面直径大于25mm，纵切面宫颈与宫体比例增大。宫颈囊肿则表现为宫颈内多个圆形无回声暗区，边界清晰，有时囊肿内见细小点状回声。宫颈息肉或宫颈肌瘤声像图显示宫颈管内低回声或高回声团块，回声欠均匀，蒂部可见血流信号与宫颈管相连。

## （二）子宫内膜容受性

子宫内膜容受性是内膜容许胚胎粘附、穿透并植入而接受胚胎着床的一种特定的状态。子宫内膜容受性评价还没有确切的标准，一般从子宫内膜形态学、分子生物学和超声影像等指标方面进行评价，子宫内膜组织学评价为有创性检查方法，患者难以接受而应用受限；分子生物学水平测定价格昂贵，亦限制了其普及。因此，在胚胎移植前采用非侵入性的方法，明确子宫内膜容受性的预测指标和特征性改变尤为重要。超声可以检测内膜厚度、内膜类型、子宫血流和内膜下血流，特别是近年来采用三维超声测定内膜容积、血管化指数等，得到了许多研究者的关注。

解剖学参数中子宫内膜厚度是测量子宫前后壁的内膜加宫腔间隙的厚度，子宫内膜具有周期性变化，分为月经期（1～4天）、增生期（5～14天）、分泌期（15～28天）。一般认为月经期内膜厚度1～4mm，增生期4～8mm，分泌期8～14mm。有研究报道子宫内膜厚度可反映内膜的功能状态，适当厚度的内膜易于胚胎着床，子宫内膜厚度与子宫内膜容受性相关，适合着床的最佳内膜厚度应≥10mm，最小内膜厚度范围为5～8mm，若内膜厚度<5mm，常无妊娠发生。内膜类型是内膜与肌层在月经周期中相对回声状态的分型，目前常用的有三分法，即A型、B型和C型。A型为三线型或多层子宫内膜，内层低回声，外层和中部高回声；B型弱三线型，宫腔中线回声不明显；C型为均质高回声，无宫腔中线回声。内膜类型在一定程度上可以预测妊娠结局，三线型内膜预后较好。子宫内膜与子宫肌层具有良好的组织差异性，三维超声可获得精确的内膜容积。有研究显示子宫内膜容积<5mm$^2$者，妊娠率和着床率低于子宫内膜容积≥5mm$^2$，随着子宫内膜容积减小，妊娠率和着床率也减低。

血管生成是胚胎着床的关键步骤，子宫内膜血管生成和血流灌注呈周期性变化。超声评价子宫内膜容受性相关的生理学参数中有子宫动脉血流、子宫内膜和内膜下血流、子宫内膜和内膜下血管化指数（VI）、血流指数（FI）、血管化血流指数（VFI）。子宫动脉血流动力学参数测量指标主要为搏动指数（PI）和阻力指数（RI），一般认为PI和RI低时血管阻力低，脏器（卵巢和子宫）血流灌注就好；反之PI和RI高时血管阻力高，卵巢和子宫血流灌注差；供血障碍与妊娠率和着床率减低有关。多数学者认为内膜和内膜下血流可直接反映内膜状况，较好地预示子宫内膜容受性。内膜和内膜下均检测到血流者的内膜厚度、妊娠率、着床率依次高于仅内膜或内膜下检测到血流者，以及内膜和内膜下未检测到血流者。三维超声血流定量分析评价子宫内膜容受性的研究较少，研究结果尚存在争议，但三维超声为子宫内膜容受性研究提供了新指标、新方法，超声评估内膜容受性将有广阔的应用前景。

## 三、卵巢超声检查

### （一）卵巢子宫内膜异位症

卵巢子宫内膜异位症又称巧克力囊肿，占盆腔子宫内膜异位症的80%。依据内膜异位囊肿的形态、囊内容物声像图特征，分为单纯囊肿型、多囊型、混合型和实性团块型。巧克力囊肿依据病程长短或月经前后声像图可有一定的变化，病程不长或月经前，囊壁可较薄，内壁光滑，囊内容物回声均匀，光点稀疏，可有分隔；病程较长，囊壁厚薄不均匀，内壁不光滑，囊内容物不均匀或高回声，并可见不规则实性团块或粗细不等的分隔带。CDFI显示囊壁上少许血流信号，囊内无信号，但多个巧克力囊肿融合后形成的分隔，隔上亦可见少许血流信号，频谱多普勒为中等阻力。

### （二）多囊卵巢综合征

多囊卵巢综合征是育龄期妇女不排卵的最常见原因，是一种女性内分泌疾病，表现为卵巢增大伴有闭经、月经稀发、多毛和肥胖等一组症状，该综合征又称为Stein-Leventhal综合征。声像图显示卵巢体积增大，卵巢包膜可增厚，双侧卵巢内可见10个或10个以上小卵泡，排列于卵巢周边或分布于整个卵巢，卵巢间质回声增强。Takahashi研究结果显示97%的多囊卵巢患者有多个闭锁卵泡，64%患者卵巢包膜增厚。

### （三）排卵监测

超声监测排卵开始于20世纪70年代，Hackloer和Robinson首先应用超声观察卵泡发育，至今超声技术已经成为评估卵巢功能的重要手段。月经周期中一般于月经第十天开始监测，卵泡期卵巢内见多个圆形有一定张力的无回声卵泡，随着卵泡的生长发育仅有一个卵泡发育成优势卵泡，直径达15mm，闭锁卵泡的直径小于15mm。观察到优势卵泡后最佳监测时间应每天一次，排卵前直径达18～20mm并明显突出于卵巢表面，优势卵泡直径达到20mm时，排卵即将发生。CDFI显示优势卵泡周围环状血流信号，呈低阻力型。排卵后，卵泡消失，卵泡边缘皱缩，内可见细小点状稍高回声，进入黄体期。黄体大多呈均匀等回声结构，周围可见环绕血流信号。

药物诱发排卵时，双侧卵巢体积增大，内见多个卵泡生长，成熟卵泡直径达20～28mm。发生卵巢过度刺激综合征时，双侧卵巢体积明显增大，卵巢内见大小不等无回声暗区，形态不规则，囊壁薄，直径20～60mm，常伴有腹腔积液。超声监测卵泡还可发现卵泡未破裂黄素化综合征，即在正常月经周期或药物促排卵周期中，卵巢有卵泡发育成熟，但排卵期卵泡不破裂或维持生长，或维持数天后颗粒细胞发生黄素化。

### （四）卵巢早衰

卵巢早衰是指40岁前出现闭经、围绝经期综合征或绝经期症状、低雌激素血症和高促性腺激素血症的临床现象。二维超声显示卵巢体积减小，内无卵泡无回声结构或偶见极小卵泡，监测显示卵巢内无生长发育的卵泡。CDFI显示卵巢内血流信号明显减少。

### （五）卵巢炎症和肿瘤病变

卵巢炎症常合并输卵管病变，可表现为卵巢体积增大或积脓、输卵管积水等。卵巢肿瘤是女性生殖器官常见肿瘤，有体腔上皮、生殖细胞肿瘤、性索间质肿瘤、转移性肿瘤和瘤样病变等。声像图表现多样，包括囊性、混合性和实性团块等，超声对卵巢肿瘤诊断有较高的敏感度和特异度，特别是经阴道超声的应用，提高了组织分辨率和早期诊断的准确率。

# 第五节　常用输卵管通畅度检查方法

输卵管通畅度检验是不孕症检查的重要环节，常用于评估输卵管通畅度的方法有输卵管通液术、X线子宫输卵管碘油造影、子宫输卵管超声造影（HyCoSy）和腹腔镜直视下输卵管通染液术。

## 一、子宫输卵管超声造影

HyCoSy具有无创、安全、费用廉价、重复性好等优点，广泛应用于筛查输卵管的通畅性，并且随着特异性超声造影技术和微泡造影剂的发展，经阴道三维子宫输卵管超声造影已经越来越多地应用于临床。

## 二、X 线子宫输卵管造影

子宫输卵管碘油造影是通过宫腔置管将碘造影剂经导管注入宫腔和输卵管后，经X线摄片显示宫腔和输卵管形态的方法。该方法应用于不孕症诊断已近百年，是目前国内公认的评估输卵管通畅度的首选筛查方法。输卵管通畅者，造影剂通过伞端进入盆腔，输卵管全程显影，走形柔顺，粗细均匀，24小时摄片输卵管腔内无造影剂残留，盆腔造影剂涂抹均匀。

子宫输卵管碘油造影具有操作便捷、费用低廉等优点。但该方法存在不足，一是对患者具有放射性损伤，增加患者顾虑；二是发生造影剂逆流时，有并发肺栓塞的风险；三是对于伞端阻塞或积水的输卵管，碘油吸收及排出缓慢，可长时间滞留于输卵管内形成慢性刺激，有引起肉芽肿的可能。

## 三、腹腔镜下输卵管通染液术

腹腔镜下输卵管通染液术是在全麻、形成$CO_2$气腹状态下，经腹壁置入腹腔镜并经宫腔置管注入稀释的亚甲蓝液，观察输卵管充盈、形态，伞端有无亚甲蓝液溢出等，以判断输卵管的通畅度。输卵管通畅为注入亚甲蓝液10mL无阻力，伞端有亚甲蓝液流出。输卵管通而不畅为注入亚甲蓝液15～20mL，有阻力，伞端有少量亚甲蓝液流出；输卵管远端有扩张并合并输卵管壁蓝染判断为伞端狭窄，输卵管无明显扩张和输卵管壁蓝染判断为峡部狭窄。输卵管不通畅为注入亚甲蓝液阻力大，加大压力推注，伞端无亚甲蓝液流出；输卵管明显扩张则判断为远端阻塞，输卵管无明显扩张则判断为近端阻塞（图9-4）。

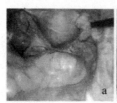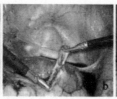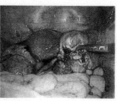

图9-4 腹腔镜通染液

a：输卵管通畅。b：输卵管通而不畅，伞端局部粘连。c：输卵管阻塞。

腹腔镜检查是诊断输卵管通畅性的金标准，优点是图像直观，不仅能观察输卵管通畅度的情况，了解输卵管运动和活动范围，还可观察盆腔粘连程度，既作为检查手段又可进行治疗。但该方法存在不足，一是有创性、设备和费用昂贵；二是技术要求高，操作复杂。

因此，腹腔镜下输卵管通染液术不是首选的检验输卵管通畅方法，不能替代输卵管X线碘油造影或子宫输卵管超声造影。

## 四、输卵管通液术

输卵管通液术是通过宫腔置管将生理盐水或特定的混合液经导管注入宫腔和输卵管，根据注入液体阻力大小和液体反流量的多少判断输卵管通畅度的方法。宫腔容积为5mL，注入液体20mL无阻力，停止注入无液体反流回注射器内或回抽无液体或仅有极少量液体时，则表明注入液体经子宫输卵管进入盆腔，输卵管是通畅的；如注入液体阻力大，患者疼痛明显，停止注入时，有10mL以上液体反流回注射器内或回抽液体几乎全反流，则表明输卵管不通；注入液体阻力和液体反流介于两者之间，如阻力中等、反流少量，则表明输卵管通而不畅。

输卵管通液术操作简便易行、安全、无须特殊设备，容易普及，大多基层医院均可开展。但该方法存在不足，一是因为盲性操作，不能区分是一侧还是双侧输卵管通畅，也不能判断病变的部位。二是当输卵管积液、宫腔容积增大或发生逆流（液体进入静脉或淋巴管）时，注入液体常常无阻力、无明显反流，易误认为输卵管通畅，出现假阴性诊断。三是当输卵管内黏液栓、内膜碎片、小的伞端粘连或输卵管痉挛造成输卵管暂时性阻塞时，易出现假阳性诊断。即便如此，输卵管通液术仍作为初步评估输卵管通畅度的筛选方法。

# 第六节　子宫输卵管超声造影方法学概述

输卵管受病原菌侵袭后，常导致管腔粘连、梗阻、积水、输卵管扭曲、僵硬、蠕动不协调等形态及功能改变，从而妨碍精子、卵子或受精卵在输卵管内的运行，造成不孕或异位妊娠。因此，准确地评价输卵管通畅度和病理形态学的改变，不仅有助于发现不孕的原因，而且为临床治疗提供重要的依据。

子宫输卵管超声造影（HyCoSy）是将造影剂经置入宫腔的导管注入子宫和输卵管，显示子宫腔和输卵管腔的形态、位置，以发现宫腔和输卵管内病变、畸形以及评估输卵管通畅性的一种检查方法，临床上应用了30余年。随着新型超声造影剂如声诺维（SonoVue）和特异性谐波成像技术的发展，以及经阴道二维和三维超声造影成像方式的临床应用，子宫输卵管超声造影在评估输卵管通畅性方面获得了快速地发展，逐步成为临床评估输卵管通畅度的常用筛查方法。

应用超声进行输卵管通畅度检验开始于1984年，Tina S.Richman等率先将葡萄糖与右旋糖酐混合液作为超声造影剂，评估了35位不孕症妇女输卵管的通畅性，与X线碘油造影对比，结果显示子宫输卵管超声造影的灵敏度100%，特异度96%。Heikinen等报道超声检查输卵管通畅性与腹腔镜下通液检查结果总符合率接近，并可对子宫附件病变作出超声诊断。1988年经阴道超声探头出现，使患者检查无须憋尿、不受肥胖及肠道气体干扰，子宫、卵巢和周围组织结构显示更清晰。1989年Deichert等应用Echovist进行了经阴道子宫输卵管超声造影（TVS 2D-HyCoSy）的临床试验，预测输卵管通畅的特异度100%，敏感度88%。1994年Campbell应用Echovist与X线检查比较，符合率84%~91%，与腹腔镜比较符合率81%~93%。2009年Exacoustos等报道应用SonoVue进行了经阴道三维子宫输卵管超声造影。随着仪器设备和造影剂的进展，输卵管通畅度检验的准确性也得到极大地提高，因此该技术持续、快速地发展起来。

超声造影剂分负性和正性造影剂两种。负性造影剂呈无回声，如生理盐水、葡萄糖等，注入宫腔后使宫腔扩张，在无回声的衬托下显示宫腔内情况，有利于诊断宫腔病变。正性造影剂呈强回声，如过氧化氢、晶氧和各种微泡型造影剂等，在它通过的宫腔和输卵管腔呈强回声显影，用于评价输卵管通畅度时，强回声的造影剂填充输卵管腔，能更好地显示其走行、形态以及清晰地显示盆腔、卵巢周围造影剂的弥散情况。但负性造影剂如生理盐水、葡萄糖等为无回声，与周围组织对比较差；正性造影剂过氧化氢或晶氧等，气泡较大，气体表面不具有保护层，易被超声脉冲击碎，造影维持时间短。

新型微泡型造影剂如Ecovist、Levovist、Echogen、Optison、SonoVue等，气泡小，稳定性好，持续时间更长，显影效果更好。目前我国临床应用的微泡型造影剂为SonoVue，以磷脂作为微泡的包膜，内含六氟化硫（$SF_6$）气体，在低声压下不易破裂而产生非线性回声，稳定性好，在体内持续时间长，安全性高，对组织无刺激，能产生丰富的谐波信号，广泛用于血管显影以及肿瘤的诊断和鉴别诊断。因此，子宫输卵管超声造影也可采用微泡型造影剂以获得更好的造影效果。

超声诊断技术由基波成像（线性检测）到谐波成像（非线性检测），是一次超声技术的飞跃，这一诊断模式和方法在超声医学领域的进步，促进了超声诊断技术进入到一个新高度。谐波成像是利用人体回波中谐波的非线性现象形成声像图，分为组织谐波成像和造影谐波成像。造影谐波成像是选择性地接收造影剂微泡的非线性谐波信号形成的增强声像图，明显提高了信噪比，改善了造影图像质量，提高了超声的分辨力、敏感度和特异度。常用的超声造影成像技术主要有脉冲序列成像技术、CnTi™实时造影技术、编码造影成像技术、反相脉冲频波显像技术等，超声造影成像技术的进展也推动了子宫输卵管超声造影的发展进程。

采用新型微泡型造影剂SonoVue进行子宫输卵管超声造影，有经腹超声造影和经阴道超声造影两种方式。由于经腹部超声造影需充盈膀胱，且受肠道气体干扰，影响输卵管显影效果，建议尽量采用经阴道方式检查，经阴道子宫输卵管超声造影有二维和三维两种方式。目前多数超声诊断仪均有经阴道二维超声造影功能如西门子、飞利浦、GE、百胜及东芝等。有研究显示经阴道二维子宫输卵管超声造影可分段追踪观察到输卵管各段，清晰地显示宫腔和输卵管各段在盆腔内的走行，以及卵巢周围造影剂包绕情况和盆腔内造影剂弥散的均匀程度，评估输卵管通畅度与腹腔镜检查具有良好的一致性。但由于输卵管走行常不在同一水平面上，追踪扫查需要一定操作技巧和经验，当输卵管明显扭曲或盘曲，甚至成角反折时，二维超声难以完整追踪显示和分辨其扭曲状态，而且当造影显示的输卵管强回声带与宫旁静脉丛逆流影像重叠，或与流入盆腔的造影剂影像重叠，以及输卵管自身反折、盘曲的影像重叠时，观察输卵管走行方向和扭曲形态、判断梗阻部位、评估其通畅性有一定的难度。采用GE Voluson E8、E6超声诊断仪，应用编码造影成像技术（CCI），进行经阴道三维子宫输卵管超声造影可获得清晰的输卵管全程空间立体走行图像，通过对存储的造影图像多角度任意旋转、剪切，获得的输卵管造影图像直观、逼真，便于观察，可提高输卵管的显示率，尤其是明显扭曲或盘曲、甚至成角反折的输卵管的显示率，并降低了对操学者的依赖性，减少了检查时间。但静态的经阴道三维子宫输卵管超声造影也存在不足，由于静态的三维是单一容积数据采集，每扫查一次只能重建一幅静止图像，不能实时动态地观察造影剂在子宫输卵管和盆腔内流动情况。造影时常需存储3~5个容积数据集，增加了检查后图像分析、诊断时间。当造影剂逆流至周围静脉丛或造影剂快速溢出至盆腔后，易与输卵管造影图像重叠，增加了造影图像观察与分析难度。子宫输卵管造影操作时需掌握好容积扫描开始时间与造影剂开始注入时间，也就是说检查者和造影剂推注者需良好配合，才能捕获到清晰的高质量的子宫输卵管显影图像。静态三维造影对操学者间的相互配合、检查技巧仍然存在一定的依赖性。

经阴道实时三维子宫输卵管超声造影技术，是多个容积数据库，能连续显示输卵管造影的三维图像，实现三维数据的动态显示。实时三维子宫输卵管超声造影可动态显示子宫输卵管造影的全过程，观察到造影剂进入宫腔、在双侧输卵管内流动并从伞端流出，继而包绕卵巢和弥散至盆腔的顺序。造影结束后，调出存储的容积造影图像进行分析时，可以逐帧回放，逐步显示子宫腔、输卵管腔显影的影像和盆腔弥散的影像。实时三维子宫输卵管超声造影进一步降低了对操学者的依赖性，输卵管超声造影开始时，造影剂推注者只需根据计算机指示条的显示时间，即可自行掌握造影剂推注进度和速度，更容易获得输卵管全程显影和信息丰富的造影图像。根据双侧输卵管伞端造影剂流出、卵巢和盆腔造影剂弥散速度的快慢或同步性差异，更容易准确判断输卵管的通畅程度，尤其是对通畅和通而不畅输卵管的辨别，进一步提高了输卵管的显示率以及对造影剂逆流、盆腔弥散与输卵管影像重叠时的输卵管影像的观察，可根据显影时相的微小差异逐帧动态回放，逐步寻找输卵管。同时缩短了容积造影数据分析时间，如三维输卵管造影常需采集3~5个数据集进行分析，而实时三维输卵管造影只需采集一个数据集进行分析。

总之，应用新型微泡超声造影剂进行输卵管通畅度检验，大大提高了判断的准确性，尤其是经阴道容积超声造影评估输卵管通畅性，可多视野地观察输卵管在盆腔内的空间走行和立体形态，根据显影时相的不同实时观察造影剂显影过程，进一步提高了分析、判断输卵管通畅度的精确度。同时容积超声造影可获得异常输卵管显影形态如僵硬、扭曲、纤细、膨胀、角状反折和盘曲等。输卵管伞端造影剂溢出的异常形态为研究输卵管输送和拾卵功能提供了新的手段。因此，经过大量的临床可行性及准确性的研究，它有望作为一种新的筛查不孕症患者输卵管通畅性的有效和首选检查方法。

# 第七节　子宫输卵管超声造影检查适应证与禁忌证

## 一、适应证

1.男方精液正常，女方疑有输卵管阻塞的不孕症患者。

2.下腹部手术史阑尾、剖宫产等.、盆腔炎史、内膜异位等不孕症患者。

3.绝育术、再通术或其他术后和药物治疗后疗效评估。

4.腹腔镜发现宫腔外粘连者。

5.子宫畸形或宫腔病变。

6.对碘过敏的患者。

## 二、禁忌证

1.内外生殖器官急性炎症、严重滴虫性或念珠菌性阴道炎者。

2.宫颈重度糜烂或分泌物较多者。

3.月经期或子宫出血性疾病。

4.盆腔活动性结核。

5.宫颈或宫腔疑有恶性病变者。

6.造影剂过敏史。

# 第八节　输卵管超声造影检查前准备

## 一、宫腔置管准备

1.月经干净后3～7天内，检查前3天禁性生活。

2.妇科检查无急慢性生殖道炎症，白带悬液检查正常。

3.告知及签署知情同意书。

4.置管前30分钟肌内注射阿托品0.5mg。

5.常规消毒，宫腔置入12G双腔导管，气囊内注入生理盐水1.5～3.0mL。

子宫输卵管超声造影检查宫腔置管时间宜选择在月经干净后3～7天，主要是由于此时子宫内膜较薄，而内膜增厚时进行造影，增厚的子宫内膜阻塞间质部输卵管易造成假阳性，而且宫腔置管容易损伤内膜，脱落的内膜碎屑进入输卵管也可造成阻塞的假阳性或进入输卵管，腹腔造成医源性子宫内膜异位，同时损伤内膜易导致置管术中或术后出血。但检查时间过早，子宫内膜尚未修复，注入造影剂后则容易产生逆流，影响造影图像的观察分析，亦可能将宫腔内残存的经血推挤入子宫肌层和输卵管并进入盆腔。宫腔置管时应注意月经是否规律、是否有子宫内膜增生过长以及内分泌紊乱等，这类患者月经后子宫内膜常有增厚或修复不一致等改变，宫腔置管前最好经阴道超声检查内膜厚度，以子宫内膜厚度＜4～5mm为佳。

输卵管间质部、峡部管腔较细，肌层较厚，受到刺激时易发生痉挛。宫腔置管前肌内注射阿托品，可预防子宫痉挛收缩压迫输卵管或输卵管痉挛导致的输卵管阻塞的假阳性，并可以减轻患者由于置管后水囊充盈，刺激子宫收缩引起的疼痛症状。但并非每一个患者宫腔置管前一定要肌内注射阿托品，临床操作中可根据患者置管后疼痛等不良反应的实际情况实施。宫腔容积约5mL，水囊位置以刚好堵闭宫颈内口为宜，一般占据宫腔1/2~2/3，水囊过低，置入宫颈管内，注入造影剂压力高时容易脱管（图9-5）。检查前可根据宫腔大小适当调整水囊大小，水囊过大患者疼痛症状明显，造影时宫腔显影受影响，双腔导管的管尖易弯向一侧宫角部，甚至插入一侧输卵管内口处，影响输卵管显像；水囊过小，当输卵管不通或通而不畅时，注入造影剂压力逐渐增加，易造成造影剂向阴道方向反流，出现沿宫腔置管的管道旁，向阴道内反流的造影剂回声，形成真假管道的"平行管征"。当较大量造影剂反流到阴道时，进入宫腔和输卵管内的造影剂量减少，影响输卵管显影；造影剂反流时，降低了注入造影剂后宫腔内的压力，易误认为注药压力较低；水囊较小时，有时宫腔置管经宫颈管脱出。另外，水囊内最好注入生理盐水，不要注入空气，气体影响声像图观察且容易变形和移动，影响堵闭宫颈内口的效果。

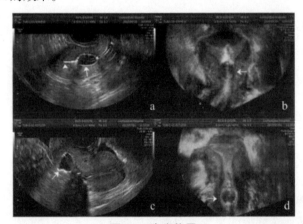

**图9-5 水囊位置**

a：二维超声显示宫腔内水囊位置占据宫腔约1/2（箭头示）。

b：三维超声显示宫腔内水囊位置位于子宫下段宫颈内口上方（箭头示）。

c：二维超声显示水囊位于宫颈管内（箭头示）。

d：三维超声显示水囊位于宫颈管内（箭头示）。

## 二、超声造影前准备

### （一）检查仪器

具备特异性造影成像技术的彩色多普勒超声成像仪，经阴道二维或经阴道三维超声造影探头。

### （二）超声造影剂配制

超声造影剂为意大利Bracco公司SonoVue，使用前注入5mL生理盐水配制震荡完成后备用。造影时抽取2.5～5.0mL微泡混悬液与生理盐水混合配置成20mL输卵管造影剂，必要时可补充配置输卵管造影剂10mL。

# 第九节　子宫输卵管超声造影检查步骤

## 一、常规经阴道二维超声检查

### （一）子宫附件常见病变

造影前常规经阴道超声探查有无子宫畸形、子宫肌瘤、子宫腺肌症、子宫内膜息肉、宫腔粘连及瘢痕憩室等，双侧卵巢有无囊肿、输卵管，盆腔有无积液和粘连带、钙化灶等病变。

### （二）子宫卵巢空间位置

观察并记录子宫和卵巢的位置以及两者的空间位置关系。子宫、输卵管和卵巢为中盆腔器官，子宫位于盆腔正中，有前倾、前屈位、平位、后倾和后屈位；子宫也有略向左或右偏，亦有略左旋或右旋。正常情况下，前位子宫时双侧卵巢常常位于子宫两侧略偏后下方，输卵管伞端指向两侧卵巢方向。由于子宫位置变化的缘故，卵巢也可位于子宫前方略靠近前盆腔或靠近宫底部。但大多数不孕症患者由于输卵管和盆腔病变的缘故，输卵管和卵巢的空间位置多有变化，如卵巢位置紧贴于子宫体或离子宫体有一定距离；也可临近子宫下段水平或上移至子宫底部水平，卵巢位置较高，位于宫底水平时，输卵管造影多显示该侧输卵管中远端上举。

### （三）子宫卵巢移动度

手持探头分别轻轻推移子宫和两侧卵巢，观察其移动度大小，采用探头推移子宫卵巢的检查方法类似于妇科检查。盆腔无粘连或轻度粘连，推移子宫和卵巢，活动度较大，移动度好，探头置于子宫和卵巢之间推移时，可见子宫和同侧卵巢向左、右两侧分别移动。盆腔粘连严重时推移子宫和卵巢，移动度明显减小，可见子宫和卵巢同向移动，或探头置于子宫稍偏左或稍偏右推移子宫，可见同侧卵巢随子宫移动呈现牵拉样移动。盆腔积液时，子宫和卵巢周围有液体，无法评估子宫卵巢移动度。

## 二、注入生理盐水

### （一）输卵管通畅度

子宫横切面显示两侧宫角处，输卵管造影前经导管缓慢注入5mL生理盐水，注入同时轻轻前后摆动探头，观察液体进入宫腔及向输卵管方向移动情况并追踪扫查至卵巢周围和盆腔有无液体回声。无回声的液体在输卵管内常难以显示，可观察盆腔内液体有无增多。但实际操作中，由于注入的生理盐水与宫腔置管内的气体混合，常可观察到生理盐水与气体混合后形成的气体微泡，在输卵管内呈流动的条状强回声带，或从伞端溢出后在卵巢周边出现的气体强回声，输卵管积液远端阻塞时，注入生理盐水后，可见含气体的液体进入输卵管腔内，输卵管腔逐渐膨胀（图9-6）。生理盐水注入具有类似输卵管通水的作用，对输卵管内小的黏液栓、内膜碎屑或细小的粘连有一定疏通作用，对避免或减少超声造影时的假阳性有一定的作用。注入生理盐水时可初步观察宫腔有无膨胀、液体在输卵管内流动情况、盆腔内有无液体集聚或增加，综合注入压力大小，获得初步的输卵管通畅度的信息。

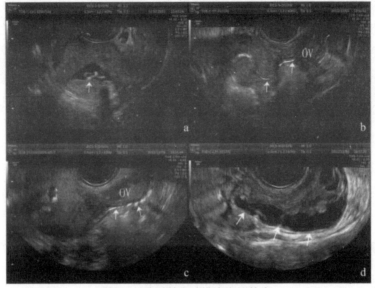

图9-6　造影前宫腔推注生理盐水

a：注入生理盐水后，二维超声子宫横切面显示宫腔膨胀（箭头示）。

b：注入生理盐水后，输卵管近端内见水和气体混合的线状强回声带（箭头示）。

c：注入生理盐水后，输卵管远端内见水和气体混合的线状强回声带（箭头示）。

d：注入生理盐水后，阻塞输卵管腔膨胀（箭头示）。

## （二）宫腔病变

宫腔内注入生理盐水至宫腔充盈时，宫腔内病变常可清晰显示。纵、横切面多方位观察宫腔内有无息肉、黏膜下肌瘤、宫腔粘连等病变。宫腔内注入生理盐水等同于宫腔造影，获得的影像对宫腔内病变的观察，较注入微泡造影剂的超声造影显示得更清晰和直观（图9-7）。

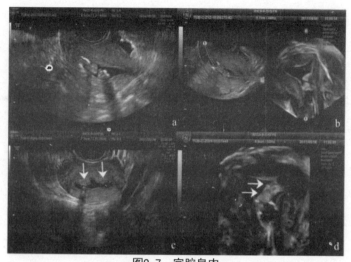

图9-7　宫腔息肉

c：二维超声显示宫腔内两个等回声息肉（箭头示）。

d：三位超声宫腔容积成像显示宫腔息肉（箭头示）。

## 三、子宫输卵管超声造影

### （一）经阴道二维子宫输卵管超声造影

1.子宫横切面显示两侧宫角处，调节扫查扇角至最大，启动造影模式键（contrast）进入造影模式，调节总增益键使盆壁、子宫浆膜层或膀胱壁背景回声刚刚接近消失。有些仪器具有一键优化功能，可对灰阶造影前增益自动调节。有双幅显示功能时，尽量选择双幅显示。

2.宫腔内持续匀速推注造影剂，每侧约10mL，分别顺序追踪扫查造影剂在一侧输卵管内从间质部向伞端的流动轨迹。

3.分别观察造影剂包绕同侧卵巢情况，盆腔内造影剂弥散均匀度，子宫肌层和宫旁静脉丛有无逆流。

4.造影全程仪器硬盘存储，以备后期图像分析。

5.最后记录注入造影剂压力大小，注入造影剂量，有无造影剂反流以及注入造影剂时患者的疼痛程度等。

### （二）经阴道三维子宫输卵管超声造影

1.选择经阴道三维容积探头，进入仪器设置的输卵管造影条件。显示子宫横切面，启动3D模式键，调节最大扇角179°，容积角120°，进行3D预扫查，尽量双侧输卵管造影容积数据同时一次采集。当确定感兴趣区即两侧宫角和双侧卵巢位于三维扫查容积框内时，固定探头不动，启动造影模式键（contrast）进入造影模式，调节总增益键至合适状态，即使背景噪声刚刚接近消失。

2.经阴道静态三维造影时，激活3D键，启动三维采集的同时向宫腔内持续匀速推注造影剂，扫描完成后按压静态存储键（P1）将3D造影数据存储于仪器硬盘内：静态3D造影需连续采集3～5个数据集方可记录到输卵管造影全过程的影像，后期分析时从仪器硬盘中调出存储的数据集，调节重建框至最大，逐一重建三维造影图像，观察分析。

3.经阴道实时三维造影时，激活4D键，启动造影扫查后调节容积框至最大，荧光屏右下角的计算机指示条开始计时2秒后向宫腔内持续匀速推注造影剂，计算机指示条显示记录过程结束或动态造影图像满意时，按压动态存储键（P2），将动态数据存储于仪器硬盘内。随后建议采集1～2个静态3D造影数据集并存盘，作为后期图像分析时补充观察。4D造影只需采集1个动态数据集，即可记录到子宫输卵管造影全过程的影像。后期从仪器硬盘中调出造影图像分析时，可逐帧回放以观察造影图像进行分析。

4.三维输卵管造影完成后，随后二维超声造影状态下观察造影剂在双侧卵巢周围包绕情况和盆腔内造影剂弥散的均匀度，也可采用三维容积采集造影剂在盆腔分布情况，观察子宫肌层和宫旁静脉丛有无逆流。

5.采用二维超声造影补充追踪扫查双侧输卵管走行及观察伞端造影剂流出情况。全部造影过程及扫查图像均存储于仪器硬盘内以备分析。

6.记录注入造影剂压力大小，注入造影剂量，造影剂反流量以及注入造影剂时患者的疼痛程度等。

7.调出容积图像分析、旋转、剪切。

## 四、子宫输卵管造影观察内容

### （一）宫腔显影相

观察宫腔大小，形态是正常或是异常，宫腔有无充盈，凹陷或凸起，或有无充盈缺损。

### （二）输卵管显影相

观察输卵管走行是否柔顺、光滑，或是僵硬、纤细等，输卵管形态有无过度扭曲、反折、盘旋和局部膨大等，输卵管内造影剂流动连续性，两侧显影时间是否一致或存在同步性差异。

### （三）盆腔显影相

观察造影剂从伞端溢出的形态，方向是否指向卵巢以及两侧输卵管伞端，造影剂溢出的时间是否一致，量的多少；观察造影剂在卵巢周围包绕的形态是环状或半环状；子宫周围造影剂环绕是否连续；盆腔内造影剂分布是否均匀、左右是否对称。

### （四）逆流

子宫肌层和子宫周围静脉丛内有无造影剂逆流，逆流的形态是云雾状或树枝状、毛发状等；有逆流时观察髂血管内有无造影剂回声。

# 第十节　子宫输卵管超声造影操作技巧与注意事项

## 一、操作技巧

### （一）经阴道二维子宫输卵管超声造影

1.初始扫查切面

应用经阴道二维超声造影进行输卵管通畅度检查，需要一定的操作技巧，检查者应具备较丰富的经阴道超声检查经验，在造影过程中能够准确地获得输卵管超声造影的观察切面，并且具有快速识别及连续寻找、追踪造影剂在输卵管内流动的能力。进行子宫输卵管超声造影首先要寻找观察的初始平面，二维超声宫腔内注入生理盐水与宫腔内注入超声造影剂观察的初始切面相同，均为宫底部子宫横切面显示两侧宫角水平。在进入造影模式前，子宫横切面观察时，应首先找到无回声的水囊，探查到水囊后，探头由子宫下段向宫底方向摆动，至水囊上缘或上缘刚刚消失时，即到达宫腔底部水平，有时在两侧宫角处可探查到输卵管间质部起始段。选择造影初始观察切面后，探头固定不动进入超声造影模式。

2.造影观察切面（追踪扫查切面）

进入超声造影模式后，经导管向宫腔内注入造影剂，宫腔显影呈弧形强回声，并快速进入两侧宫角，使宫腔内线样强回声带延伸至近端输卵管。由于探头扫描角度的限制以及输卵管走行的弯曲，中远端输卵管与宫腔和近端输卵管常不能在同一切面显示，此时应轻轻摆动探头顺序追踪扫查一侧输卵管，观察造影剂在管腔内从近端向远端地流动，并从输卵管伞端溢出以及在同侧卵巢周围造影剂包绕的情况，随后探头转向宫底部宫腔水平进行另一侧输卵管显影的观察。摆动探头寻找输卵管造影剂强回声带的方向，应垂直指向宫角至同侧卵巢的连线并沿连线摆动扫查，根据输卵管弯曲走行不断调整探头位置及声束方向，尽可能沿其走行追踪，更好地显示输卵管。

如输卵管近端显影困难、未显示或显示不清时，可采取先观察同侧卵巢周围造影剂包绕情况，然后从输卵管腹腔口逆向输卵管内口方向的顺序追踪扫查。

盆腔显影相卵巢周围造影剂环状包绕和盆腔内造影剂弥散均匀度的观察，应纵、横切面上下摆动，多切面以及盆腔左侧与右侧对比观察，还应观察子宫周围有无造影剂包绕。

### （二）经阴道三维子宫输卵管超声造影

#### 1.容积框设置

应用三维静态或动态子宫输卵管造影时，首先均需进行3D预扫描，将感兴趣区（ROI）设置在采集图像的容积框内。经阴道容积探头子宫横切面，为3D扫描的A平面（与人体冠状平面平行），此平面上观察盆腔左右侧的角度为扇角，造影前调节扇角至最大（179°），尽量观察到左右两侧卵巢；A平面上盆腔前后扫描角度为容积角，同样调节容积角度至最大（120°），容积角度1/2处的扫描平面为3D扫描的中心平面。

容积框内扫查中心平面的选择，是根据子宫横切面二维超声检查观察到的子宫、卵巢空间位置预估的，探头置于预估的扫查中心平面处再启动3D预扫描。在容积框内应尽量包含两侧宫角和两侧卵巢，如两侧卵巢左右或前后位置相距较远，设置的最大容积框仍不能将其包含在内时，可先将一侧卵巢和两侧宫角设置于容积框内进行采集数据集，然后再对另一侧卵巢和两侧宫角进行采集数据集。在这种情况下静态3D扫查要分别进行两次定位设置和两次超声造影信息采集，而4D造影则可在造影过程中根据预扫描空固定位时预估的两侧位置摆动探头，即从盆腔一侧摆动至另一侧，一次超声造影采集两侧输卵管造影信息。

预扫描过程中可动态观察两侧宫角和两侧卵巢是否在容积框内，亦可采用TUI模式（断层超声显像）观察一般仪器设置的容积扫描初始平面在后盆腔或近后盆腔处，结束扫描平面在前盆腔或近前盆腔处，即扫描方向为从后向前扫描，也就是说扫查时最先观察到的组织器官结构靠近后盆腔，临近结束扫查观察到的组织器官结构靠近前盆腔。

#### 2.造影剂推注

静态三维子宫输卵管超声造影需要推注造影剂的人员与操学者有良好地配合，才能获得高质量的静态3D图像，推注造影剂开始时间与扫描时机的恰当选择，是捕捉输卵管影像的关键点。当子宫与两侧卵巢的位置接近3D扫描中心平面时，注入造影剂与启动3D扫描则同步开始（按倒计时口令执行）；当前位或前倾前屈位子宫，两侧宫角部靠近前盆腔，两侧卵巢位置又靠近后盆腔时，如果3D扫描的初始平面从后盆腔开始，此时注入造影剂时间应略早于启动3D扫描时间，也就是说最好在造影剂流动至输卵管伞端并从伞端溢出的同时，开始启动3D扫描采集，如注入造影剂与采集同时开始，有可能出现造影剂还未到达输卵管远端或伞端时，3D扫描已经完成靠近后盆腔区域的两侧输卵管伞端与卵巢部位的数据采集，仅仅采集到宫腔和输卵管的近端。反之亦然，后位或后倾后屈位子宫，两侧宫角部靠近后盆腔，两侧卵巢位置靠近前盆腔时，注入造影剂时间应同时或略晚于启动3D扫描时间。一侧卵巢位置靠前盆腔，一侧卵巢位置靠后盆腔，注入造影剂时间也应略早于启动3D扫描时间。

实时三维子宫输卵管超声造影，降低了注入造影剂人员与操学者之间的配合难度，预扫描寻找到合适的容积框中心平面后，即可进入4D输卵管造影模式。推注造影剂开始时间，是造影剂推注人员根据显示屏右下角显示的计算机指示条光标移动时间窗来执行的，建议在计算机指示条光标移动2秒后开始注入造影剂。

3.重建框调节

静态三维子宫输卵管超声造影一般采集3～5个数据集存储于仪器硬盘内，采集过程探头不能移动。造影结束后从硬盘内调出存储的一个静态三维造影图像数据集，在荧光屏4格图显示界面，调节重建框至最大，选择A平面单幅显示，旋转平移键观察分析。

实时三维子宫输卵管超声造影，只采集一个或两个动态数据集存储于仪器硬盘内。实时三维造影时的重建框调节是在进入4D输卵管造影状态，宫腔内注入造影剂之前，即容积框和重建框相同。实时三维造影注入造影剂的同时需微调X轴旋钮。前位子宫将子宫底部旋转至图像的上方，子宫下段位于图像的下方，后位子宫将子宫底部旋转至图像的下方，子宫下段位于图像的上方，右侧输卵管位于图像的左侧，左侧输卵管位于图像的右侧，此时实时观察子宫输卵管显影近似于人体冠状平面。微调Y轴、Z轴旋钮，使造影图像在前、后方向和左、右方向微微转动，便于实时观察显影过程。

## 二、注意事项

### （一）子宫输卵管造影前

子宫输卵管超声造影宫腔置管建议由妇产科医师执行，便于详细了解病情，掌握适应证，严格宫腔置管前妇科检查和实验室检查。宫腔置管后，如果患者"人流反应"症状较重时，可在妇产科或超声科诊疗室休息片刻，待症状稍减轻后再进行子宫输卵管造影；休息片刻后症状仍未减轻者，应经阴道超声检查，观察是否水囊过大，如果过大可适当缩小水囊，减轻因水囊较大引起的机械刺激，导致宫缩引发疼痛症状。还应告知患者子宫输卵管造影检查过程，以消除患者的紧张情绪。

### （二）子宫输卵管造影中

造影剂或生理盐水的温度尽量接近体温，避免过冷的液体注入宫腔，刺激子宫引起子宫收缩挤压输卵管，从而影响输卵管间质部显影，造成假阳性结果。推注生理盐水时注意观察有无气体或液体进入子宫肌层，如发现进入子宫肌层时，建议停止注入生理盐水，避免由于生理盐水注入造成子宫肌层血管或淋巴管过多地开放，使随后的造影剂注入逆流量增加，影响造影图像观察和分析。造影剂推注应适度逐渐加压，当注入造影剂压力较大时，可采取轻微振动加压推注，这样可减轻因为持续增压造成的疼痛症状，同时瞬间的压力增加对输卵管有一定的疏通作用。

实时三维输卵管造影时，配置造影剂的浓度应适当高于二维和静态三维造影，因为实时三维造影图像采集数据量大，要保证输卵管造影采集过程的帧频，需降低图像品质，即减少采集信息量。在低品质图像设置条件下，要获得高品质的输卵管造影图像，需要增加造影剂浓度。因此，实时三维输卵管造影时要注意采集时间、图像品质和造影剂浓度配置三者之间地合理搭配。另外一个原因是，实时三维输卵管造影检查步骤比静态三维和二维输卵管造影多1~2个步骤，即实时三维造影采集完成后，随即采集静态三维造影，而后还需二维造影观察输卵管，所需时间略长，造影过程中超声造影剂静置时间略长，微气泡浓度降低。

三维输卵管超声造影后，应结合二维输卵管超声造影补充观察，但对双侧卵

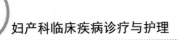

巢包绕的情况应尽早观察，因为新型超声造影剂声诺维微气泡的维持时间较长，造影后期探头摆动观察时，可能出现左或右输卵管伞端溢出的造影剂向对侧卵巢地相互弥散，造成假阴性结果。建议三维输卵管造影后，随后即刻对卵巢周围造影剂情况进行观察并记录。

（三）输卵管造影后

检查结束后患者应留观15～30分钟，一是部分患者在结束输卵管超声造影后仍有疼痛反应，需休息片刻；二是造影后需注意观察，预防过敏反应发生。因此，休息过程中观察患者疼痛症状减轻或消失后，且无过敏反应，方可离开诊室。宫腔置管后对子宫内膜有一定的损伤，阴道内有少许血性分泌物，嘱患者不必紧张，常规需口服抗生素2～3天并禁止性生活两周。

# 第十章　妇产科诊疗技术的护理配合

## 第一节　阴道镜检查的护理配合

### 一、概述

阴道镜检查是妇科的一种辅助检查方法，其原理是利用阴道镜将观察部位上皮放大10～40倍，观察肉眼难以发现的上皮和血管微小病变（异型上皮、异型血管和早期癌前病变），为定位活检提供可靠病变部位，可提高诊断的准确率，对宫颈癌和癌前病变的早期发现、早期诊断有一定的临床意义。由于阴道镜检查具有操作比较简便，可提供较为可靠的活检部位及通过摄片以留存资料等优点，目前已成为妇科防癌检查的常用手段之一。

#### （一）适应证与相对禁忌证

1.适应证

（1）宫颈细胞学检查巴氏Ⅱ级以上者或TBS提示上皮细胞异常或持续阴道分泌物异常。

（2）可疑恶性病变或宫颈炎长期治疗无效，指导性活检以明确诊断。

（3）有接触性出血，肉眼观察宫颈无明显病变，观察肉眼难以确定病变组织的细微外形结构。

（4）宫颈锥切前确定病变范围。

（5）阴道腺病、阴道恶性肿瘤的诊断。

2.相对禁忌证

（1）生殖道急性炎症。

（2）大量阴道流血。

（3）已确诊宫颈恶性肿瘤。

## （二）阴道镜的主要构造及检查常用制剂的配置

阴道镜的基本结构包括放大镜、支架和电源3个部分。其中，放大镜可调节的放大倍数为10～40倍，配有红和绿双色滤光片，使用绿色滤光片观察时光线柔和，红色滤光片背景呈红色，适于观察血管形态；双目目镜可在50～80mm间调节距离，镜头可通过操纵手柄完成俯仰。支架的底座安装有4个轮，可向前后、左右方向移动，同时可使阴道镜镜头上下升降。光源为冷光源，因此，即使阴道镜镜头距离检查部位很近，也不至于使局部组织发热。

阴道镜检查时为便于观察局部组织的细微结构，及区分正常与可疑病变组织，常采用3%醋酸溶液和复方碘溶液涂抹宫颈表面。对于尖锐湿疣等赘生物，也可采用40%三氯醋酸涂抹局部治疗。3%醋酸溶液是由30mL醋酸及100mL蒸馏水配制而成的；复方碘溶液是由1g碘、2g碘化钾及100mL蒸馏水配制而成的；为了保证检查及治疗效果，检查所需制剂配制后应放在棕色瓶子里密闭好保存，一般不超过7天。

## 二、实施方案

### （一）护理评估

1.受检者月经史、生育史、生殖道炎症病史、临床诊断及治疗经过，有无接触性阴道流血及宫颈阴道细胞学检查等。

2.受检者外阴、阴道及宫颈有无赘生物、充血、可疑癌性病变等，阴道分泌物的量、颜色及性状等。

3.受检者的心理状况。

### （二）护理计划

1.护士准备

洗手，戴口罩，熟悉阴道镜检查的过程，向受检者讲解阴道镜检查的目的、方法及可能出现的不适症状。检查阴道镜及配套器械及消毒日期。配制碘溶液，并将其保存于棕色瓶中。

2.受检者准备

检查前2天内有无性交，阴道或宫颈上药及阴道检查等。受检者排空膀胱。

3.用物准备

阴道镜、一次性阴道窥器、弯盘、长镊子、卵圆钳2把，棉球及棉签若干，3%醋酸溶液、复方碘溶液、一次性会阴垫巾、无菌手套2副。

4.环境准备

室温适宜，空气清洁，屏风遮挡，保护受检者隐私。

（三）护理配合

1.核对受检者姓名，协助其取膀胱截石位，在其臀下垫一次性会阴垫巾。

2.戴手套，递未涂任何润滑剂的阴道窥器暴露宫颈，递夹持干棉球的卵圆钳或长镊子拭去宫颈分泌物。开启光源开关，医生进行直接观察。

3.递蘸取3%醋酸溶液的棉签涂抹宫颈表面，详细观察阴道镜图像，柱状上皮迅速水肿并变白，呈"葡萄串"状，鳞状上皮无此改变，若超过5分钟尚需继续观察，可再次涂抹醋酸溶液。

4.递蘸取碘溶液棉签涂抹宫颈表面，详细观察可疑病变部位，正常宫颈或阴道的鳞状上皮可被染色呈棕褐色或黑褐色（碘试验阴性），宫颈管柱状上皮或覆盖糜烂面的柱状上皮不着色（碘试验阳性）。

5.检查结束后，协助受检者穿好衣服，告知其术后适当休息，禁止盆浴、游泳及性生活1周；若进行宫颈活组织检查，禁止盆浴、游泳及性生活1个月，及时领取病理检查报告并反馈给医生。

6.整理用物，洗手并记录。

（四）护理评价

1.物品准备齐全，碘溶液及醋酸溶液浓度符合要求，作用效果好。

2.检查操作过程中与受检者及时沟通，消除其紧张焦虑心理。

3.受检者能复述检查术后注意事项。

# 第二节　宫腔镜检查的护理配合

## 一、概述

宫腔镜的发展已有百余年历史，但直到1982年第一次国际宫腔镜会议的召开，才使宫腔镜在世界范围内的应用得到了快速发展。宫腔镜是光学内镜的一种，主要用于宫腔及宫颈管疾病的诊断和治疗，其原理是采用膨宫剂扩张子宫腔，利用光学系统扩大观察视野并放大局部组织结构，便于医生通过窥镜观察宫颈管、宫颈内口、子宫内膜及输卵管开口，确定病灶的部位、大小、外观和范围，对病灶表面的组织结构进行比较细致的观察，并针对病变组织直接取材。

### （一）适应证与禁忌证

1.适应证

（1）异常子宫出血及宫腔粘连。

（2）可疑宫腔内占位性病变。

（3）查找不孕症及习惯性流产的宫内及宫颈因素。

（4）可疑子宫畸形：如单角子宫、子宫纵隔等。

（5）宫内节育器的定位及取出。

（6）评估药物对子宫内膜的影响。

（7）经宫腔镜放置输卵管镜检查输卵管。

2.禁忌证

（1）严重心、肝、肺、肾功能不全患者。

（2）近期有子宫穿孔或子宫手术史者。

（3）血液系统疾病患者。

（4）急性生殖道炎症未愈或体温≥37.5℃，暂缓检查或治疗。

## （二）宫腔镜的主要构造及类型

宫腔镜的构造比较复杂，主要由镜体、光导纤维和光源三部分组成。镜体的主要组成部分包括鞘套、窥镜、闭孔器和附件，其中鞘套分前端、镜杆和后端三个部分，其作用是使窥镜顺利进入宫腔，放置检查或手术器械，同时膨宫剂可经鞘套与窥镜间的腔隙进入宫腔；窥镜也称光学视管，由接物镜、中间镜和接目镜等多组放大镜组成，其作用是扩大视野范围并放大组织结构，便于直接观察；闭孔器是一前端钝圆的实心不锈钢杆，宫腔镜检查时，先将闭孔器插入鞘套内置入宫腔，其作用是避免边缘锐利的鞘套损伤子宫内膜，也可防止窥镜镜片在放置过程中的损坏；宫腔镜的附件包括活检钳、异物钳、微型剪、吸管、导管、标尺、电凝电极、套圈切割器等，医生利用相关附件在宫腔内进行诊治操作。

宫腔镜可分为两大类，即软管型宫腔镜和硬管型宫腔镜，后者又根据镜体前端形态而分为直管型宫腔镜和弯管型宫腔镜，临床上以直管型宫腔镜应用较多。此外，根据宫腔镜观察的视野范围而分为全景式宫腔镜、接触式宫腔镜及纤维宫腔阴道镜；根据宫腔镜的应用性能而分为检查性宫腔镜和手术性宫腔镜。

## （三）膨宫方法及膨宫介质

膨宫技术是宫腔镜诊治中的关键环节，如果膨宫效果不好，难以达到理想的诊治效果。膨宫方法可分为气体膨宫、液体膨宫和机械膨宫3大类，目前临床上应用较多的是气体和液体膨宫法。不同的膨宫法所采用的膨宫介质不同。气体膨宫介质主要是二氧化碳（$CO_2$），其优点是不易燃爆且溶解度高，目前是临床最常用的膨宫气体；液体膨宫介质可分为低渗、等渗及高渗液体3种，临床常用的低渗及等渗液体有蒸馏水、生理盐水或5%葡萄糖，主要作为检查性宫腔镜的膨宫剂；高渗液体具有黏稠度高、不易与血和黏液混合的优点，膨宫效果好，其缺点是价格昂贵。此外，其黏稠度高而推注困难，临床常用的高渗液体有Hyskon液、25%～50%葡萄糖及复方羧甲基纤维素溶液等，主要用于治疗性宫腔镜。

## （四）宫腔镜检查的适宜时间及并发症

### 1.适宜时间

宫腔镜检查一般以月经干净后5天为宜，此时子宫内膜处于增生早期，宫腔内病变易暴露，观察效果比较理想。对于阴道不规则出血的患者，若必须进行检查，应给予抗生素预防感染。

2.并发症

宫腔镜检查技术熟练，较少发生并发症。临床上宫腔镜检查的并发症有：

（1）过度牵拉和扩张宫颈导致的宫颈损伤或出血。

（2）膨宫液过度吸收而进入血液。

（3）无菌观念不强，器械与敷料消毒不严，或患者自身生殖道炎症未愈而引起的感染。

（4）$CO_2$所引起的气栓、肩痛或腹胀等。

（5）由于扩张宫颈和膨胀宫腔所致的迷走神经综合征。

（6）变态反应。

## 二、实施方案

### （一）护理评估

（1）患者具有宫腔镜检查的适应证，如子宫异常出血、不孕不育、闭经、习惯性流产、可疑宫内占位性病变及宫内节育器移位等。

（2）既往病史、孕产史、子宫手术史及末次月经日期等，妇科检查无生殖道急性炎症，测量血压、呼吸、脉搏、体温等生命体征正常。

（3）盆腔超声检查、血常规、凝血功能、肝功能、尿常规、心电图及生殖道细胞学检查等结果。

（4）患者的心理状况、家庭及社会支持系统。

### （二）护理计划

1.护士准备

洗手，戴口罩，检查宫腔镜设备、用物及消毒日期，向患者讲解宫腔镜检查的目的及主要过程，测患者当日体温＜37.5℃。

2.患者准备

体温检测，排空膀胱，签知情同意书，积极配合检查。

3.用物准备

5％葡萄糖溶液2000～3000mL、50mL注射器、输液器、输液胶贴、橡胶单、消毒宫腔镜、宫腔镜手术包（卵圆钳2把、弯盘2个、纱球4个、纱布4块、棉球6个、4～8号宫颈扩张器各1根、阴道窥器2个、子宫刮匙、活检钳、子宫探针、宫颈钳、敷料钳4把、会阴垫巾、无菌单）、0.5％及0.05％碘伏、地塞米松5mg、污物桶、装有固定液的标本瓶4个、坐凳、立灯等。

4.环境准备

空气消毒，室温26～28℃，屏风遮挡，保护患者隐私。

### （三）护理配合

1.核对患者姓名，协助其取膀胱截石位。摆放好坐凳、立灯及污物桶。

2.配合麻醉师给予静脉麻醉，保持静脉输液通畅。递夹持0.5％碘伏纱球的卵圆钳消毒会阴，递夹持0.05％碘伏纱球的卵圆钳及阴道窥器，消毒阴道及宫颈，协助铺无菌单。

3.连接好宫腔镜电源及膨宫液体泵，排空膨宫液体输入管内空气，协助检查并调节宫腔镜摄像系统。

4.更换阴道窥器暴露宫颈，递夹持0.05％碘伏棉球的卵圆钳再次消毒宫颈及阴道。递宫颈钳夹持宫颈前唇，递子宫探针探查宫腔深度，自小号开始依次递宫颈扩张器扩张宫颈，至宫腔镜鞘套能进入宫腔。

5.递宫腔镜鞘套进入宫腔，取回闭合器，递宫腔镜体进入宫腔，打开膨宫液管道开关，向宫腔内注入5％葡萄糖液体，根据医嘱，调整液体流量和宫腔内压力，医生转动镜体按顺序检查至满意。

6.递活检钳钳夹可疑病变组织，将取出的病变组织遵医嘱放入标本瓶中，做好标记。

7.检查结束后，取回活检钳及宫腔镜，递夹持0.05％碘伏棉球的卵圆钳消毒宫颈及阴道，清点器械及敷料数量，取出宫颈钳及阴道窥器。

8.询问患者有无腹痛或特殊不适，送其到观察室卧床休息1小时，测量并记录血压、心率、呼吸及脉搏等，记录液体出入量。告知其术后2小时后可饮水进食，术后1周内可有少量阴道流血，无需处理。术后保持外阴清洁，禁止性生活及盆浴2周。

9.及时送检标本，并告知患者取结果的时间。

（四）护理评价

1.医生对操作配合满意，检查过程顺利。

2.患者检查术后无腹痛及明显不适。

3.患者能复述术后注意事项，明确领取检查结果时间，及时将结果反馈给医生。

# 第三节　腹腔镜检查的护理配合

## 一、概述

腹腔镜是内镜的一种，医生利用腹腔镜观察盆、腹腔内脏器的形态及其病变，必要时取活组织行病理学检查并开展相应手术治疗。20世纪60年代腹腔镜开始在我国妇科领域应用，20世纪80年代中期，随着微型摄像头和高分辨率监视器的出现，电视腹腔镜得到了广泛认可，20世纪90年代后腹腔镜技术得到了快速发展，腹腔镜手术器械和方法不断更新，许多医院妇产科不仅开展腹腔镜的诊断性检查，而且开展了腹腔镜镜下手术。目前腹腔镜已成为临床妇产科应用较为广泛的一种诊治技术。

（一）适应证和禁忌证

1.适应证

（1）子宫内膜异位症、异位妊娠及内生殖器畸形的诊断。

（2）多囊卵巢综合征及卵巢早衰的诊断。

（3）病因不明的盆腔疼痛的鉴别诊断。

（4）病因不明的少量腹腔内出血或腹水的检查。

（5）原发性或继发性不孕及不育的检查。

（6）开腹手术指征不确切的盆腔肿块性质、部位的鉴别诊断。

（7）盆腔恶性肿瘤二次探查的疗效评估及绝育后复孕手术术前评估。

（8）子宫穿孔、宫内节育器腹腔内移位的检查。

2.禁忌证

（1）严重心血管疾病及呼吸系统疾病，不能耐受麻醉者。

（2）盆腹腔肿块过大，超过脐水平者。

（3）膈疝、腹壁疝及腹股沟疝者。

（4）腹腔内广泛粘连者。

（5）弥漫性腹膜炎或腹腔内大出血者。

（6）凝血系统功能障碍者。

## （二）腹腔镜检查的并发症及预防

1.腹膜外气腹

气腹是由于气腹针未进入腹腔，仅达腹膜前间隙，充气时气体进入并积聚于此，将腹膜与腹肌分离所致。选择脐轮下缘穿刺，穿刺后确认气腹针进入腹腔，可预防腹膜外气腹的发生。

2.大网膜气肿

气肿是由于气腹针穿刺入大网膜，充气后所致。避免大网膜气肿，应注意观察充气压力是否增高，若压力增高，可将气腹针向外拔出少许，轻轻摇动腹壁，使大网膜自针头脱落。

3.皮下气肿

气肿是由于气腹针未进入腹腔，或气腹压力过高，或二氧化碳气体渗漏至皮下所致。为避免皮下气肿发生，应确认气腹针进入腹腔，同时尽量缩短检查时间。

4.气体栓塞

栓塞是由于二氧化碳误注入血管或肝内所致。操作者应在连接充气装置前先用注射器抽吸无血液，以免误将二氧化碳注入血管。

5.血管损伤

主要是由于套管针造成腹壁、腹膜后及检查部位血管损伤。可采取的预防措施包括：

（1）插入气腹针及第一个套管针时，手术台保持水平位，进针方向与腹壁成45°。

（2）气腹充气适当。

（3）避免动作粗暴，切忌过度用力。

（4）助手可用布巾钳提拉腹壁，增大腹腔内空间。

6.脏器损伤

脏器损伤主要是由于操作不当或技术不熟练所致。可造成膀胱、肠管及子宫损伤。科学规范操作、动作轻柔、技术熟练常可避免其发生。

## 二、实施方案

### （一）护理评估

1.患者具有应用腹腔镜检查的适应证，排除严重的心肺功能不全、血液系统疾病等禁忌证。

2.患者既往史、孕产史、手术史等，测量其主要生命体征，如血压、呼吸、脉搏及体温等，核对末次月经日期。

3.妇科检查、盆腔超声检查、血常规、凝血功能、肝功能、尿常规、心电图等检查结果符合腹腔镜检查要求。

4.患者的心理状况、家庭与社会支持系统等。

### （二）护理计划

1.护士准备

由器械护士及巡回护士组成。洗手、戴口罩、穿手术衣。向患者讲解腹腔镜检查的目的、主要过程及术前准备内容。术前1天用0.02%碘伏冲洗患者阴道，清洁腹部及会阴皮肤，尤其注意清洁脐孔，按腹部手术备皮。检查腹腔镜检查所需设备及器械，查看消毒日期。

2.患者准备

了解自身病情腹腔镜检查的目的、局限性及风险性，做好心理准备，签知情同意书。术前1日改为无渣半流食，上午饮用番泻叶水以清洁肠道，至排出3次大便为止。术前日晚8时后禁食水，排空膀胱。

3.用物准备

腹腔镜、自动$CO_2$气腹机、$CO_2$钢瓶、$CO_2$气体输出管道、气腹针、套管鞘及针芯、举宫器、摄像头、导光光缆、夹持钳、阴道拉钩、宫颈钳、子宫探针、无菌三角套1副、妇科盆腔手术包、14F气囊导尿管1根、10mL注射器2个、输液器2个、0.05%碘伏、0.5%碘伏、75%乙醇、输液胶贴、麻醉药品、抢救药品等。

4.环境准备

在手术室进行。

（三）护理配合

1.核对患者的姓名及床号，协助其取平卧位。

2.配合麻醉师实施全身麻醉。维持静脉输液通畅。

3.递夹持0.05%碘伏纱球的海绵钳，消毒外阴及阴道。更换海绵钳，分别传递0.5%碘伏与75%乙醇棉球消毒腹部皮肤。将患者双下肢套上三角套，协助铺无菌巾及腹单，递14F气囊导尿管，留置导尿。

4.配合医生连接好气腹机，检查并调节腹腔镜摄像系统和$CO_2$气腹系统。

5.递阴道拉钩暴露宫颈，递宫颈钳夹持宫颈前唇，递夹持0.05%碘伏纱球的海绵钳消毒宫颈，递宫腔探针探查子宫腔深度，递举宫器置入宫腔。

6.递0.5%碘伏与75%乙醇棉球再次消毒脐及脐周皮肤，递布巾钳2把钳夹并提拉皮肤，递手术刀、小弯钳及纱垫各1个，切开并止血。

7.递气腹针刺入腹腔，连接$CO_2$气体管道，向腹腔内注入气体。当充气达1L时，调整手术床为头低臀高20°仰卧体位，检查患者肩托确实起到支撑与固定作用。

8.取回气腹针，递穿刺套管针插入腹腔，取回布巾钳及针芯，递腹腔镜镜头，连接光源、光缆和微型摄像头，套上消毒的透明塑料薄膜套。

9.配合医生移动举宫器检查盆腔和腹腔。注意观察患者生命体征的变化，发现异常报告医生处理。

10.检查结束后，清点手术器械，取回穿刺套管及腹腔镜。递夹持乙醇棉球的海绵钳消毒皮肤，递有齿镊、持针器、角针及1号丝线缝合皮肤。递纱布覆盖切口，胶布固定。

11.唤醒患者，送其回病房卧床休息，测量并记录体温、血压、心率、呼吸及脉搏等，记录液体出入量。告知其术后4小时后可饮水、进流质饮食，并离床轻微活动，排气后可进半流质食物，第2日可进半流质食物或普通饮食，并向其说明由于腹腔内有气体残留，可能出现肩痛及上肢不适等症状，无需特殊处理，可自行缓解。

12.遵医嘱给予抗生素预防感染，如有发热、出血、腹痛等应及时处理。

### （四）护理评价

1.医生对护士操作配合满意，操作过程顺利。

2.在操作过程中充分体现人文关怀。

3.患者检查后无明显不适，无感染发生。

# 第四节　生殖道细胞学检查的护理配合

## 一、概述

女性生殖道细胞一般是指阴道、宫颈管、子宫与输卵管的上皮细胞。临床上通过生殖道细胞学检查，观察女性生殖道脱落的上皮细胞（以阴道上段和宫颈阴道部的上皮细胞为主）形态，了解其生理和病理变化，早期诊断肉眼不易发现的生殖器官恶性肿瘤及测定女性激素水平。由于阴道脱落细胞受卵巢激素的影响而周期性变化，所以以阴道上皮细胞检查既可以反映体内激素水平，又可以作为宫颈疾病初步筛选，但确诊需进行组织学病理检查。

### （一）适应证及禁忌证

1.适应证

（1）30岁以上女性每年1次的健康检查，其中妇科检查包括早期宫颈癌的筛查。

（2）闭经、功能失调性子宫出血、性早熟等患者进行卵巢功能检查。

（3）可疑宫颈管恶性病变或宫颈炎症需除外组织恶变者。

2.禁忌证

生殖器官急性炎症及月经期。

## （二）宫颈（或阴道）细胞学检查及染色方法

生殖道细胞学检查的方法有阴道涂片、宫颈刮片、宫颈管涂片和宫腔吸片，其中前三种方法比较常用。阴道涂片的主要目的是了解卵巢及胎盘功能；宫颈刮片与宫颈管涂片是筛查早宫颈癌的重要方法；若怀疑宫腔内有恶性病变时，可采用宫腔吸片。临床上常采用的细胞学染色方法为巴氏染色法，它既可用于检查雌激素水平，也可用于癌细胞的筛查。

## （三）宫颈（或阴道）细胞学诊断的报告形式及诊断内容

宫颈/阴道细胞学诊断主要有分级诊断与描述性诊断，目前我国多数医院仍采用巴氏5级分类法。

1.巴氏分级法阴道细胞学诊断标准的主要内容

（1）巴氏Ⅰ级，正常。

（2）巴氏Ⅱ级，炎症，临床上又分为ⅡA及ⅡB。

（3）巴氏Ⅲ级，可疑癌。

（4）巴氏Ⅳ级，高度可疑癌。

（5）巴氏Ⅴ级，癌。具有典型的多量癌细胞。

2.巴氏分级法存在一定的不足

（1）Ⅰ～Ⅳ级间的区别并无严格的客观标准，主观因素较多。

（2）癌前病变无明确规定，可疑癌是指可疑浸润癌还是CIN不明确。

（3）将不典型细胞全部作为良性细胞学改变欠妥。

（4）未能与组织病理学诊断名词相对应。

3.TBS分类法及其描述性诊断的主要内容

1988年美国制定了阴道TBS命名系统，1991年被国际癌症协会正式采用。主要内容包括：

（1）感染。

（2）反应性细胞的改变。

（3）鳞状上皮细胞异常。

（4）腺上皮细胞异常。

（5）其他恶性肿瘤。

## 二、实施方案

### （一）护理评估

1.受检者月经史、婚育史、既往疾病史及末次月经日期。

2.生殖道细胞学检查的目的。受检者无生殖道急性炎症，检查前2天内无性生活、阴道检查、阴道冲洗及阴道或宫颈上药。

3.受检者的心理状况。

### （二）护理计划

1.护士准备

洗手，熟悉生殖细胞学的检查方法，向受检者讲明阴道（或宫颈）涂片的目的，告知其生殖道细胞学检查方法，减轻其心理负担。

2.受检者准备

检查前2天内无性交、阴道检查、阴道冲洗或放置药物，排空膀胱。

3.用物准备

一次性阴道窥器、宫颈刮片（木质小刮板）2个或宫颈取样刷、无菌干棉签及干棉球若干个、消毒大镊子2把、0.9%氯化钠溶液、干燥载玻片2张、装有固定液（95%乙醇）和细胞保存液标本瓶各1个。

4.环境准备

调节室温，空气清洁，屏风或窗帘遮挡，注意保护受检者的隐私。

### （三）护理配合

1.核对受检者姓名，协助其取膀胱截石位。

2.取材

（1）阴道涂片：受检者为已婚妇女，递未涂润滑油的阴道窥器扩张阴道，递无菌干棉签刮取阴道浅层细胞，递载玻片涂抹标本，将其放置于95%乙醇溶液中固定。受检者为未婚妇女，递湿润的生理盐水棉签卷取阴道上皮细胞，递载玻片涂抹标本，将其放置于95%乙醇溶液中固定。

（2）宫颈刮片：递未涂润滑油的阴道窥器扩张阴道，暴露宫颈，递夹持无菌干棉球的大镊子拭去宫颈表面分泌物，递木质小刮板，以宫颈外口为圆心刮取细胞，递载玻片涂抹标本，将其放置于95%乙醇溶液中固定。

（3）宫颈管涂片：递未涂润滑油的阴道窥器扩张阴道，暴露宫颈，递夹持无菌干棉球的大镊子拭去宫颈表面分泌物，递宫颈取样刷在宫颈管内旋转取样，将取样刷放置在细胞保存液标本瓶内，做好标记。

3.取材过程中，安慰和鼓励受检者，分散其注意力，减轻其不适感觉。

4.取材完毕，及时送检标本。嘱受检者及时取检查报告并将其反馈给医生。

5.整理用物，洗手并记录。

## （四）护理评价

1.熟悉操作过程，传递用物准确及时。

2.生殖道细胞取材顺利，满足制片及诊断要求。

3.受检者无特殊不适感觉。

# 第五节　宫颈活组织检查的护理配合

## 一、概述

宫颈活组织检查简称宫颈活检，是自宫颈病变处或可疑病变处取小块组织作病理学检查。绝大多数宫颈活检可作为临床诊断的最可靠依据。常用的取材方法有局部活组织检查和诊断性宫颈锥形切除术（简称宫颈锥切术）。

### （一）适应证与禁忌证

1.适应证

（1）宫颈局部活组织检查的适应证。宫颈细胞学检查巴氏Ⅲ级及以上者或巴氏Ⅱ级经消炎治疗后查，仍为巴氏Ⅱ级者。宫颈细胞学检查TBS分类法诊断为鳞状上皮异常者。肿瘤固有荧光诊断仪检查或阴道镜检查多次可疑阳性或阳性者。疑有宫颈癌或患有宫颈尖锐湿疣等特异性感染，需明确诊断者。

（2）诊断性宫颈锥形切除术的适应证。宫颈细胞学检查多次发现恶性细胞，而宫颈多处活检及分段诊刮病理检查均未发现癌灶者。临床可疑为浸润癌、宫颈活检病理检查为原位癌或镜下早期浸润癌者，以明确病变程度及手术范围。宫颈活检病理检查有重度不典型增生者。

2.禁忌证

（1）宫颈局部活组织检查的禁忌证：急性生殖道炎症。妊娠期或月经期及月经前期。血液系统疾病。

（2）诊断性宫颈锥形切除术的禁忌证：同宫颈局部活检。

### （二）宫颈的解剖生理特点

宫颈是子宫的重要组成部分，幼年时的宫颈与宫体比例为2∶1，成年女性为1∶2，老年妇女为1∶1。宫颈内腔呈梭形，称为宫颈管，成年妇女宫颈管长2.5～3.0cm，宫颈以阴道为界，分为上下两部，上部为宫颈阴道上部，占2/3，下部为宫颈阴道部，占1/3。宫颈外口呈圆形者，多为未产妇，宫颈外口呈"一"字形而将宫颈分为前唇和后唇者，为已产妇。

宫颈由结缔组织、平滑肌纤维、血管及弹力纤维构成，其中以结缔组织为主。宫颈管黏膜为单层高柱状上皮，受性激素影响，黏膜分泌碱性黏液，形成黏液栓阻塞宫颈管。宫颈阴道部覆盖复层鳞状上皮，宫颈外口柱状上皮与鳞状上皮交接处，是宫颈癌的好发部位。

## 二、实施方案

### （一）护理评估

1.患者既往史、月经史、末次月经日期、孕产史、现病史、临床诊断、治疗经过及宫颈细胞学检查结果。

2.体温、血压、脉搏、呼吸和心率等生命体征。有无接触性出血，阴道分泌物的颜色、性状和量。

3.检查前2天内无性交及宫颈上药。

4.患者的家庭、社会支持系统及心理状况。

### （二）护理计划

1.护士准备

洗手，戴口罩，熟悉宫颈活组织检查的具体方法，向患者解释检查的目的，预约检查时间（患者月经干净后3～7天）。术前3天行宫颈锥切术术前准备，用0.05%碘伏消毒宫颈及阴道，每日1次。

2.患者准备

检查前2天避免性交及宫颈上药，月经干净3～7天。排空膀胱。拟行宫颈锥切术的患者术前应做血常规、凝血功能和心电图检查，将检查结果交给医生，知情同意签字。

3.用物准备

阴道窥器、无菌宫颈钳、子宫探针、宫颈活检钳、无齿长镊2把、卵圆钳2把、鼠齿钳2把、Hegar宫颈扩张器4～7.5号各1个、小刮匙、尖手术刀、洞巾、布巾钳4把、带尾棉球或带尾纱布卷、棉球及棉签若干、纱布4块、14F号导尿管、3-0肠线、圆针2个、持针器、立灯、装有固定液（10%甲醛溶液）标本瓶4～6个、复方碘溶液、0.02%及0.5%碘伏溶液。

4.环境准备

调节室温，空气清洁、屏风或窗帘遮挡，注意保护患者隐私。

（三）护理配合

1.核对患者姓名，协助其取膀胱截石位，摆好立灯照明。

2.宫颈活组织检查

（1）宫颈局部活组织检查：递阴道窥器打开阴道，暴露宫颈。递无齿长镊及干棉球拭去宫颈黏液，递夹持0.02%碘伏棉球的卵圆钳消毒宫颈及阴道。递宫颈活检钳在宫颈病变处或宫颈外口鳞状上皮与柱状上皮交接处取材，将标本放入标本瓶中并注明取材部位，多点取材时应分别以3、6、9、12点注明部位。递无齿长镊及带尾棉球压迫止血。

（2）诊断性宫颈锥切术：配合麻醉师实施硬膜外麻醉，递夹持0.5%碘伏棉球的卵圆钳消毒外阴，递无菌巾铺巾。递14F导尿管导尿。递阴道窥器暴露宫颈，递夹持0.02%碘伏棉球的卵圆钳消毒宫颈及阴道。递宫颈钳夹持宫颈前唇，自4号至7号依次递宫颈扩张器扩张宫颈，取回宫颈扩张器，递小刮匙搔刮宫颈管，将搔刮物装入标本瓶中并注明，取回小刮匙。递复方碘溶液棉签涂抹宫颈，取回宫颈钳，递2把鼠齿钳钳夹宫颈并向外牵拉，递尖手术刀在碘不着色区0.5cm处行宫颈锥切术。取回手术刀，将切除的宫颈组织放入标本瓶内，递3-0肠线持针器缝合创面，递无齿长镊及带尾纱布卷局部压迫。

3.检查结束后，送患者在观察室内观察1小时，观察有无阴道流血、头晕、血压下降等出血反应。告知患者检查后12～24小时自行取出阴道内带尾棉球或带尾纱布卷；卧床休息3天，发现异常阴道流血应随诊；注意保持外阴部清洁，宫颈局部活组织检查后1个月内、宫颈锥切术后2个月内禁止性生活、盆浴及游泳；宫颈锥切术后的患者于第2次月经来潮干净后3～7天遵医嘱按时、足量服用抗生素预防感染。

4.整理用物，洗手并记录，标本瓶上做好标记，宫颈锥切术切下的组织于12点处做一标记，及时送检标本。

（四）护理评价

1.传递器械与物品及时准确，取材顺利，医生满意。

2.患者检查过程中得到护士安慰与鼓励，积极配合医生。

3.患者明确检查术后注意事项，按时取出阴道内纱布卷，无感染及出血发生。

# 第六节　阴道后穹隆穿刺术的护理配合

## 一、概述

阴道后穹隆穿刺术是指用穿刺针经阴道后穹隆刺入盆腔，抽取积存在直肠子宫陷凹处的液体进行辅助诊断的一种检查方法。

### （一）适应证与禁忌证

1.适应证

（1）疑有腹腔内出血，异位妊娠、卵巢黄体破裂等疾病的诊断。抽取腹腔积液协助诊断某些疾病。

（2）对位于盆腔子宫直肠陷凹内的肿块行细胞学检查。

（3）子宫直肠陷凹内积液、积脓时，穿刺抽液检查、引流及注药。

（4）超声引导下穿刺取卵，用于辅助生育技术。

2.禁忌证

（1）盆腔严重粘连，较大肿块占据直肠子宫陷凹部位，并凸向直肠者。

（2）疑有肠管和子宫后壁粘连者。

（3）临床已高度怀疑盆腔肿块为恶性肿瘤。

（4）异位妊娠采用非手术治疗者。

### （二）阴道后穹隆的解剖学特点

宫颈与阴道间的圆周状隐窝，称为阴道穹隆，根据其所处位置而分为阴道前、后、左、右穹隆，阴道后壁最长，10~12cm。因此阴道后穹隆最深，与盆腹腔最低部位的直肠子宫陷凹紧密相邻。直肠子宫陷凹是腹膜在直肠与子宫之间移行形成的陷凹，女性立位和半卧位时此陷凹为盆腹腔的最低部位，故腹腔内积血、积液或积脓易积存于此处。临床上经此穿刺或引流，以明确腹腔内出血的诊断或判断积液的性质。

## 二、实施方案

### （一）护理评估

1.患者既往病史、月经史（包括初潮年龄、月经周期、经期、经量及末次月经日期）、生育史及现病史。是否采取避孕措施，有停经史者是否出现早孕反应、阴道流血、腹痛等；有无咳嗽、咳痰、发热等症状。

2.意识状态、体温、血压、心率、呼吸及脉搏等，乳房是否增大并有蒙氏结节，是否有下腹或全腹压痛、反跳痛及腹肌紧张。妇科检查阴道及宫颈有无着色，阴道后穹隆是否饱满，双合诊检查子宫大小、质地及活动度，附件区有无包块及触痛，有无宫颈举痛，阴道分泌物量、性状及颜色。

3.患者及家属对疾病及阴道后穹隆穿刺术的认知与合作程度。

### （二）护理计划

1.护士准备

洗手，戴口罩，熟悉后穹隆穿刺技术的操作方法。做好患者心理工作，缓解患者紧张情绪。对于血压较低的患者，遵医嘱给予静脉输液。怀疑异位妊娠致腹腔内出血者，遵医嘱做好术前准备。

2.患者准备

检查血常规、血型、尿常规、尿妊娠试验、心电图及盆腔B超检查等。知情同意，排空膀胱。

3.用物准备

治疗车、无菌阴道后穹隆穿刺包（阴道窥器、长镊子2把、卵圆钳2把、宫颈钳、7号腰椎穿刺针、10mL注射器、洞巾、布巾钳4把、纱布4块、棉球若干、试管2个）、无菌手套、0.05％及0.5％碘伏棉球、立灯及坐凳等。

4.环境准备

室温适宜，屏风或帘遮挡，注意保护患者隐私。

（三）护理配合

1.核对患者姓名及床号，帮助其取膀胱截石位，摆好立灯及坐凳，打开立灯开关照明。

2.戴手套，递长镊子及0.5％碘伏棉球消毒外阴，递无菌洞巾及布巾钳，外阴铺巾。递阴道窥器暴露宫颈，医生观察。递夹持0.05％碘伏棉球的卵圆钳消毒宫颈及阴道，递宫颈钳夹持宫颈后唇，暴露阴道后穹隆。

3.告知患者牵拉宫颈及穿刺针进入盆腔时稍有不适，禁止身体移动，防止穿刺针误伤盆腔脏器；指导患者深呼吸，全身放松，避免臀部、会阴部及下肢肌肉紧张。

4.将腰椎穿刺针与注射器连接，检查穿刺针头无堵塞，递夹持0.05％碘伏棉球的卵圆钳消毒阴道后穹隆，递穿刺针穿刺，抽出液体后，取回穿刺针及装有液体的注射器，递长镊子及纱布压迫局部止血。

5.询问患者自觉症状，观察其面色变化。将注射器中的液体注入无菌试管，做好标记。穿刺部位无活动性出血，取回长镊子及注入无菌试管，做好标记。穿刺部位无活动性出血，取回长镊子及纱布，取出阴道窥器。

6.检查结束后，整理用物，洗手并记录。协助患者穿好衣裤，将其送回病房，嘱半卧位休息，测量血压、心率及脉搏。告知其未确诊之前，禁用止痛药，以免影响诊断，耽误病情。保持外阴部清洁，2周内禁止性生活、游泳或盆浴；遵医嘱应用抗生素预防感染。

7.及时送检标本。

（四）护理评价

1.患者在护士指导下身体放松，未移动体位，穿刺操作过程顺利。

2.患者能遵从护士指导，未服用止痛药，保持外阴清洁。

3.医护配合默契，顺利抽取盆腔内积液（脓）并及时送检。

# 第七节  腹腔穿刺的护理配合

在无菌条件下穿刺针进入腹腔抽取标本或注入药物后，达到诊断和治疗目的的方法，称为腹腔穿刺。穿刺所得标本，应进行生化测定、细菌培养及脱落细胞学检查，以明确性质或查找肿瘤细胞。适用于鉴别贴近腹壁的肿物性质，穿刺放出部分腹水，注入抗癌药物进行腹腔化疗，气腹造影时穿刺注入二氧化碳，X线摄片，盆腔器官能够清晰显影。

## 一、物品准备

无菌腹腔穿刺包1个，内有无菌孔巾1块、7～9号腰穿针2根、止血钳1把、巾钳2把、不锈钢小药杯1个、换药碗1个、纱布数块、导管和橡皮管各1根，无菌手套1～2副、一次性垫巾1块、利多卡因注射液。需抽腹水者，应备一次性引流袋和腹带。腹腔穿刺行化疗者，备好化疗药物。

## 二、操作方法

第一，用屏风遮挡，嘱患者排空膀胱后取坐位或侧卧位或半坐卧位，注意保暖。

第二，用一次性垫巾垫于穿刺点下方，避免污染床单、衣裤。

第三，常规消毒穿刺点位置，铺好孔巾。穿刺点一般选择在左下腹脐与左髂前上棘连线的中、外1/3交界处，或脐与耻骨联合连线中点偏左或右1.5cm处。

第四，一般用利多卡因行局麻，然后用穿刺针从选定的穿刺点垂直进针，通过腹壁后，有突破感，拔出针芯，即有液体流出，随即连接注射器或引流袋，按需要量抽取液体，或注入药物。

第五，术毕，拔出针头再次消毒局部，并盖上无菌纱布，压迫片刻后，用胶布固定。

### 三、护理要点

第一，术前向患者讲解腹腔穿刺的目的和操作过程，以减轻其心理压力。

第二，术中应密切观察患者的脉搏、心率、呼吸及血压变化，注意引流管是否通畅，记录腹水性质及出现的不良反应，防止并发症的发生。

第三，放大量腹水时针头应固定好，放腹水速度宜缓慢，以每小时不超过1000mL为宜，每次放液不超过4000mL，以防腹压骤减，造成腹腔充血，全身有效循环血量减少，导致患者虚脱。术毕应腹部置沙袋，用腹带束紧，增加腹腔压力。

第四，术后注意穿刺点漏液情况，若敷料潮湿应及时调换。

第五，穿刺液应按医嘱送检，脓性液体应做细菌培养和药物敏感试验。

第六，因气腹造影而作穿刺者，摄片完毕，须作穿刺将气体放出。

第七，术后患者需卧床休息8～12小时，遵医嘱给予抗生素预防感染。

# 第八节　诊断性刮宫的护理配合

### 一、概述

诊断性刮宫是刮取子宫内膜和内膜病灶组织，进行病理学检查的一种诊断方法，简称诊刮。若同时怀疑有宫颈管和宫腔病变，应对宫颈管和宫腔分别进行诊刮，简称分段诊刮。此外，诊断性刮宫还可用于因宫腔内组织残留或功能失调性子宫出血，长期多量出血时，达到止血效果。

（一）适应证与禁忌证

1.适应证

（1）子宫异常出血或阴道排液，诊断或排除子宫内膜癌、宫颈癌或流产等。

（2）功能失调性子宫出血或闭经，了解子宫内膜变化及其对性激素的反应。

（3）女性不孕症患者，了解卵巢有无排卵或子宫内膜有无结核。

（4）功能失调性子宫出血的止血及宫腔内残留组织的清除。

2.禁忌证

（1）急性或亚急性生殖道炎症。

（2）术前体温高于37.5℃者。

## （二）诊刮的时间选择

1.判断不孕症患者有无排卵，应选择月经前或月经来潮12小时内刮宫。

2.判断功能失调性子宫出血患者是否有子宫内膜增生，应选择月经前1~2天或月经来潮24小时内刮宫；若判断是否为子宫内膜剥脱不全，应选择月经第5~7天刮宫；不规则出血者，可随时刮宫。

3.疑有子宫内膜结核者，应选择月经前1周或月经来潮12小时内刮宫。

4.疑有子宫内膜癌者，可随时刮宫。

## 二、实施方案

### （一）护理评估

1.患者年龄、月经史（包括初潮年龄、月经周期、经期、经量及末次月经日期）、孕产史、子宫或阴道手术史、既往史及家族史等。

2.患者有无阴道出血或排液、出血，或排液的持续时间和量，是否伴有腹痛及诊疗经过等。

3.患者心理状况及对诊断性刮宫的合作程度。

### （二）护理计划

1.护士准备

洗手，戴口罩，熟悉诊断性刮宫的操作及配合方法，协助医生预约患者检查时间，告知患者行卵巢功能检查时，应至少停用性激素1个月以上。检查前测量患者体温正常，遵医嘱备同型血。

2.患者准备

刮宫前5天内禁止性生活。疑为子宫内膜结核患者于诊刮前3天应用抗结核药物，防止结核灶扩散。检查前排空膀胱，知情同意并签字。

3.用物准备

无菌诊断性刮宫包（阴道窥器、弯盘、宫颈钳、子宫探针、卵圆钳、长镊子、4～8号宫颈扩张器、刮匙、小刮匙2把、洞巾、纱布4块、棉球及棉签若干）、装有10%甲醛溶液的标本瓶2～3个、污物桶、0.05%及0.5%碘伏、0.9%氯化钠溶液、坐凳、立灯、10mL注射器、输液器、供养装置（氧气瓶或管道氧气）、缩宫素等抢救物品。

4.环境准备

温度适宜，屏风遮挡，注意保护患者隐私。

（三）护理配合

1.检查用物在使用期限范围且无菌诊刮包无潮湿。核对患者，协助其取膀胱截石位。

2.医生行双合诊检查子宫位置、大小及附件，护士摆放好坐凳及立灯，戴手套，递夹持0.5%碘伏棉球的卵圆钳，常规消毒外阴，递洞巾铺巾。

3.递阴道窥器暴露宫颈及阴道，递夹持0.05%碘伏棉球的长镊子消毒宫颈及阴道，递宫颈钳夹宫颈前唇，递小刮匙自宫颈内口向宫颈外口搔刮一周，将刮取物置于0.9%氯化钠溶液纱布上。

4.取回小刮匙，递子宫探针探查宫腔。取回子宫探针，自小号起逐号递宫颈扩张器扩张宫颈管，指导患者做深呼吸，缓解恶心、呕吐反应。递0.9%氯化钠溶液纱布1块垫于阴道后穹隆，递刮匙刮取宫腔四壁及两侧宫角。在刮宫过程中，注意询问患者有无腹痛突然加重，观察其是否出现面色苍白、出冷汗等症状，发现异常及时告知医生。

5.将纱布上收集到的由宫颈及宫腔内刮出的组织分别放入标本瓶中固定。递夹持0.05%碘伏棉球的长镊子消毒宫颈及阴道，取出阴道窥器。

6.填写病理检查单并注明患者末次月经日期，将不同部位刮取的组织标记清楚。

7.协助患者穿好衣服，在观察室休息，告知患者2周内禁止性生活及盆浴；保持外阴部的清洁；按医嘱服用抗生素或抗结核药物3～5天；及时将病理检查结果反馈给医生，1周后到门诊复查。

8.整理用物，洗手并记录，及时送检标本。

（四）护理评价

1.严格执行无菌操作原则及查对制度。

2.诊断性刮宫顺利，标本收集满意。

3.护患沟通交流顺畅，操作中及时发现患者异常反应，并采取措施。

4.患者及时将病理检查结果反馈给医生，按时复查。

# 第九节　输卵管通畅检查的护理配合

## 一、概述

输卵管通畅检查是通过向子宫腔及输卵管内注入生理盐水（可含有抗生素、激素或蛋白酶等其他药物）或造影剂，了解子宫腔、输卵管管腔形态及输卵管是否通畅的一种检查方法。对于输卵管成形术后的患者，输卵管通畅术也是一种治疗手段，通过向输卵管腔内注入药物，松解和预防输卵管内及其周围的粘连形成。临床上常用的方法有输卵管通液术和子宫输卵管造影术。

（一）适应证与禁忌证

1.适应证

（1）不孕症，怀疑输卵管阻塞，了解其是否通畅。子宫输卵管造影还可了解子宫与输卵管形态、确定输卵管阻塞部位。

（2）输卵管结扎术、输卵管再通术或成形术后的效果检验及评价。

（3）疏通输卵管管腔内轻度粘连。

（4）习惯性流产病因筛查，如子宫输卵管造影可确定有无子宫畸形及宫颈内口松弛。

2.禁忌证

（1）生殖器官急性或亚急性炎症者。

（2）月经期或不规则阴道流血者。

（3）严重的全身性疾病，不能耐受检查者。

（4）可疑妊娠者。

（5）体温高于37.5℃者。

（6）碘过敏者禁做子宫输卵管造影检查。

## （二）不孕症及其病因

凡婚后未避孕，有正常性生活且同居1年而未受孕者，称不孕症。若从未妊娠者，称原发性不孕；曾经妊娠而后不孕者，称继发不孕。不孕症病因中女方因素占40%～55%，男方因素占25%～40%，夫妇双方因素占20%，免疫和不明原因占10%。

1.女方不孕因素

见于卵巢功能障碍（包括排卵障碍与黄体功能不全）、输卵管因素、子宫与宫颈因素、外阴与阴道因素和子宫内膜异位症等，其中排卵障碍和输卵管因素最常见。

2.男方不孕因素

见于精子发生功能障碍、精子运送障碍和精子异常等,其中前两者为主要因素。

3.免疫因素

主要有精子免疫、女方体液免疫异常及子宫内膜局部细胞免疫异常。

4.男女双方因素

夫妇双方缺乏性知识或精神高度紧张，也可导致不孕。

5.不明原因

不孕症患者经过不孕症的详细检查，无法发现不孕原因。

## （三）检查结果评定

1.输卵管通液术

（1）输卵管通畅：推注0.9%氯化钠溶液20mL无阻力，压力维持在8.0～10.7kPa（60～80mmHg）以下，停止推注时无液体回流至注射器，患者无不适。

（2）输卵管阻塞：推注5mL即有阻力，压力持续上升且不下降，停止推注可见液体回流，患者感到下腹胀痛。

（3）输卵管通而不畅：推注时有阻力，经加压后推注能推进，患者感到轻微下腹痛。

2.子宫输卵管造影术

（1）正常子宫及输卵管：宫腔显示呈倒三角形，双侧输卵管显影形态柔软，40％碘化油造影24小时后盆腔内见散在造影剂。

（2）宫腔异常：宫腔显示失去倒三角形，内膜呈锯齿状，提示患宫腔结核；若见宫腔充盈缺损，提示有子宫黏膜下肌瘤。

（3）输卵管异常：输卵管形态不规则、僵硬或呈串珠状，也可见钙化点；若见输卵管远端呈气囊状扩张，提示患输卵管积水；若40％碘化油造影24小时后盆腔内未散在造影剂，提示输卵管不通。

## 二、实施方案

### （一）护理评估

1.患者年龄、职业、性生活、月经史、孕产史、既往病史、现病史、过敏史及末次月经日期等。

2.患者生殖器及第二性征发育。排除结核、卵巢功能异常、男方不孕因素及免疫因素。

3.患者心理及精神状况，如是否因不孕而感到苦恼、情绪低落或精神紧张等。

4.患者及家属对输卵管通畅检查认知及合作程度。

### （二）护理计划

1.护士准备

洗手，戴口罩。熟悉输卵管通畅术的操作及配合方法，告知患者检查的目的及检查前注意事项，缓解其紧张情绪。子宫输卵管造影术需在检查前1天做碘过敏试验，术前日晚行清洁灌肠。

2.患者准备

月经干净3～7天，检查前3天无性生活，体温正常，知情同意并签同意书，检查术日晨禁食，排空膀胱。

3.用物准备

无菌输卵管通畅检查包（阴道窥器、宫颈导管、Y型管、弯盘、卵圆钳、长镊子2把、宫颈钳、子宫探针、3～5号宫颈扩张器、纱布6块、治疗巾、洞巾、布巾钳4把、棉签、棉球若干）、压力表、无菌手套、20mL注射器、0.05％及0.5％碘伏等。在此基础上，输卵管通液术需备0.9％氯化钠溶液（37℃左右）、庆大霉素8万U、地塞米松5mg。子宫输卵管造影术需备阿托品0.5mg，40％碘化油或76％泛影葡胺液。

4.环境准备

室内温度适宜，注意保护患者隐私。

（三）护理配合

1.输卵管通液术

（1）核对患者，协助患者取膀胱截石位，检查无菌输卵管通畅检查包在使用期限内且无潮湿。

（2）递夹持0.5％碘伏棉球的卵圆钳，消毒外阴，递治疗巾、洞巾及布巾钳铺巾与固定。医生双合诊检查子宫位置和大小。

（3）递阴道窥器暴露阴道及宫颈，递夹持0.05％碘伏的长镊子消毒阴道及宫颈，递宫颈钳夹持宫颈。递子宫探针探查宫腔，递子宫导管沿宫腔方向置入。

（4）用20mL注射器抽取0.9％氯化钠溶液、庆大霉素8万U及地塞米松5mg，将Y型管与宫颈导管与压力表、注射器相连，压力表高于Y型管水平。向宫颈导管内缓慢推注，询问患者有无下腹疼痛。

（5）取回宫颈导管及宫颈钳，递夹持0.05％碘伏棉球的长镊子消毒阴道及宫颈，取回阴道窥器。

（6）整理用物，洗手。告知患者2周内禁止性生活及盆浴，遵医嘱应用抗生素预防感染。

2.子宫输卵管造影术

术前30分钟，遵医嘱肌内注射阿托品0.5mg。

（1）～（3）同输卵管通液术。

（4）用20mL注射器抽取40％碘化油，将Y型管与宫颈导管与压力表、注射器相连，压力表高于Y型管水平。向宫颈导管内缓慢推注，医生X线透视下观察造影剂流动并摄片。护士应询问患者有无下腹疼痛，观察其有无痛苦表情和变态反应症状。告知患者24小时后拍摄盆腔平片。若采用76%泛影葡胺液造影剂，10~20分钟后再摄片。

（5）取回宫颈导管及宫颈钳，递夹持0.05%碘伏的长镊子消毒阴道及宫颈，取回阴道窥器。

（6）整理用物，洗手。告知患者2周内禁止性生活及盆浴，遵医嘱应用抗生素预防感染。

### （四）护理评价

1.严格执行无菌操作，未发生感染。

2.护理配合熟练，顺利完成输卵管通畅检查。

3.患者能复述术后注意事项。

# 第十节　经腹壁羊膜腔穿刺术的护理配合

## 一、概述

经腹壁羊膜腔穿刺术，是指在妊娠中晚期用穿刺针经腹壁进入羊膜腔抽取羊水进行成分检测分析，也可向羊膜腔内注入生理盐水或药物进行治疗的一种诊疗技术，主要用于产前诊断、胎儿治疗及中期引产。

### （一）适应证与禁忌证

1.适应证

（1）产前诊断

①羊水细胞染色体核型分析与染色质检查：明确胎儿性别，对某些遗传缺陷或先天性疾病评估与诊断。

②羊水生化测定：检测胎儿成熟度、甲胎蛋白、羊水中血型物质、胆红素及雌三醇等。

③羊膜腔内造影可显示胎儿体表畸形及肠管阻塞。

（2）胎儿宫内治疗：注入皮质激素以促进胎儿肺成熟；注入清蛋白及氨基酸以促进胎儿发育；母儿血型不合者给予输血；羊水过多者抽取羊水以改善临床症状；羊水过少者注入生理盐水以预防胎盘和脐带受压。

（3）胎儿异常或死胎等做羊膜腔内注药行中期妊娠药物引产者。

2.禁忌证

（1）检查前24小时内两次体温高于37.5℃者。

（2）有流产先兆者不宜做产前诊断性羊膜腔穿刺检查。

（3）严重心、肝、肺及肾疾病，急性生殖道炎症患者不宜做羊膜腔内注药引产。

## （二）适宜穿刺的孕周及部位

1.孕周选择

产前诊断宜在孕16～22周进行穿刺，此时子宫轮廓清楚，羊水量相对较多，不易伤及胎儿；中期引产者宜在孕16～26周进行穿刺。

2.穿刺部位选择

一般选择在宫底下2～3横指中线或两侧囊性感明显处进行穿刺。穿刺前行B超检查，对胎盘位置和羊水暗区定位，穿刺时避开胎盘；亦可在B超引导下穿刺。

## 二、实施方案

## （一）护理评估

1.孕妇年龄、职业、月经史、孕产史、遗传病家族史，及有无接触过大量放射线或服用药物史，有无遗传病患儿、畸形胎儿、习惯性流产、母儿血型不合、死胎或死产等生育史。

2.孕妇的一般健康状况、体重、体温、血压、心率、孕周、胎心、胎动、胎儿大小、宫高、腹围等情况。

3.孕妇产前检查记录，有无先兆流产征象、生殖道畸形及炎症等。血常规、凝血功能、肝功能、尿常规及B超检查结果有无异常。

4.孕妇及家属对羊膜腔穿刺术认知及配合程度。

（二）护理计划

1.护士准备

协助医生排除经腹羊膜腔穿刺术的禁忌证，告知孕妇穿刺时间。协助孕妇行B超检查，做好胎盘位置及羊水暗区定位标记。告知羊膜腔穿刺术的主要过程，可能出现的情况及相应措施，减轻孕妇的思想负担。中期妊娠引产前1天行会阴备皮，遵医嘱做药物敏感性试验，检查物品的使用期限；术日晨测量孕妇体温。洗手，戴圆帽和口罩。

2.孕妇准备

知情同意并签字。身心放松，排空膀胱。

3.用物准备

治疗车、无菌腰椎穿刺包（7号腰椎穿刺针、长镊子2把、10mL注射器、20mL注射器、试管4支、洞巾、布巾钳4把、纱布4块、棉球若干、手术衣2件、手套2副）、治疗药物（0.9%氯化钠注射液或氨基酸或依沙吖啶等）、0.5%碘伏、胶布、利多卡因注射液及急救药品。

4.环境准备

温度适宜，室内安静，空气洁净。

（三）护理配合

1.核对孕妇床号和姓名，协助其仰卧于检查床上。腹部触诊检查核实B超标记的穿刺部位。

2.携用物于检查床旁。消毒洗手，穿手术衣，戴无菌手套。

3.递夹持0.5%碘伏棉球的长镊子消毒腹部皮肤，递无菌洞巾和布巾钳，暴露穿刺标记部位。

4.用10mL注射器抽取利多卡因注射液递给医生实施局部浸润麻醉。

5.递腰椎穿刺针穿刺，见拔出穿刺针芯后有羊水溢出，取回穿刺针芯。递20mL注射器抽取羊水，注入试管内待检。若需药物治疗，遵医嘱传递药物注入羊膜腔内。询问孕妇的自身感觉，注意观察其有无呼吸困难、发绀、胸闷、咳嗽等异常情况，警惕发生羊水栓塞。

6.递穿刺针芯插入穿刺针内，取回拔出的穿刺针，递干纱布4块压迫穿刺点5分钟，观察穿刺部位无渗出后，胶布固定。

7.将孕妇送回观察室观察。整理用物，洗手。记录羊膜腔穿刺时间、抽出羊水量及性状、注入药物名称及剂量、孕妇反应等。观察胎心率及胎动并记录。

8.做好标本标记并及时送检。观察孕妇2小时无异常，送其回病房休息。嘱孕妇卧床休息12小时。若发现腹部穿刺点及阴道有液体或血液渗出、出现腹痛、胎心率和胎动变化等，及时通知医护人员。

9.对行中期妊娠引产者，应经常巡视病房，观察并记录宫缩出现时间和强度、胎心及胎动消失时间及阴道流血情况等。

10.鼓励孕妇家属尽可能提供更多的情感支持。

（四）护理评价

1.严格遵循无菌原则及查对制度，未发生羊膜腔内感染。

2.羊膜腔穿刺术操作顺利，医生对护士的配合满意。

3.积极与孕妇及家属沟通，为孕妇提供情感支持。

# 第十一章　正常妊娠孕妇的护理

## 第一节　妊娠的早期诊断

### 一、妊娠成立的机制

妊娠的成立包含有排卵、受精、着床、发育四个过程。

#### （一）排卵

排卵，指卵母细胞及包绕它的卵丘颗粒细胞从卵巢一起排出的过程。每一个月经周期通常只有一个优势卵泡发育成熟，破裂后将卵子排出于腹腔内。这个过程需要腺垂体分泌的FSH和LH发挥作用；卵子排出后由输卵管伞部捡拾、输卵管壁蠕动以及输卵管黏膜纤毛活动，输送至输卵管壶腹部。

#### （二）受精

精子与卵子结合形成受精卵的过程谓之受精。受精部位通常在输卵管的壶腹部。

#### （三）受精卵的输送与发育

受精卵开始进行有丝分裂的同时，借助输卵管蠕动和纤毛推动，向子宫腔方向移动，约在受精后第3日分裂成由16个细胞组成的实心细胞团，称桑葚胚，也称早期囊胚。约在受精后第4日，早期囊胚进入子宫腔，在子宫腔内继续分裂发育成晚期囊胚。

## （四）着床

晚期囊胚侵入到子宫内膜的过程，称孕卵植入，也称着床。约在受精后第6~7日开始，11~12日结束。必须具备的条件是：

1.透明带消失。

2.囊胚滋养层细胞分化出合体滋养层细胞。

3.囊胚和子宫内膜同步发育并相互配合。

4.孕妇体内有足够的孕酮，子宫有一个极短的敏感期允许受精卵着床。

# 二、早期妊娠的临床表现

## （一）症状

### 1.停经

停经往往是妊娠最早与最重要的症状。育龄有性生活史的健康妇女，平时月经规则，一旦月经过期10天以上，应首先怀疑妊娠。因为受孕发生，子宫内膜剥落的现象停止，所以月经停止。若停经达8周，妊娠的可能性更大。值得一提的是，哺乳期妇女的月经虽未恢复，也可能再次妊娠。但停经并不等于妊娠，例如月经延迟、情绪变化（焦虑、害怕等）、压力或一些慢性疾病均可能造成停经。

### 2.早孕反应

据估计约有50%~70%的孕妇在妊娠早期经历头晕、乏力、嗜睡、容易疲倦，以及恶心、食欲不振、晨起呕吐、喜食含酸食物或厌恶油腻物品等，称为早孕反应，俗称害喜。疲倦感的产生，可能是孕妇血糖消耗较快造成低血糖所致；而引起晨吐的原因并不清楚，可能与体内人绒毛膜促性腺激素（hCG）浓度增加、糖类代谢改变、胃的活动降低、贲门括约肌松弛等有关。一般约在停经之后6周出现，12周之后会消失，不必特别加以治疗，但部分孕妇会持续较久，甚至造成妊娠剧吐，需住院治疗。

### 3.尿频

妊娠头三个月，渐渐增大的子宫在盆腔内压迫膀胱，可引起尿频。孕12周以后，子宫体进入腹腔不再压迫膀胱时，尿频症状自然消失。等到近分娩期时，胎儿的先露部下降至盆腔，尿频的情形又变得严重。但必须注意的是，泌尿系感染或骨盆肿瘤亦可能造成尿频现象的发生。

## （二）检查与体征

### 1.乳房变化

怀孕时乳房因受体内激素增加的影响而发生结构、组织的变化，以预备将来哺喂婴儿。孕早期，雌激素的分泌促进乳腺腺管的发育，而孕激素则促进乳腺腺泡的发育。妊娠8周起，乳房、乳头增大，孕妇常感乳房轻度胀痛和乳头疼痛，初孕妇较明显。怀孕时乳晕的颜色变深。乳晕周围可看到因皮脂腺（蒙格马利腺）胀大充血，而形成粉红色突起之小结节，称为蒙格马利结节，能分泌油性物质保持乳头和乳晕的皮肤，避免干燥皲裂。哺乳期受孕者，乳汁分泌往往减少。这些乳房变化，在月经过期、雌激素过多或脑下垂体肿瘤时也会出现，因此，不能作为妊娠的诊断。

### 2.生殖器官变化

随妊娠周期的增加，子宫大小、形状发生变化，自梨形到球形，前后径增长。至孕8周时子宫体约相当于非孕子宫的两倍，孕12周时子宫体约相当于非孕子宫的3倍。孕6～8周行阴道窥器检查，阴道壁及子宫颈充血，呈紫蓝色。双合诊多发现子宫颈变软且峡部极软，子宫颈与子宫体似不相连，称为黑加征，易误诊为卵巢肿瘤。

## 三、辅助检查

### （一）妊娠试验

利用孕卵着床后滋养层细胞分泌大量hCG，约在40天后可由尿液中检出hCG的原理，从而检测受检者血或尿中hCG含量，以协助诊断。

### 1.免疫测定法

hCG为糖蛋白激素，具有抗原性，将hCG注入动物体内，能使动物血清中产生抗hCG抗体，利用特异性抗体与相应抗原作用的原理，于体外进行hCG定性、半定量或超微量测定。目前临床上普遍应用的是凝集抑制试验。在受检者含有足够量hCG的尿液或血清内加入能中和hCG的可溶性抗体剂后，再加入hCG包被的颗粒（如乳胶颗粒、羊红细胞）时，便不会发生凝集，故称凝集抑制试验。

目前应用广泛的早孕诊断（验尿）试纸条，就是利用免疫分析的原理制成的。此法可检出尿中hCG最低量为25U/L，然而因操作者的差异性较大及试纸质量等原因，并不能作为妊娠的确诊依据。造成假阳性的情况有服用精神科药物或口服避孕药等。反过来在甲状腺功能亢进、不完全流产和异位妊娠的妇女则会出现假阴性。

2.放射免疫分析法

应用放射免疫分析的竞争结合原理，使不具放射性的hCG与标示有放射性核素的hCG竞争和抗hCG抗体的结合。当血清中无放射性的hCG含量增加时，标示有放射性核素的hCG和抗体结合的百分比值会随着降低，借此可以测出血清中hCG的含量。具有特异性强、敏感度高（10ng/mL）的优点。此试验需在实验室内进行，操作复杂，需特殊设备并有放射性污染危险，hCG抗体与LH抗原有交叉反应，以及需时较长，故广泛应用受到一定限制。

β-hCG放射免疫测定法与hCG放射免疫测定法基本相同，但所用抗原为hCG的β亚基，其抗血清含抗β-hCG抗体，不与LH抗原发生交叉反应。测得数值小于3ng/mL为阴性，大于6ng/mL为阳性。

酶免疫测定（EIA）是20世纪80年代开始应用的超微量检测hCG的方法。其原理是利用酶促反应的放大作用，显示抗原抗体反应。近年来常用的是一种定性检测尿液或血清中hCG的迅速而灵敏的单克隆酶免疫分析法，是一种基于夹心层原理的固相酶联免疫吸附试验（ELISA），其原理是含有hCG的样本（尿液或血清）与固定在聚苯乙烯试管上抗hCG单克隆抗体，以及酶标记的作用于同一hCG分子上，不同抗原性部位的抗hCG抗体进行温育，形成固相夹心三层结构，后洗涤除去未结合的酶标记抗hCG抗体，试管与酶底物进行温育，此时酶底物在酶的催化下出现蓝色。通过肉眼比较样品管和阳性参考管所出现的蓝色强度，即可确定试验结果。本法特异性强，灵敏度高，应用范围广。因其对hCG的敏感度为25～50ng/mL，可用于早孕的诊断，更适合于可疑异位妊娠及流产后有无胎盘残留的辅助诊断，或停经后排除妊娠病例。

（二）超声检查

1.B超

在增大子宫的轮廓中见到来自羊膜囊的圆形妊娠囊、妊娠环，其中间为液性

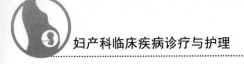

暗区（羊水），最早于孕5周时，妊娠环中见到有节律的胎心搏动和胎动，可以确诊为早期妊娠。

2.超声多普勒

最早于孕7~8周左右，可以用超声多普勒仪测得有节律的单一高调胎心音，胎心率多为150~160次/分，同时常可听到脐带血流音，即可确诊为早期妊娠。

（三）黄体酮试验

利用体内孕激素突然撤退引起子宫出血的原理，对既往月经周期规则，此次月经过期，疑为早孕的妇女，每日肌内注射黄体酮10~20mg，连续3~5天。如停药后3~7天内出现阴道流血，表示该妇女体内有一定量的雌激素，注射孕激素后，子宫内膜由增生期转变为分泌期，停药后激素水平下降，内膜剥脱引起阴道流血，可以排除妊娠；无阴道流血者，则可能为妊娠。

（四）基础体温测定

基础体温曲线可以间接反映黄体功能。具有双相型体温的妇女，停经后高温相持续18日不见下降者，早期妊娠的可能性大，若高温相持续3周以上，则早孕的可能性更大。

（五）子宫颈黏液检查

进行宫颈黏液涂片干燥后镜检，绝大多数早期妊娠者宫颈黏液量少、质黏稠，镜检仅见排列成行的椭圆体，不见羊齿叶状结晶。

## 四、鉴别诊断

进行妊娠早期诊断时，对临床表现不典型的患者，应注意与卵巢囊肿、子宫肌瘤囊性变及膀胱疾患相鉴别。

# 第二节　妊娠期妇女的生理变化

妊娠是胚胎和胎儿在母体内发育成长的过程。这是一个非常复杂、变化极其协调的生理过程。妊娠时，因胎儿成长的需要，母体所有的器官、系统均会产生连续性的变化。这种生理性的变化，是正常生物功能的延续，以渐进的方法发生，来调整其功能，以供给胎儿生长过程中所需之氧气和养分。

在妊娠时增加代谢作用以补充额外的营养，其目的不但供给胎儿养分，同时储备身体应对分娩所需的能量，以及产后哺乳的工作。而这些生理的变化是多方面的，但也是暂时性的。在妊娠终止时，将恢复到妊娠前的状态。所以，这些变化只是正常的生理变化。因此，妊娠时身体系统变化不但不是病态，反而是一种有益身体需求的状况。

本节所叙述的正是妊娠期妇女的一些明显和微妙的生理变化。孕妇生理变化包括局部性的（指生殖器方面）及全身性的（指全身的器官系统方面）。

## 一、局部性变化

### （一）生殖系统的变化

1.子宫

子宫在妊娠后的改变最为明显。

（1）子宫体

妊娠时子宫体明显增大变软，大小由非孕时的7cm×5cm×3cm，至妊娠足月时的35cm×25cm×22cm。子宫的重量在孕期约可增加20倍，由孕前的50～60g增加到足月时的1000～1200g子宫腔容量由非孕时的5mL增至妊娠足月时的5000mL，增加1000倍，子宫体整个变软并胀大。

妊娠子宫的收缩增加，自孕12～14周起，子宫出现不规则无痛性收缩，可由腹部触知，孕妇也能感觉到。这种宫缩无规律，无疼痛，其强度及频率均随妊娠进展而逐渐增加，但宫缩时宫腔内压力不超过10～15mmHg，称为Braxton Hicks收缩。通常在妊娠早、中期时不明显，到了晚期妊娠期时（约38～40周时），收缩的持续时间、频率与规律性皆增加，可引起一定程度的不适，称为假阵痛。

子宫肌壁主要是子宫肌细胞组成，孕时子宫肌细胞肥大且伸展，由非孕时长20μm、宽2μm至妊娠足月时长500μm、宽10μm，胞质内充满具有收缩活性的肌动蛋白（actin）和肌球蛋白（myosin），为临产后阵缩提供物质条件。子宫肌壁厚度由非孕时约1cm，经孕中期逐渐增厚，达2cm，至孕末期又渐薄，妊娠足月时约为0.5～1.0cm。子宫增大受内分泌激素和子宫腔机械性压力共同作用。子宫肌层由平滑肌束及弹性纤维所组成。肌束排列交错，外层多纵行，内层为环行，中层多方向交错。肌层中含血管，子宫收缩时，血管被压缩，故能有效地制止产后子宫出血。

随着子宫的增大，其形状和位置亦发生改变。未孕时子宫壁坚而厚，稍扁平，早孕时外观呈球形。几周后子宫长度、宽度均迅速增加，变成卵圆形。约在孕10～12周时宫底增高，开始由盆腔上升到耻骨联合处，并继续增长进入腹腔内，此时可在耻骨联合上触摸到子宫底。至妊娠第20～24周时，子宫底的位置约在脐平处。尤其到妊娠第36周时达到最高点（接近胸骨剑突），此时横膈受到压迫，孕妇会感到呼吸困难，但到妊娠第40周时，大多数初产妇和部分经产妇会因胎头下降至骨盆入口，子宫底高度随之下降（表11-1），而感觉呼吸较为顺畅，这种现象称为轻松感。同时，子宫在腹腔内随体位而有变化：当孕妇站立时，子宫倒向腹壁；而当仰卧时，子宫又压向脊柱。

表11-1　妊娠月份与子宫底高度的关系

| 妊娠月份 | 子宫体大小 | 子宫底高度 |
|---|---|---|
| 1 | 比原本子宫体稍大一点 | 在骨盆腔内，不能由腹部触诊得知 |
| 2 | 约鹅蛋大小 | 在骨盆腔内，不能由腹部触诊得知 |
| 3 | 约成人手掌大小 | 耻骨联合上2～3横指 |
| 4 | | 脐耻之间 |
| 5 | 约小儿头大小 | 脐下1横指，约18（15.3～21.4）cm |
| 6 | | 脐上1横指，约24（22～25.1）cm |
| 7 | | 脐上3横指，约26（22.4～29.0）cm |

续表

| 妊娠月份 | 子宫体大小 | 子宫底高度 |
|---|---|---|
| 8 | | 脐与剑突之间，约29（25.3～32.0）cm |
| 9 | 约小儿头大小 | 剑突下2横指，约32（29.8～34.5）cm |
| 10 | | 脐与剑突之间或略高，约33（30.0～35.3）cm |

注：妊娠4个月后，子宫体大小与羊水多寡、胎儿体重有关。

妊娠时，随着胎盘生长的需要，子宫血流量显著增加，达到非孕时的20～40倍。妊娠前，子宫血流速率是每分钟15～20mL，到妊娠末期增至每分钟500～700mL，约占孕妇全身血液供应量的1/6，其中80%～85%的血液量送到胎盘。同时，为适应对子宫和胎盘血流量的供应，子宫血管的粗细、数目均有所增加，子宫动脉血管增粗几倍，静脉血管也随之增粗。增粗的血管约在产后一周恢复至未孕时的水平。

（2）子宫颈

妊娠后，宫颈受雌激素和孕激素的影响发生显著变化。孕早期，宫颈充血、组织水肿，外观肥大、着色、变软。子宫颈管内腺体肥大、增生，呈蜕膜样变化，腺体之间的空隙逐渐变小，最后形成一种蜂窝状结构，腺体所分泌的黏液变稠形成黏液栓，可阻隔细菌或其他物质入侵，以保护胎儿及胎膜。同时，在妊娠后一个月便开始出现子宫颈变软，由硬如鼻尖慢慢变为像耳垂之韧，到分娩时则柔软如唇，这种子宫颈逐渐变软的现象称为古德尔征象。

妊娠期间，子宫颈充血量增大及子宫颈腺体肥大；子宫颈连同阴道和会阴的血管增生，黏膜充血，造成黏膜颜色发生变化，由原来的淡粉红色变成蓝紫色，称为查德威克征。

（3）子宫峡部

位于宫体与宫颈交界处，宫颈管内，非孕子宫的峡部长约0.8～1.0cm，妊娠后随着子宫的增大，峡部逐渐伸展拉长变薄，至妊娠12周增长约3倍，妊娠16周左右时胎囊充满宫腔，峡部扩展成为宫腔的一部分，形成子宫下段，到妊娠足月时可伸展至7～10cm。

（4）子宫韧带

随着子宫进入腹腔，阔韧带被牵拉，圆韧带位置也受影响。当子宫收缩时，圆韧带也随之收缩。在分娩过程中，这种韧带和子宫的同时收缩，可以协助子宫沿同一轴线向产道推动胎儿，宫骶韧带及筋膜（例如膀胱子宫筋膜）都受牵拉伸展，与产后发生阴道前壁膨出及子宫脱垂关系密切。

2.阴道

妊娠期，阴道血管增加并急剧扩张，黏膜变软，充血，水肿，呈紫蓝色。皱襞增多，结缔组织变松软，平滑肌细胞肥大，伸展性增加，为胎儿通过创造条件。妊娠后阴道上皮细胞及宫颈腺体分泌增多，使白带增多，常为乳白色。阴道上皮的糖原积聚，经嗜酸乳杆菌的作用后变成乳酸，使阴道内酸度增高，pH值达3.5~6.0，不利于一般致病菌生长，可防止细菌感染。

3.卵巢与输卵管

妊娠时，卵巢略增大，一侧卵巢可见妊娠黄体及充血，可发生黄体破裂出血。黄体功能于孕10周后由胎盘取代，但妊娠黄体并不萎缩。有时在卵巢表面呈现小的散在且不规则的红色突起，称为蜕膜斑，于分娩后自然消失。同时输卵管增长、充血，但肌层并无明显增厚。黏膜上皮细胞变扁平，在基质中可见蜕膜细胞。有时黏膜也可见到蜕膜反应。

4.外阴与会阴

妊娠时，外阴和会阴的改变较为相似，均有水肿和血管分布增加，可有外阴静脉曲张。同时表皮增厚，大、小阴唇色素沉着，大阴唇内血管增多且结缔组织变松软，伸展性增加。小阴唇皮脂腺分泌增多。

## （二）乳房的变化

孕早期乳房开始增大，充血明显，表浅静脉突起。孕妇自觉乳房发胀或刺痛，腺泡增生致乳房变韧。乳头增大着色，易勃起。乳晕着色，乳晕上的皮脂腺肥大、突起，形成散在的小隆起，称为蒙格马利结节，这也是早期诊断妊娠的体征之一。乳房的大小因人而异，平均每个乳房可增加到700g左右。

妊娠期胎盘分泌雌激素，刺激乳腺腺管发育；分泌大量孕激素，刺激乳腺腺泡发育。此外，人胎盘催乳素（HPL）、催乳激素（PRL）以及胰岛素、皮质醇、甲状腺素等均有促进乳房发育的作用。已知乳腺细胞膜上有垂体PRL受体，细胞质内有雌、孕激素受体。妊娠期虽然有大量的多种激素参与乳腺发育，做好泌乳的准备，但并无乳汁分泌，可能与大量雌、孕激素抑制乳汁生成有关。妊娠后期，尤其是近分娩期挤压乳房时，可有数滴稀薄黄色液体溢出，称为初乳。但真正泌乳，则在分娩后数日内出现。

### （三）皮肤的变化

妊娠期间，因雌激素和孕激素分泌增加，刺激脑下腺垂体分泌黑色素细胞刺激素（MSH），作用于皮肤，产生黑色素，多发生于原本就有色素沉着过剩的区域。如乳晕、乳头、会阴、肛门周围色素加深；从耻骨联合延伸到肚脐腹中线部位，色素沉着形成棕色或黑色（黑中线）；另外，约70%孕妇脸颊、额头和鼻子上出现褐斑等。随着妊娠的进展，在乳房、大腿和腹壁上，出现波浪状、凹陷、紫色的条纹，称为妊娠纹，可能是因为结缔组织层过度扩张造成的断裂所致。同时由于雌激素的作用造成皮下组织血流量增加，常于孕妇的胸部、颈部、脸、手臂和腿部等部位，出现呈身体中心向外放射分布的血管蜘蛛痣。皮肤汗腺和皮脂腺活动加强，故孕妇较易出汗。头发毛囊减少，头发生长速度减缓，但产后休整期的毛囊数目大为增加，促使头发脱落和换新。

## 二、全身性变化

### （一）心血管系统的变化

1.血容量

妊娠期母体总血容量平均增加30%~50%，即约增加1.5L左右，当然有个体差异，这称为妊娠期高血容量。其目的是为了供给胎盘作适当的养分交换及补偿分娩时可能丧失的血液。血容量的增加是渐进的，从孕6周开始，至32~34周达高峰，维持此水平至分娩，产后2~3周，血容量恢复至未孕时水平。血容量增加时总是血浆量先增多，而血红素和红细胞的浓度相对减少，血浆量增加约1000mL，而红细胞约增加500mL，出现妊娠生理性贫血。

2.血液成分

（1）白细胞

白细胞的产生比未怀孕时稍增多，自孕7周开始增加，孕20周后加速，至妊娠30周达到高峰，约为$10 \times 10^9/L$，有时可达$15 \times 10^9/L$，称生理性白细胞过多症，主要为中性多核细胞增加，淋巴细胞增加不多，而单核细胞和嗜酸性粒细胞几乎无改变。分娩时白细胞可高达$25 \times 10^9$/L，可能与雌激素含量增多和应激反应有关。

（2）红细胞

妊娠期骨髓不断产生红细胞，网织红细胞轻度增生。由于血液稀释，红细胞计数约为$3.75 \times 10^{12}$/L，血红蛋白为110g/L，血细胞比容降至31%~34%。为适应红细胞增生、胎儿成长和孕妇各器官生理变化的需要，孕妇对铁剂需求增大，储备铁下降约500mg，故应在孕晚期补充铁剂，以防血红蛋白下降。

（3）凝血因子

妊娠期血液处于高凝状态。血液中纤维蛋白原比非孕期增加约50%，孕末期可达4~5g/L，红细胞表面负电荷有改变，出现红细胞缗钱样反应，故红细胞沉降率加快。妊娠期纤维蛋白溶酶增加，优球蛋白溶解时间延长，表明纤溶活性降低，分娩后纤溶活性迅速增高。凝血因子Ⅱ、Ⅴ、Ⅶ、Ⅷ、Ⅸ、Ⅹ均增加，仅凝血因子Ⅺ、Ⅻ降低。血小板略有减少。妊娠晚期凝血酶原时间，部分孕妇凝血活酶时间轻度缩短，凝血时间无明显变化。

（4）血浆蛋白

自妊娠开始时，血浆蛋白由于血液稀释即出现下降，至妊娠中期约为60~65g/L，主要是清蛋白减少，约为35g/L，持续此水平直至分娩。

3.心脏

妊娠期由于横膈被增大的子宫压迫而提高，心脏向左、向上、向前移位，更贴近胸壁，心尖部左移和心浊音界稍扩大，心肌轻度肥厚。从孕早期至孕末期心脏容量约增加10%，心率增加10~15次/分，以适应妊娠的需要。由于心脏位置改变，血流量加大和血流速度加快，使大血管轻度扭曲，约90%的孕妇可能有功能性的心脏杂音，以心尖区及肺动脉区可听到柔和的吹风样收缩期杂音多见，产后逐渐消失。心电图因心脏左移有轴右偏。心音图多有第一心音分裂。

另外，孕妇常见心悸，多发生在动作改变太快时。在妊娠早期可能是因交感神经受到刺激而引起，妊娠后期则可能是子宫压迫横膈造成胸部压力加大所致。

4.血压

正常妊娠时，血容量的增加使心输出量明显增加，血浆肾素和血管紧张素明显增多，理应伴有血压的上升。然而，由于外周血管扩张，胎盘形成动静脉短路及血液稀释，或因前列腺素产生增加，动脉压力得以维持正常，收缩压并无明显变化，舒张压反而下降，一般约10~15mmHg，脉压变宽。体位可影响血压值，坐位高于卧位。一般在妊娠中期血压偏低，孕末期恢复正常。

5.心输出量

妊娠期心输出量大大增加，这不仅是子宫增大和胎盘发育生长之所需，也是其他脏器功能增加的需要。自孕早期（约孕10周）开始，心搏量增加，至妊娠32~34周时达高峰，左侧卧位测量心搏量约增加30%，平均值约为80毫升/次，此后持续此水平直至分娩。临产、分娩均有血流动力学的骤然变化。临产时，每一次宫缩约有500mL的血自子宫排出，而出现循环系统内血容量暂时性上升，同时心输出量也增加，而在两次宫缩之间，心输出量很少有改变。在胎儿娩出后，心输出量出现暂时上升，由于子宫对腹部静脉和盆腔静脉的压力解除，自下肢回心血流增加使血液循环的血量增加，因而可又一次出现血容量增加的高峰。心输出量在产后很快下降，在几周内即可恢复到未孕时水平。

6.静脉压

妊娠对上肢静脉压无影响，对下肢静脉压影响较大。下肢静脉压于卧位、坐位及站立时均明显升高，可由10cmH₂O增加到20~30cmH₂O，系因妊娠后盆腔血液回流至下腔静脉的血量增加，增大的子宫又压迫髂静脉及下腔静脉，使静脉阻塞、血流停滞和股静脉压升高（包括下肢、外阴和直肠的静脉压增高），加之妊娠期静脉壁扩张，孕妇容易发生痔和下肢、外阴的静脉曲张，且造成重力性水肿。当孕妇仰卧时，增大的子宫压迫下腔静脉，阻碍血液回流心脏，导致仰卧位低血压综合征。其症状为心搏出量降低，使血压明显降低，引起眩晕、头痛、心悸等现象，故又称作腔静脉综合征，若此时改用侧卧位（最好是左侧），巨大子宫对腹主动脉及下腔静脉的压力就可减小，下肢的血液很快回到心脏，心搏出量和全身循环状况、胎盘和子宫组织的灌注均可得到改善。心搏出量及子宫、肾脏的血流，最高可增加30%~50%。

（二）呼吸系统的变化

妊娠期间，子宫增大的压力，使横膈上升，胸廓发生改变，表现为肋膈角增宽，整个肋骨架向外展开，胸廓的前后径及横径均增加，胸腔横径增加约2cm，胸围加大约6cm，以代偿横膈上升，故呼吸时膈肌幅度增大。妊娠期间，由于孕酮浓度增加，使得下视丘感受血液二氧化碳分压（$PCO_2$）有所调整改变。使母体内$PCO_2$为32mmHg（正常为40mmHg），$PCO_2$降低使胎儿血液中二氧化碳含量高于母体而有利于其从胎儿送到母体排出，而母亲二氧化碳含量增加可致pH值降低，为了避免母体受到这种pH值改变所造成的酸血症，肺功能会不断调整。孕妇的潮气量（即平时呼吸的一次吸气量）和耗氧量均随着怀孕而逐渐增加，耗氧约增加10%～20%，而潮气量增加30%～50%，有过度通气现象，动脉血$PO_2$增高达92mmHg。母体每分钟氧气吸入量、每分钟换气量均随怀孕进展而增加，但功能残气量、补呼气量（ERV）及残气量均下降，而孕妇的肺活量（即最大吸气之后，最大呼出的容量）、呼吸频率及最大通气量几乎无改变。妊娠晚期子宫增大，膈肌活动幅度减小，胸廓活动增大，以胸式呼吸为主，气体交换保持不减。

归纳妊娠期肺功能变化为：

1.肺活量无明显变化。

2.每分通气量增加约40%，主要是潮气量增加，约39%。

3.残气量减少约20%。

4.肺泡换气量约增加65%。

5.上呼吸道黏膜增厚、充血、水肿，使局部抵抗力减弱，易发生感染。

妊娠后因雌激素浓度增高，造成鼻黏膜水肿、充血，故多易出现鼻塞及鼻出血。

### （三）消化系统的变化

妊娠早期明显的消化道症状为恶心、呕吐，晚期有胃灼热、呃逆、胃肠胀气及便秘等。

约有50%的孕妇出现恶心、呕吐症状，通常是怀孕早期感觉的症状之一。症状因人而异，有的仅是晨起或白天感疲倦时有轻微恶心，有的则持续恶心。恶心、呕吐可以发生于任何时间，但一般在早晨空腹时。约妊娠3个月时，症状自然消失。这可能是由于受精卵分泌的hCG浓度升高以及碳水化合物代谢发生改变（母体葡萄糖被生长中的胎儿消耗掉导致低血糖）造成的。

孕妇可有牙龈肿胀或牙龈炎，表现为牙龈充血、水肿，呈海绵样，易出血，可能是体内雌激素的影响及缺乏维生素C所致。孕妇如缺钙，可出现牙齿松动。同时，孕妇的味觉和嗅觉均可发生改变，可能会改变以往的饮食口味，并出现嗅觉敏感。

妊娠时，孕妇出现唾液分泌增多或流涎症（ptyalism），唾液的pH值比平时低，更容易患龋齿。胃液分泌减少，胃酸低，由于孕酮浓度增加，使得胃、肠平滑肌松弛，胃、肠蠕动减少，使胃、肠排空时间延长，同时胃贲门括约肌松弛，导致胃酸反流至食管下端，产生胃灼热感，俗称"烧心"。小肠内排空时间的增加，使得在小肠内更多养分及铁质再吸收。而在大肠中，也使水分再吸收，又加上腹肌张力低下，更容易导致便秘和胃肠胀气等现象。同时孕酮增加也使得胆道系统平滑肌松弛，胆囊排空时间延长，使胆汁排出量减少；再加上血脂比原来怀孕时增加了1/3，胆固醇增加90%～100%，所以较易产生高胆固醇血症，因而更易形成胆结石。

妊娠期间，肝功能也会发生轻微改变。血清中磷酸盐可上升，血清清蛋白、球蛋白下降，血清中胆碱酯酶活力可减低。

### （四）泌尿系统的变化

正常妊娠，肾脏为适应代谢及血液循环增加，排出母亲、胎儿的代谢废物的需要，尿量排出显著增加，平均增多60%～80%，而尿比重却降低。肾血浆流量（RPF）及肾小球滤过率（GFR）自孕早期即增加，以致整个孕期维持高水平，RPF增加约35%，GFR比非孕时增加约50%。正常情形下，收集24小时尿标本，所测得的速率是每分钟90～180mL。GFR与RPF受体位影响，孕妇仰卧位时尿量增加，故夜尿多于日尿量。因此，孕期作尿浓缩试验时，应确定条件，否则结果评价有困难。代谢产物尿素、肌酐等排泄增多，故血尿素氮（BUN）和肌酐的含量皆降低。随着肾小球活动的增加，肾小管的再吸收速度亦增加，但肾小管对葡萄糖再吸收能力不能相应增加，故孕妇饭后可出现糖尿，应注意与真性糖尿病相鉴别。由于肾微血管充血造成血浆蛋白漏出增加，尿蛋白较未怀孕时可有增加。正常情况下，尿中不含蛋白，即使有尿蛋白，24小时也不超过150mg，而在妊娠期间可高达250mg，但是尿蛋白不可超过200mg/L。

受雌、孕激素的影响，泌尿系统平滑肌张力降低，肾盂、输尿管轻度扩张，输尿管增粗、延长和弯曲，蠕动减弱，尿流缓慢，尤其是右侧输尿管，受右旋子宫压迫，输尿管内压力较高，较易造成尿液停滞，严重者可发生肾盂肾炎。而左侧输尿管前方有乙状结肠垫衬，不易受压。

由于妊娠子宫压迫膀胱，使膀胱表面由凸面变成凹面状态，相对减少了膀胱贮存尿液的容量。妊娠早期，子宫体逐渐增大，压迫膀胱，造成尿频现象，直到子宫体大到超过骨盆腔时才渐渐减缓，但接近分娩时又因胎儿先露部进入骨盆腔，再度压迫膀胱，而再次造成尿频的情形，同时也可能会妨碍膀胱血液和淋巴液的流通，使得膀胱更易感染及创伤。

### （五）内分泌系统的变化

妊娠时许多内分泌腺如垂体、甲状腺、肾上腺、胰腺以及其他的内分泌腺，都会因妊娠而有所改变。

妊娠期甲状腺由于腺组织增生，血管分布增加及活动性增加而呈均匀性增大。血清中甲状腺素（$T_4$）及三碘甲腺原氨酸（$T_3$）的浓度均增高，主要促进基础代谢率增加，可达15%～20%，尤其在怀孕末期，基础代谢率可增高25%，所以怀孕时出现甲状腺功能减退时，则易产生自发性流产。另外，若在怀孕期间未能适当补充碘，也将易产生甲状腺肿大。受大量雌激素影响，肝脏产生的甲状腺素结合球蛋白（TBG）明显增加，循环中的甲状腺素增多，但游离型甲状腺素并不增多，故孕妇一般不会出现甲状腺功能亢进表现。还有，孕妇和胎儿体内的促甲状腺激素均不能透过胎盘，而是各自负责自身甲状腺功能的调节。

随着胎儿生长，对钙需求量增多，母体甲状旁腺大小相应增大，使得血钙量增加，其甲状旁腺激素浓度，在妊娠15～35周达最高，可达到平常浓度的两倍，而在分娩前恢复正常，甚至低于正常。

正常孕妇的肾上腺仅有轻微的结构变化，但由于雌激素的大量增加，怀孕期间肾上腺活性增加，肾上腺皮质分泌的皮质醇（cortisol）和酸固酮（aldosterone）显著增加。皮质醇分泌增多3倍，进入血液循环后，75%与皮质甾体结合球蛋白（CBG）结合，15%与清蛋白结合。虽循环中皮质醇大量增多，但仅有10%为游离的起活性作用的皮质醇，故孕妇无肾上腺皮质功能亢进表现。醛固酮为主要的理盐激素，妊娠期增加4倍，但仅有30%左右游离的起活性作用，故并不引起过多的钠水潴留。

脑垂体在妊娠期可有轻微增大，以腺垂体增大为主，常增大1～2倍。嗜酸细胞肥大增生，形成"妊娠细胞"。妊娠期，腺垂体分泌PRL，从孕7周开始增多，随妊娠进展逐渐增量，分娩前达高峰约200ng/mL，为非孕时10～20倍。PRL

促进乳腺发育，为产后泌乳作准备。分娩后不哺乳，产后3周内降至非孕时水平；哺乳者多在产后80～100日或更长的时间后才降到非孕时水平。腺垂体分泌促性腺激素（Gn）反而减少，是由于在孕早期妊娠黄体分泌孕激素，继而胎盘分泌大量雌激素、孕激素对下丘脑及脑垂体的负反馈作用。另外，腺垂体分泌的促甲状腺激素（TSH）、促肾上腺皮质激素（ACTH）均增多，但并无甲状腺、肾上腺皮质功能亢进表现。而神经垂体分泌催产素（OT）和加压素（又名抗利尿激素）增多，催产素的主要作用是促进子宫收缩和刺激乳腺分泌乳汁，加压素刺激小动脉平滑肌收缩，血压升高，并可作用于肾小管，增加对水分的再吸收。

妊娠期间，胎儿成长所需的葡萄糖皆由母亲供给，为防止低血糖对胎儿造成组织破坏或阻碍生长，孕妇本身必须维持正常血糖值，若孕妇本身有潜在性缺乏胰岛素，在怀孕时更加显示出来，产生妊娠糖尿病。

另外，有多种激素是维持妊娠所必需的，大部分先由黄体产生，继而由胎盘取代。孕期胎盘分泌的激素分别为：人绒毛膜促性腺激素（hCG）、人胎盘催乳素（HPL）、雌激素、孕酮和松弛素等。

### （六）骨骼系统的变化

妊娠时，子宫增大，母体前倾重量增大，母体姿势发生相应改变，脊柱向前弯曲，加重腰背曲度，导致孕妇下背痛；末期，孕妇肩膀下垂及颈部向前屈曲，腰背部脊柱更向前凸出，故孕妇的颈肩部及上肢多产生酸痛。由于松弛素的作用促使骨盆及椎间关节松弛，骶髂、骶尾及耻骨联合等关节松弛，活动增加，其目的是使分娩时，胎儿能够很容易通过骨盆。正因为关节松弛，孕妇常出现摇摆步态，当松弛严重时，可使得耻骨联合分开而造成不舒适。

### （七）新陈代谢的变化

基础代谢率于孕早期可稍有下降，而后逐渐增高，至孕晚期可增高15%～20%，而正常的怀孕其平均单胎体重约增加10～14.5kg（平均12.5kg）。第一妊娠期至孕13周时，由于恶心、呕吐、进食量少，体重可稍有减轻，以后很快恢复并增加，平均每周增加0.35～0.5kg，直至妊娠足月时体重增加约12.5kg，包括胎儿、胎盘、羊水、子宫、乳房、血液、组织间液及脂肪沉积等。这种适当的体重增加与新生儿的出生体重及发育情形有关，凡不正常快速增加或减少均隐含着危险先兆，应多加注意，及时诊断、治疗。

妊娠期间机体水代谢、矿物质代谢均发生改变。水分平均增加约6.8L，水钠潴留与排泄形成适当比例而不引起水肿，但至孕末期组织间液可增加1～2L。由于胎儿生长发育需要大量的钙、磷及铁，故多应人为地进行补充，否则会发生多种疾病。

怀孕后碳水化合物、脂肪、蛋白质三大物质代谢均可见增强。妊娠期胰岛功能旺盛，分泌胰岛素增多，循环中胰岛素增加。已知于孕期注射胰岛素后降血糖的效果不如非孕期，提示靶细胞水平有拮抗胰岛素的功能，或因胎盘产生胰岛素酶破坏胰岛素，故孕期胰岛素需要量增加，若胰岛功能不良，在孕期首次出现糖尿病，称妊娠糖尿病，检查孕妇空腹血糖值与非孕妇女相似或稍低，而血浆胰岛素值高，做糖耐量试验时血糖增高幅度大且恢复延迟。在脂肪代谢方面，肠道吸收脂肪能力增强，血脂增加，脂肪也较多地积存，以备糖原供能不足时利用，但动用脂肪过多，血中酮体增加，尿中出现酮体，发生酮血症，多见于妊娠呕吐、产程过长或产妇能量消耗而糖原储备量相对减少者。同样，妊娠妇女对蛋白质的需要量增加，呈正氮平衡状态。母体储备的氮，既要供给胎儿生长发育及子宫、乳房增长的需要，又要为分娩期间消耗做准备。

（八）腹部变化

腹部外形的改变是随着子宫增大进入腹腔而逐渐改变的，直到妊娠末期，子宫底上升并压迫横膈，上腹部的内脏被挤到腹腔顶部，肠管分别被挤在子宫的上部、后部及两侧。

# 第三节　妊娠期准父母的心理及护理

## 一、准妈妈的心理变化

妊娠不仅会造成身体各系统的生理改变，孕妇的心理也会随着妊娠而有不同变化。妊娠期的心理评估是产前护理极其重要的一部分。虽然妊娠是一种很自然的生理现象，但它也是妇女一生中的一个危机时期。无论妊娠是否为期盼中的事，妊娠总是女性生命发展史上的独特事件，是一项挑战，常被看做是家庭发展的一个阶段，此时家庭和社会角色会发生相应的变化，准父母要做好迎接新生命到来的准备，并要学习如何为人父母；妊娠也会对原有夫妻感情产生影响，夫妻双方要不断调整以适应新的家庭，家庭原有的生活形态，家庭既定的常规，家庭互动情形都会发生改变。妊娠期一系列生理变化和对分娩的恐惧会使孕妇产生一些心理反应。妊娠期妇女常见的心理反应有惊讶和震撼、矛盾、接受、幻想、自我关注、情绪波动、身体形象与界限改变等，孕妇如能很好地适应并调整妊娠期心理变化，则可以促进孕期顺利渡过，反之，则会影响妊娠期母子健康，乃至今后的生活。孕妇常见的心理反应如下。

### （一）惊讶与震撼

妊娠初期，几乎对所有的孕妇而言，都可能存在着惊讶和震撼的反应。对于原本未计划怀孕的妇女来说，怀孕无疑是一件意外的惊讶；但即使是一直期盼怀孕的妇女，如果真的怀孕了，她同样感到惊讶和震撼，因为没有人能确定自己在想怀孕的时候就顺利地怀孕了。

### （二）矛盾

怀孕带给妇女惊讶的同时，也有大多数妇女在受孕之初排斥"怀孕"，感到怀孕的发生不是时候，工作、学习及经济等问题还未处理好，自己并未做好为人父母的准备，希望怀孕是"将来有一天"而非"现在"，通常出现爱恨交加的矛盾感情，她既希望有孩子，却不想怀孕；既享受怀孕的欢愉，也同时不高兴自己怀孕。这种"矛盾心理"可以经常地出现在整个妊娠过程中，如果此次怀孕不是计划中或希望中的怀孕，此"矛盾心理"会更加明显，这种矛盾的心理通常表现为情绪低落、抱怨身体不适、认为自己在变丑且不再具有女性魅力等等，甚至有些孕妇因为此种"矛盾心理"而考虑到人工流产。

（三）接受

对妊娠的接受程度会受到多种因素的影响，如妊娠的时间、是否计划中的妊娠、家庭的经济状况及配偶的态度等。而孕妇对妊娠的接受程度，直接影响到她对妊娠的生理感受：接受程度越高，其感受到的妊娠的不适反应越少，对不适的耐受程度也越高；反之，如果孕妇无法"接受"怀孕事实，可能会感到失望和无助，生活在被压迫中，感到自己的生活世界将因怀孕而受破坏，怨恨自己，感觉自己好像是生病了，且对自己身体的不适存有非常多的抱怨。

妊娠早期，孕妇对于妊娠的感受只是停经后多种不适的反应，以及健康服务人员对于她腹中胎儿的描述，孕妇并未真实地感受到"孩子"的存在，她将注意力集中在自己怀孕与否，所以她更多的是关注自己，仔细观察腰部增宽、乳房增大、体重增加等现象。

妊娠中期，相比之下属于平静期。因体内激素改变所造成的生理不适，如晨吐、恶心感渐渐消失，自发性流产的威胁已减少许多；随着妊娠的进展，腹部逐渐膨隆，孕妇开始慢慢地"接受"自己怀孕的事实，同时开始去关心自己腹内的胎儿，尤其是"胎动"的出现，让孕妇真正感受到了胎儿存在的事实，且感到前所未有的兴奋、骄傲。在接受肯定怀孕的事实后，孕妇会开始适应需要改变的事实，准备新角色的到来，并能调整与家属的多层次关系，努力寻求家属、朋友对"孩子"的认同。

妊娠晚期，孕妇"接受怀孕"不会再有怀疑。但对怀孕可能会产生"负面"的感觉，孕妇感觉身体越来越重，行动不便，非常容易疲倦、劳累，身体不适增加，渴望怀孕赶快结束，天天数着"预产"的天数。此期间，孕妇更加敏感，很容易受到别人拒绝、无礼的伤害，面对婴儿的出生产生忧虑和期盼，一方面害怕，担心分娩的过程，但另一方面会期盼见到自己的宝宝，她会为婴儿出生做最后准备，如花许多时间来为孩子取名等。

### （四）幻想

孕妇的幻想较多。在妊娠初期，多在努力想象胎儿的样子以及胎儿所处的环境；也有母亲对怀孕会产生一些不正常的幻想，如将胎儿看成已长大的孩子，而期望孩子实现她自己的理想和野心，所以常幻想"我希望他像父亲一样是个优秀的运动员""我希望女儿拥有一双灵巧的手，以后成为钢琴大师""我要他将来读医学院校成为医师"等。也会幻想当自己是一个孩子的母亲时是什么样的情况。到了妊娠末期，幻想的东西会较前期更为真实且实际，且多伴随着担心、焦虑和害怕，如害怕未来的宝宝可能会像小动物"全身毛毛的"，甚至幻想胎儿是个"断手断脚"或为"不正常有缺陷的小孩"。越接近分娩，孕妇的幻想越多，如幻想分娩遭遇危险和伤害，以及害怕胎儿会因分娩而不安全。

研究显示，妊娠末期，一个初产妇应该至少有三种不同白日梦式的幻想，可帮助她准备确认成为一个母亲的角色。第一，孕妇会幻想自己要如何做好一个妈妈的行为；第二，她想象做一个母亲的应有的特殊品质是什么，该给予胎儿爱、温暖、亲密等；第三，幻想未来生活发生变更，如何调适自己角色上的改变等。

### （五）自省

一个非常活泼开朗的妇女在妊娠后，可能会对以前所表现从事的活动失去兴趣，喜欢独处或独立思考，这种状态有助于她更好地计划准备，以应对妊娠和分娩，接受新生儿的到来，也有孕妇妊娠后由精神内向转向为精神外向，变得比以前活泼开朗了，喜欢告诉别人自己怀孕了，证明自己具有女人能力，随妊娠期的发展，而更表现出"孕味"来。但这些自省行为也会使她的丈夫或亲友感到窘迫，一时不可接受从而影响家属、亲友的人际关系，影响孕妇的心理健康。所以，妊娠早期夫妻双方应与健康服务人员共同讨论妊娠过程中，可能出现的一系列不适和可能产生的心理改变，并制订计划加以应对。

### （六）情绪波动

大多数孕妇的情绪波动很大，易于激动，很敏感，她们可以因极小的事情而产生强烈的情绪变化，突然生气、哭泣，追问其原因时，又很难说出理由，这常常使其丈夫和家属感到困扰和不知所措，只好漠视。这种情形会让孕妇觉得家人不支持、不体贴、不爱她，从而严重影响夫妻的感情。如果孕妇的亲属能够理解这种情绪波动是属于妊娠期特有的心理反应，则能帮助孕妇很好地应对，不至于造成妊娠期的压力来源。

### （七）身体形象与界限改变

妊娠期间，由于胎儿逐渐成长造成孕妇身体显著的变化。随着妊娠的发展，孕妇觉得需要更大的身体空间，同时体验到身体形象和身体界限的改变。所谓身体形象是指个人对自己身体的看法，而这与个人的态度、感觉、认知、外在所处的文化、环境以及爱人的态度等因素有关。身体界限是身体形象的另外一层面。身体界限是指个人了解自己身体界定的范围，并可划分出自己与其他人或物体之间的关系。身体界限明显者，认为自己的身体是实在的，很容易与外界分开；相反，身体界限脆弱者，认为身体界限是容易被侵入且易受伤害的，觉得身体十分娇弱。孕妇在妊娠初期，身体形象改变不明显，但随着妊娠的进展，改变就越大，尤其到了妊娠晚期，开始产生了一些负面的感受，例如有些孕妇觉得自己不再是个"迷人的女人了"；相反，有些初产妇则对自己身体形象的改变表现得非常正向，而且还引以为傲。

身体形象的改变本是正常的，但却是孕妇很大的压力来源。尤其在妊娠晚期，若孕妇无法接受自己的身体改变时，很可能产生沮丧、悲观心情，严重影响孕妇的正常心理改变，最后影响她们适应母亲角色，对母子均不利。

### （八）为人母的心理责任

妊娠期妇女为保持其自身和家庭的完整性，更好地迎接家庭新成员的到来，必须承担四项主要的心理责任，这些责任的完成是母亲角色的正确获得、良好母子关系建立的基础。

1.确保自己与胎儿安全地渡过妊娠期和分娩期

孕妇首先要确保自己与胎儿的安全，否则她无法承担其他的心理责任。为了确保自己与胎儿的安全，她会寻求良好的产科照顾及阅读有关的书籍。遵守医生的指示或建议，使整个妊娠保持最佳的健康状况，例如她会遵守医生的药方补充维生素、摄取均衡营养以及给予自己足够的休息与睡眠等。另外，孕妇在不同的妊娠期，其所承担的心理责任均不同，在第一妊娠期孕妇通常会先考虑自己的健康情形，"我真的怀孕了吗？还是生病了？"而到第二妊娠期时，孕妇渐渐觉得胎儿为自己生命的一部分，开始意识到要去保护它，且开始作产前照顾的一些准备。到了第三妊娠期，往往会考虑到自己和胎儿的安全性，寻求有关分娩的知识，害怕分娩及分娩时所发生的一切，总担心自己与胎儿是否能安全渡过分娩等。

2.寻求他人对孩子的接受

孩子的诞生对原来存在的家庭关系和亲友关系都会带来改变，而这种改变需要不断的心理调适，才能变得完全接受。妊娠初期，孕妇可能会表现为不情愿接受"妊娠"这一事实，但随着妊娠的进展，孕妇真实地感受到"孩子"的存在，如出现胎动等，孕妇便逐渐接受了自己的孩子，并努力寻求他人对孩子的认可和接受，总是希望"孩子"是每一个家属和亲友所接受和欢迎的。在这一过程中，配偶对孩子的接受程度对孕妇影响很大。

3.寻求他人对自己母亲角色的认可

随着孕妇对孩子的接受，她开始想象着自己的孩子，希望赶快结束妊娠，显示出对孩子的关爱，并学习如何承担母亲角色，学习护理婴儿技术，并争取更多的哺育教导、更多的社会支持源等。此时，应帮助孕妇树立自信心，促进其更好地承担母亲角色。

4.学习为孩子奉献

孕妇承担母亲角色后开始学习，学习怎样给予孩子更多的营养、教育和关爱，并为孩子而忽略或推迟自身需要的满足，将孩子的需求放在第一位。在这段时期，她特别需要丈夫及家属的支持和关心，来减轻她所承受的生理和心理的负担。

## 二、准爸爸的心理变化

由于妊娠并未发生在男性身上，所以准爸爸的心理变化很少引起人们的注意。其实妊娠、生产及为人父母对男性而言，也同样面临着极大的考验，情绪上的需求同样需要被满足和引起人们关注。

得知妊娠后，准爸爸的主要心理变化是确认妊娠。通常父亲的接受过程会比母亲缓慢。如果妊娠是计划中的，准爸爸的表现是非常兴奋，而且非常骄傲，因为妊娠证实了他们男性的特质；相反，若妊娠不是计划中的，准爸爸则会表现出震惊和失望。无论妊娠是否是期望中的，多数的准爸爸都或多或少会在心理上产生压力，甚至出现和孕妇类似的生理反应，例如恶心、呕吐、食欲缺乏、紧张焦虑、失眠及情绪波动等。此时由于孕妇的外观尚未有明显的改变，也未出现胎动，所以准爸爸无法体会孕妇的心情，也未能真正理解妊娠过程。

随着妊娠的进展，准爸爸逐渐适应现实并接受胎儿。开始因未看到确实妊娠的证据，准爸爸尚未专注于与胎儿建立情感的联结，造成夫妻双方会有心理认知的距离。

妊娠至25～30周时，准爸爸会开始定位自己，逐渐接受胎儿出生到将成为父亲的角色。并对配偶妊娠的进展感到骄傲，同时会对配偶表现出关怀及负起保护配偶的责任。随着生产日期的临近，他会越来越担心生产时伴侣及胎儿的安全。至此，准爸爸已能确定自己父亲的角色，且实际参与配偶的生产过程。

# 第四节　妊娠期妇女的全程护理

妊娠期间，良好的护理可以维持孕妇和胎儿的健康，并有效地预防各种合并症和并发症。

## 一、妊娠早期

### （一）自我护理

1.个人卫生

包括外阴清洁、乳房护理、沐浴、口腔卫生等。

（1）外阴清洁

妊娠期由于激素的作用，阴道分泌物增加，外阴部充血、水肿，孕妇常感到不舒适，甚至在炎热天气时可有不佳气味，使孕妇尴尬，并容易发生泌尿系统、生殖系统的感染。护理人员进行指导时，首先向孕妇解释分泌物增多的原因并给予心理支持，鼓励孕妇保持外阴清洁卫生，以清水淋洗，每日1～2次，便后使用清洁卫生纸，并从前向后擦干净。勤换内衣裤，内裤应采用透气性、吸水性好的棉质布料。白带过多可使用小型卫生棉垫。教导孕妇若发现阴道分泌物颜色、性质、气味改变或有异臭时应就医处理。

（2）沐浴

妊娠期新陈代谢旺盛，孕妇的汗腺皮脂腺分泌增多，白带亦增多，应经常洗澡，以保持清洁、舒适，且促进血液循环及皮肤排泄作用，而具体次数可依季节和个人习惯而定。孕妇应尽量采用淋浴方式，以减少污水经阴道逆行感染的机会，淋浴水温不宜过高或过低，淋浴时间也不宜过长，并注意保持浴室内通气，同时应注意保持自身平衡，地面置防滑垫，以防跌倒。

（3）口腔卫生

怀孕后由于体内激素水平的改变，易造成牙龈肿胀及出血，又加上唾液分泌的增加，食物残渣等更易堆积填塞在牙缝、牙齿边缘，造成细菌感染发炎。应指导孕妇保持良好的口腔卫生习惯，饭后及临睡前选用软毛牙刷仔细刷牙，如孕妇喜甜食，应选择迅速溶解的甜食，并在进食后刷牙或漱口，且应教导孕妇正确刷牙方法。如有牙病，应及早就医，以免因口腔及牙齿疾患影响进食而导致营养不良，或细菌经血液循环传至身体其他部位而引起疾病。在就医时，应告知牙科医师，目前为怀孕状态，避免接受X线等有害辐射。

（4）乳房及乳头护理

怀孕后，乳腺发育，乳房胀大，上衣不宜过紧，胸罩大小应适中，且具有一定的支托力，同时注意乳房和乳头的清洁卫生（详见妊娠中、晚期乳房护理）。

2.安全

妊娠期尤其是早期的安全性在于孕妇一定要避免接触有害物质，如有毒的化学物质、放射性物质等。

（1）饮酒

孕妇即使是中量、少量饮酒，均可对胎儿产生毒害。如果孕妇每月饮酒60mL，血中酒精浓度则可致胎儿贫血、四肢及心血管缺陷，并可出现胎儿低体重、身体短小、智力低下等。

（2）吸烟

孕妇吸烟可引起流产、早产、死胎及低出生体重儿增加。实验已证明，胎盘异常的发生率与孕妇吸烟的数量成正比，而胎儿体重则与吸烟的数量成反比，孕妇吸烟，其新生儿体重平均下降200g。吸烟母亲的新生儿健康状况和儿童的智力水平，也不如不吸烟母亲的孩子，因烟草可产生一氧化碳、烟碱，使血管收缩，从而减少了胎盘循环血量，导致胎儿、胎盘缺氧。患妊娠期高血压疾病时，吸烟可使围生儿死亡率高3倍。吸烟越多，畸形儿发生率也越高，因此，孕妇及家属均应停止吸烟，并尽量避开多人吸烟的公共场所。

3.孕期用药

因为药物均会产生或多或少的不良反应，所以孕期一般尽量少用药物，但是妊娠出现并发症时，必须用药治疗。因此，孕期用药应注意两方面的问题。

（1）避免滥用药物

很多药物可以通过胎盘影响胚胎及胎儿发育，对胚胎及胎儿产生毒害，表现出致胎儿畸形和致癌作用。孕期用药要慎重，特别是妊娠初期前2个月，是胚胎器官形成时期，更应注意。致癌作用的药物多为雌激素类，如己烯雌酚可导致用药后所生女婴在14~24岁发生阴道透明细胞癌。致胎儿畸形的药物取决于药物的毒性、胎儿体内的血药浓度和用药时间，在早孕期，胎儿器官在分化阶段，某些药物如抗早孕反应药、保胎药、一些抗感染药或避孕药等，使正处于高度分化、发育形成的某些器官细胞受损，而导致流产、畸形、功能异常。此外，使用药物的方法不当，剂量大，时间过长，亦可给胎儿带来危害。因此，孕妇用药要慎重，需在医师的指导下合理用药，计划妊娠的妇女在停经后应尽早检查，以确定是否怀孕并决定以后用药方案。

（2）积极配合治疗性用药

目前存在一种倾向，即孕妇因担心药物对胎儿的不良影响，通常避免所有用药，甚至有并发症者，也拒绝必要的药物治疗，以致病情加重，严重影响母儿健康。此时，护理人员有责任帮助孕妇纠正错误观念，告知药物的药理和代谢机制，共同协商，权衡利弊，正确对待治疗性用药，必要时积极配合，在医生的指导下合理用药，以免贻误治疗时机，给母婴及家庭带来不良后果。

4.工作

健康孕妇怀孕后可胜任一般工作，但应指导孕妇在工作中注意工作强度，避免超过身体负荷，不宜攀高、抬举过重物品，不挑担过重物品，勿撞击或重压腹部。而对于事业心强、工作繁忙的妇女，更重要的是指导她们如何自我保护，并抓紧时间休息。大多数孕妇工作至怀孕7个月，也有工作至分娩者。同时应调离危及孕妇本身及胎儿健康发育的工作，如需接触化学物质及放射性物质、需长时间站立或必须保持身体平衡的工作。

5.妊娠并发症的征兆

早期妊娠最常见的是阴道流血。只要是阴道流血，无论症状多轻微都应先保持冷静，躺下休息并及时联络医师，避免下床走动和做家务。妊娠早期出血最主要的原因是先兆流产、葡萄胎或异位妊娠。妊娠早期有不明原因之单侧腹痛而伴有面色苍白、恶心、呕吐等症状则须怀疑是否为异位妊娠。

## （二）早期妊娠的护理问题

1.恶心、呕吐

（1）相关因素

发生原因尚不明了，较多的说法认为是与妊娠期体内hCG增加有关，另有人认为是妊娠期糖代谢改变，使血糖降低所致；还有人认为与心理因素有关。

（2）主要表现

约有半数以上的孕妇在妊娠早期有不同程度的恶心现象，部分出现呕吐，多以晨起时明显，亦有全天频发者。

（3）护理措施

①对孕妇恶心、呕吐程度进行评估，如出现严重呕吐现象，即孕妇无法将摄入的水或食物保留在胃内，导致脱水、少尿、酮体堆积等，则应立即送医院行矫正脱水及补充必须营养的治疗。

②提供愉快、轻松的进餐气氛，保持环境温馨。

③增加葡萄糖的摄取，摄取含有大量糖类的食物，味道不要太浓且温度适中是解决恶心的最好办法。

④提供少量多餐的饮食。

⑤精神上的鼓励和安慰等心理支持，也有助于缓解症状。

（4）健康指导

①食用清淡食物，避免油腻、干炸的食物。

②多吃蔬菜、瓜果，避免空腹，避免低血糖的发生。

③晨起吃些水分较少的食物（如饼干等），采取少量多餐方式。

④保证休息，睡眠充足，减少疲劳。

2.尿频

尿频症状多出现于两个时期：妊娠初期，子宫增大，压迫膀胱所致，加上骨盆腔血流供应增加，也刺激膀胱排空次数增多；妊娠后期，胎头入盆时，尿频症状又重复出现，甚至在孕妇咳嗽、打喷嚏时，可能有尿液外溢。在妊娠中期，渐渐胀大的子宫超出骨盆腔使尿频症状改善。

（1）向孕妇解释出现症状的原因，告知有尿意时应排空，不宜憋尿，使其理解此症状为妊娠的正常反应，可待其自然恢复。

（2）减少睡前液体摄入量，以减少夜尿频繁现象而避免影响睡眠，但并不是减少液体总入量来解除尿频，以免影响机体代谢，可在白天增加水分入量。

（3）提肛运动，训练盆底肌肉的收缩功能，从而增强排尿控制能力。增加腹压尿液外溢时，使用护垫。妊娠结束后此症状通常会自行消失，如因会阴肌肉过度松弛所致，产后仍会存在，则应转入泌尿科处理。

3.阴道分泌物

妊娠时阴道黏膜和子宫颈腺体受激素浓度变化的影响，使血流增加，黏膜变软、增生变厚，脱落细胞增多，阴道上皮糖原含量增加，子宫颈黏液分泌旺盛，分泌物增多，这些生理的变化造成阴道分泌物增多。通常这种分泌物的颜色应仍呈清澈、白色，含有黏液及脱落的阴道上皮细胞。同时阴道酸碱度降低，导致某些微生物易于滋生。

（1）对阴道分泌物过多的孕妇，应全面检查，排除滴虫、真菌及其他感染，并针对原因给予处理。

（2）保持外阴部清洁，穿棉质透气吸汗的内裤，避免用尼龙料内裤及裤袜，以免影响散热及吸水性，而加重症状。

（3）每次排尿后用温水清洗外阴部，不可做阴道灌洗以免改变正常的阴道酸碱值。

（4）使用卫生护垫并随时更换。

## 二、妊娠中、晚期护理

随着妊娠的进展，到了妊娠中、晚期，由于胎儿的生长发育，母体的负担逐渐加重，孕妇更应注意休息、睡眠、活动及采取相适应的姿势。妊娠期各种并发症较多地发生在妊娠中、晚期，此时胎儿的器官逐渐发育，因此，还需注意监测胎儿的发育情况及有无并发症的发生，而妊娠期孕妇的自我监护往往是早期发现妊娠期并发症的重要手段之一。

（一）自我监护

妊娠中、晚期自我监护内容主要包括胎儿和母体两方面，其中母体的自我监护主要是早期发现多种并发症的征兆；胎儿方面的监护主要是胎动的自我监护，当然还有胎心音的监护。

1.胎动计数

胎儿在子宫内的活动称为胎动，胎动是表示子宫内生命存在的象征，是胎儿情况良好的表现。孕妇于孕18～20周时开始觉得有胎动，正常情况下，每小时约动3～5次，妊娠周数越多，胎动越活跃，但至妊娠末期渐渐减少。数胎动是自我监护胎儿情况的一种重要手段，如胎儿有宫内窒息，可出现胎动异常，胎儿在缺氧早期的躁动不安，常表现为胎动活跃，胎动次数增加。而当缺氧严重时，胎动逐渐减少。孕妇自妊娠30周开始，每天早、中、晚各数1小时胎动，每小时胎动不低于3次，反映胎儿情况良好。如将3次的胎动次数相加的和乘以4，即得12小时的胎动总数。如12小时的胎动总数在30次或30次以上，反映胎儿的情况良好，如下降至10次以下，多数为胎儿在子宫内缺氧，需及时到医院就诊，进一步检查诊断，并采取措施。孕妇数胎动时思想要集中，静坐或卧，以免遗漏胎动感觉，每次均应做好记录。

2.乳房及乳头护理

进行乳房和乳头护理的目的是：

（1）清洁乳房和乳头。

（2）强韧乳头，预防产后哺乳造成乳头皲裂。

（3）矫正凹陷的乳头。

（4）适当按摩乳房以利产后乳汁产生并使输乳管、输乳窦开放，有助于减少产后乳汁充盈。

自妊娠第6个月开始，每日用温水清洗乳头及皮肤的皱褶处，以除污垢，用软毛巾轻轻擦干，以手指揉捏乳头两分钟，以增加乳头皮肤的韧性，防止哺乳时发生皲裂而感染。如乳头扁平或凹陷，可于擦洗时用手捏住乳头根部轻轻向外牵拉，久之可助乳头凸出，以利于婴儿吸吮。如有痂垢不易洗掉，可涂些消毒的植物油将污垢浸软，再用热水洗净，不可用手抠痂垢，以免抠破皮肤引起感染。有流产及早产先兆时慎重刺激乳头。

3.维持正确的体位

随着妊娠的进展，孕妇的腹部逐渐膨隆，尽管孕妇本身会努力去适应这一变化，但好的体位可以帮助孕妇适应并减少妊娠不适感。

（1）坐位时：椅子应稍矮，以使双脚能着地，最好膝关节能高于髋关节，后背紧靠在椅背上，必要时可在腰部放一小枕。

（2）站立时：将身体重心放到脚跟，两脚分开约30cm，以保持身体平衡，尽量避免长时间站立，如不可避免，应在一只脚下垫一矮脚凳，并左右脚不断更换。

（3）行走时，上身保持直立，双肩放松，一旦感觉疲劳，要马上停下来，找身边最近的凳子坐下歇息5～10分钟。

（4）当拾取地面上或近于地面的物品时，一只脚慢而轻向前一步，屈膝，下蹲，把身体的重量分配到膝盖上，除非必要，尽可能地避免俯身弯腰的动作。

4.休息与睡眠

随着时间的推进，孕妇身体负担越来越重，容易疲劳，需要充足的睡眠和休息时间。一般孕妇每晚应有8～9小时的睡眠时间，中午应有1～2小时午休。除能消除疲劳外，也可防止妊娠并发症的发生。孕妇卧床休息和睡眠时，宜取左侧卧位，下肢放松自然屈曲，腿间可垫软枕，这样可以避免增大的子宫压迫腹主动脉和下腔静脉，以保证子宫胎盘有足够的血液灌注，为胎儿创造较好的宫内生长环境；同时，下腔静脉血回流通畅，可减轻下肢水肿，这种姿势有助于肌肉放松，还利于减轻疲劳。还应注意睡眠时保持环境安静，室内空气清新流通。

5.产前运动

适当的运动可以促进血液循环，增进睡眠和食欲，促进身体舒适，促进新陈代谢，并可强化肌肉，增强产道弹性，为分娩作准备。因此，孕妇应进行适当的运动。但妊娠期间由于松弛素的作用，孕妇关节、韧带连接部都较松弛，因子宫较大，身体前倾，保持身体平衡较非孕期困难，孕妇应避免过度屈曲和伸张，不要进行任何需要跳跃、旋转或迅速改变方向的活动。其中，散步和体操运动是最佳的运动方式。孕妇进行运动首先要征求医务人员的意见，根据孕妇自身及胎儿健康状况，来选择运动方式和运动强度。一般说来，健康孕妇运动时间以每周3次为宜。每次运动时间不宜过长，每次运动10～15分钟后休息2～3分钟，再进行下一个10～15分钟的运动。最好保证运动后心率不超过140次/分，如超过140次/分，则应休息至心率恢复至90次/分以下，再进行运动，如心率不能恢复，则应降低运动强度。运动后一定要注意水分和能量的摄入补充。同时，运动时应选择合适的乳罩以支托乳房，防止乳房下垂。运动强度以不感到疲倦为度。在运动中，如突然出现阴道流血、呼吸短促、头晕、麻木、任何形式的疼痛、胎动减少以及每小时宫缩超过4次时，均应立即停止运动，静躺下来，并迅速报告或联络医务人员，进行适当的检查、处理。

（1）腿部运动

双手扶椅背，一腿固定站好，另一腿转动360°；待动作复原后，换另一腿做同样练习。每天早晚各做5～6次，怀孕任何阶段均可。此运动可增加骨盆肌肉的弹性，促进分娩。

（2）腰部运动

双手扶椅背，吸气时脚尖立起、抬高身体、挺直腰部，手臂用力将身体重量集中在椅背上，然后慢慢呼气，放松手臂，恢复站姿。怀孕6个月开始，每天早晚各做5～6次。此运动可减轻分娩时的腰痛感，并可增加阴部和腹部肌肉弹性。

（3）双腿抬高运动

平躺仰卧，双腿抬高靠墙，尽量与身体垂直，维持5～6分钟，放下，再反复数次。可促进下肢血液回流，预防静脉曲张，并可增加阴道及会阴部肌肉的伸展与收缩能力。怀孕任何阶段均可进行。

（4）盘腿坐式

可锻炼腹部肌肉及关节处韧带的张力，防止妊娠晚期子宫压力引起的痉挛；使大腿内侧肌肉强劲有力，并伸展会阴部肌肉。

①双腿交叉盘坐。平坐，两腿前后平行放好，不得交叠，背部放松。开始以2～3分钟为宜，渐增至10分钟。

②盘坐运动。盘坐后，两足底并拢，尽可能靠近躯体，双膝分开，双手放在膝盖上，利用手臂力量慢慢下压膝盖，然后放松。提示：妊娠3个月开始练习，每天一次，每次5～30分钟。

（5）腿部肌肉伸展运动

平卧仰躺，一腿伸直，另一腿稍曲，将伸直的大腿收缩再放松，两腿交替。怀孕任何阶段均可进行，每天数次，减少腿部的痉挛及麻痹。

（6）腰部肌肉运动

四肢伏地，双手沿肩垂直，支撑头部及上肢，双膝跪平与肩同宽，吸气时头部上仰脊部低下，呼气时头部下垂脊部高起，每天至少5次，怀孕6个月后开始练习，收缩腹部及背部肌肉。

（7）背部与臀部运动

平躺仰卧，双膝弯曲，两腿分开与肩同宽，利用足部及腰背部的力量将背部与臀部抬高，然后放下，反复5次，怀孕6个月后开始练习。

6.衣着

孕妇衣着应宽大舒适，腰部不要束得太紧，以免影响血液循环及妨碍胎儿活动。天暖时，着短衣裙，使较大面积皮肤晒到太阳，吸收紫外线，促进体内维生素的生成，有助于钙的吸收。孕妇不宜穿高跟鞋，以免引起身体重心前移，腰椎过度前凸而导致腰背疼痛，以选择低跟（2～3cm）、宽头、软底鞋为宜，并注意鞋应合脚，底有防滑纹，行动时更安全舒适。还可以选择特制的腹带以支撑腹部。

7.妊娠中、晚期并发症征象

（1）头晕、目眩

妊娠中、晚期可发生妊娠期高血压疾病，而头晕、目眩是妊娠期高血压疾病的自觉症状，如有发生，孕妇应注意休息，并到医院就诊，得以控制。

（2）阴道流血

到了妊娠中、晚期，阴道流血的主要原因是前置胎盘和胎盘早剥。一旦孕妇发生阴道流血，不论量多少，均应引起高度警惕，先躺下休息，再及时报告医师或到医院就诊，进一步明确原因，得到相应的治疗和护理。

（3）胎膜早破

胎膜早破就是临产前胎膜自然破裂、孕妇感觉羊水自阴道流出。胎膜早破的原因有：

①子宫张力过大，常见于多胎妊娠或羊水过多。

②胎位异常，如横位。

③腹压急剧增大，如咳嗽、便秘等。

④机械性创伤，如性交、手淫等。

⑤其他，如宫内感染等。一旦怀疑胎膜早破，孕妇应立即平卧，如可能应及时听胎心音，并立即送医院就诊。

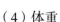

（4）体重

妊娠中、晚期体重增加每周应不少于0.3kg，不大于0.5kg。孕妇可自行监测体重，如体重增加过快，应考虑有无水肿或羊水过多；如增加过慢，应考虑有无宫内发育迟缓发生。

（5）寒战、发热

寒战、发热是感染的症状，一有发生就应警惕宫内感染的发生。宫内感染是一种对母体和胎儿都很严重的并发症，应予以高度重视。但也可能是因为胃肠道或肺部感染所致，所以孕妇不要自作主张地判断和用药，以免造成不良后果，应及时就诊和治疗。

## （二）妊娠中、晚期的护理问题

1.足踝部水肿

（1）相关因素

妊娠后盆腔血液回流到下腔静脉的血量增加，增大的子宫又压迫下腔静脉，使下肢静脉血液回流不畅。

（2）主要表现

大多数孕妇易发生足踝部水肿，而长期站立或坐位会加剧水肿，长期水肿可能会导致静脉曲张。如水肿合并高血压、蛋白尿，则属于病态。

（3）护理措施

孕妇一旦出现足踝部水肿，应作较全面的体格检查，以排除妊娠高血压疾病。嘱其避免长久站立或坐位，指导她们作足背屈曲运动，以收缩肌肉，促使血液回流。在休息和卧位时，注意抬高下肢，以促进静脉血液回流，同时避免摄取含高盐分的食物。

2.胃部灼热感

孕妇常在妊娠末2个月时有胃部灼热感。

（1）相关因素

主要是因为子宫底升高，压迫胃部使胃内压力升高，再加上贲门松弛致使胃内容物反流至食管下段，甚至口腔，引起胃液反流性食管炎。

（2）主要表现

常在进食后出现食管烧灼感，有时会反吐酸水。

（3）护理措施

护士向孕妇解释清楚后指导其预防方法，避免过饱和睡前饮食，饭后勿立即卧床，避免摄入过多脂肪、油炸、产气食物及辛辣食物，进餐时勿饮大量液体，注意少量多餐。若有酸水逆流至口腔，宜执行口腔清洁，还可以遵医嘱服用氢氧化铝、三硅酸镁等制酸药物。

3.失眠

孕妇除了易觉疲倦外，还常出现失眠现象。

（1）相关因素

子宫增大腹部受压，不易找到舒适卧姿；妊娠后期不规律宫缩、胎动及夜尿增多。

（2）护理措施

提供舒适安静的睡眠环境，按时熄灯，避免大声喧哗；睡前避免摄取过多液体；穿宽松及吸汗的棉质衣裤；避免观看刺激性的书刊或影片；采用侧卧姿势，并以软枕垫撑腹部，减轻宫缩胎动造成的不适。

4.便秘

便秘是孕妇的常见症状。

（1）相关因素

与孕期肠蠕动减缓、肠张力减弱、液体入量少及缺乏户外活动有关。由于子宫及胎先露部的压迫，也会感排便困难。

（2）护理措施

预防便秘发生至为重要。增加含纤维素的食物、水果以及流汁食物的入量，养成每日定时排便的习惯；晨起饮一杯冷开水也有助于预防便秘的发生；食用香蕉是预防、治疗便秘的非药物疗法；必要时口服缓泻剂，如睡前口服双醋酚汀5~10mg或酚酞1~2片，或用开塞露、甘油栓，但禁用峻泻剂，以免引起流产及早产，且切勿养成依赖药物的习惯。

5.痔

于妊娠晚期多见或明显加重。

（1）相关因素

由于妊娠期盆腔内血管分布增多，增大子宫的压迫，阻碍了静脉回流，静脉内压力增高引起曲张所致。

（2）主要表现

妊娠期痔的发生、发展及症状均明显，疼痛、出血较为常见，痔静脉血栓形成时将更严重。

（3）护理措施

护士应指导孕妇预防痔的发生和加重，指导孕妇摄取足够的液体和高纤维素食物，定时排便和增加身体运动以减少便秘的发生。而在妊娠中、后期宜多卧床休息，取侧卧位可以减轻对下腔静脉的压迫，有助于症状的缓解，躺着时可将臀部稍微抬高，以利骨盆腔及直肠肛门部血液回流。若已形成痔，应服缓泻药剂软化大便，局部热敷后涂20%鞣酸软膏或痔疮膏，将其轻轻送回肛门内，其后宜避免便秘、提重物，并保持软便或排便通畅以避免和加重症状。如发生血栓疼痛剧烈时，可用肛门栓剂，治疗无效时应手术切开、清除栓子。通常分娩后痔可缩小，症状消失，如分娩后痔症状仍严重，或有长期出血，致失血性贫血等，应转入外科给予手术治疗。

6.下肢、外阴静脉曲张

（1）相关因素

妊娠子宫增大，压迫下腔静脉，下肢及会阴静脉回流缓慢，血液淤积，对静脉壁造成压力，而使静脉曲张；妊娠晚期，增大之子宫还可压迫骨盆腔的静脉和外阴部静脉，加重症状。有人认为发病与遗传因素有关。

（2）主要表现

发生静脉曲张后，可出现下肢肿胀不适或疼痛，易于疲劳，且在下午症状加重，长期站立可使病情加重。其发病率约为20%，以经产妇多见，可发生于妊娠的任一期，严重者在妊娠2个月时即发病。

（3）护理措施

孕妇养成坐、卧时抬高下肢的习惯，或平卧于床上，抬腿成90°抵于墙壁，或侧卧；孕妇勿坐立过久，或于坐时一腿交叉搭于另一腿上，穿弹性裤或支持性裤袜，外阴用泡沫橡皮垫支托，有助于改善症状；严重者应完全休息。

7.腿部肌肉痉挛

（1）相关因素

造成腿部肌肉痉挛的机制尚不完全清楚，可能因钙离子浓度降低，钙与磷比例失调引起神经系统应激功能过强所致，也可能因维生素D缺乏，影响钙离子吸收所致，也有人认为与脚部神经传导受胀大子宫压迫有关系。

（2）主要表现

孕妇于妊娠后期常发生腿部肌肉痉挛，以腓肠肌最常见，夜间发作较重，孕妇会在半夜中由于肌肉痉挛疼痛而惊醒。

（3）护理措施

当肌肉痉挛发作时，可作腓肠肌按摩，或让孕妇仰卧、屈膝，护士或家属一手自足底握足，一手扶住膝部，突然使其伸膝，同时使足背屈，即可缓解；作腓肠肌热敷理疗等，也可使症状缓解。注意增加孕妇饮食中钙和维生素D的摄入，局部保暖，或口服复合维生素B等，均可预防腿部肌肉痉挛的发生。

8.腰背痛

（1）相关因素

由于妊娠子宫增大，向前凸出，孕妇为保持身体平衡而重心后移，肩部过度后倾，脊柱过度前屈，骨盆倾斜，背肌持续紧张；又因妊娠期体内松弛素增加使骨关节韧带松弛所致。

（2）主要表现

孕妇常感腰背部疼痛，或感下腰部、腰骶部疲劳疼痛，体质虚弱者尤甚，有人还会发生骶髂关节及耻骨联合处隐痛或压痛，行走活动时加重，严重者妨碍活动。

（3）护理措施

指导孕妇保持正确的坐、站、走路和提重物姿势，并矫正孕妇的错误姿势；定期作骨盆倾斜运动；避免穿高跟鞋，睡硬板床或较硬之床褥；弯腰、提重物或起床时避免过度伸张背脊，以免造成背部扭伤使疼痛加重；严重者应卧床休息；适当增加钙入量，进行腰骶部热敷，也有助于缓解症状。必要时应遵医嘱服用止痛药物。

9.下腹痛

此处之下腹痛乃指子宫圆韧带牵扯造成的下腹痛。

（1）相关因素

子宫圆韧带位于子宫双角的前下方，向前向下延伸至两侧盆壁，再穿过腹股沟终端止于大阴唇前端，为维持子宫正常的前倾位置。妊娠后子宫的体积、重量均增加，并上升至腹腔，圆韧带亦相应伸展拉长，由于牵拉、承重的影响使孕妇感腹股沟处疼痛和不适。

（2）主要表现

腹股沟处疼痛和不适。

（3）护理措施

可应用托腹腹带，给腹部及松弛的关节扶托，可减轻疼痛和不适，也可在下腹部热敷以缓解肌肉紧张造成的牵扯疼痛。

10.肋缘疼痛

（1）相关因素

由于子宫底的位置上升（尤以36周时），对肋缘造成压力，有时因胎儿活动频繁等原因所致。

（2）主要表现

多在妊娠晚期，肋缘双侧或单侧剧烈疼痛。疼痛多会自行缓解，至妊娠末期疼痛会更频繁，当胎头固定入骨盆时疼痛即消失。

（3）护理措施

当疼痛时，孕妇可托住疼痛部位，予以按摩，或者躺下休息均能减少压迫使疼痛减轻。

11.仰卧位低血压综合征

（1）相关因素

孕妇在妊娠末期较长时间仰卧位时，由于巨大的子宫压迫下腔静脉，使回心血量减少，心搏出量减少所致。

（2）主要表现

血压降低，心率加快，面色苍白，出冷汗等。

（3）护理措施

指导孕妇避免长时间仰卧位休息，即可以预防仰卧位低血压综合征的发生。一旦发生，立即改为侧卧位，解除对下腔静脉的压迫，使回心血量增加，症状即会解除。

12.贫血

孕妇于妊娠后半期对铁的需要量增多，单靠饮食补充不够，很容易造成贫血，护士应指导孕妇服用铁剂，如硫酸亚铁0.3g，每日1～2次口服以防贫血。如已发生贫血，应查明原因，以缺铁性贫血最常见，治疗时给予硫酸亚铁0.6g或富马酸亚铁0.2～0.4g，维生素C100mg，钙片2片，每日3次口服。

### 三、妊娠期性生活指导

妊娠早期由于早孕反应和乳房胀痛，以及雌激素分泌减少，孕妇的性冲动下降，但由于子宫供血量增加使得骨盆充血，阴部感觉加强，所以部分妇女在怀孕期间性欲增强，并首次体验到高潮，随着妊娠的发展，早孕反应逐渐消失，又不必担心妊娠，有些夫妻在妊娠中期的性生活会比非孕期和谐，但随着腹部的膨隆，性交姿势需要改变。但因为性交兴奋和机械性刺激引起盆腔充血、子宫收缩，可造成流产、胎膜早破或早产，且易于将细菌带入阴道而导致产前、产时和产后感染，故有学者指出在妊娠12周以内和32周以后应避免性生活。当然，妊娠期的性生活问题必须与夫妻二人共同讨论，解答双方的疑问，以使妊娠期顺利度过。

# 第五节　产前护理评估

进行全面细致的产前护理评估，是提高妊娠期护理质量的前提。理想的产前检查应从确诊早孕后开始，了解生殖器官及骨盆有无异常，检查心肺，测基础血压，测尿蛋白和尿糖。无异常者，应于妊娠20～36周期间每4周检查一次，36周开始每周检查一次，共做产前检查9次。如为高危孕妇，应根据具体情况增加检查次数。

### 一、健康史

孕妇首次接受产前检查时，应进行较全面的评估，并注意收集下列资料，及时发现影响妊娠正常过程的潜在因素。

#### （一）一般资料

1.年龄

年龄过小容易发生难产等；年龄过大，特别是35岁以上的初孕妇，容易并发妊娠期高血压疾病、产力异常等。

2.职业

如系接触有毒物质、放射物质及高温、高噪声职业，在孕期应予调换岗位。

### （二）家庭史

夫妻双方有无遗传疾病、慢性病，如高血压、心脏病史，以及有无双胎史等。

### （三）既往史

着重了解有无高血压、心脏病、结核病、肝肾疾病等病史，如有此类疾病，应注意了解发病时间及治疗情况。除此之外，还应了解手术和外伤病史。

### （四）月经史及婚育史

1.月经史

包括初潮年龄、月经周期、持续时间。记录方式为：初潮年龄持续时间月经周期。如：妇女初潮年龄为14岁，月经周期28～30天，持续时间为4～5天，记作天。同时还要了解每次月经的量，有无痛经，痛经的程度，以及末次月经日期，以便推算预产期。

2.婚育史

初婚的年龄，丈夫的健康状况，孕妇本人的妊娠次数，流产次数（自然分娩、手术分娩、剖宫产），分娩的感受，既往妊娠、分娩、产期的经过，有无并发症及治疗情况等。

### （五）本次妊娠情况

了解本次妊娠早期有无早孕反应及程度，病毒感染及用药史，胎动开始时间；妊娠过程中有无阴道流血、头痛、头晕、心悸、气短、下肢水肿等症状。

### （六）与妊娠有关的日常生活史

应了解孕妇的日常生活方式、饮食类型、活动与休息情况、工作状况以及个人卫生习惯。

## 二、身体评估

### （一）一般性检查

**1.身高、体重**

注意发育、营养、身高等。若身高＜145cm，常伴有骨盆狭窄。测量体重每周增加不应超过500g，超过者多有水肿或隐性水肿。所以每次产前检查均应测量体重并记录，以便及早发现异常情况。

**2.生命体征**

包括体温、脉搏、呼吸及血压。正常情况下血压不应超过140/90mmHg，或与基础血压相比较不超过30/15mmHg。

**3.全身系统检查**

除按内科常规进行全身各系统检查外，重点了解孕妇营养、发育及精神状态；检查孕妇的心、肺功能有无异常；脊柱及下肢有无畸形；认真检查乳房发育情况。仔细观察乳房对称性，乳头大小，有无乳头凹陷、皲裂，注意聆听主诉，观察孕妇出现水肿的情况。如孕妇仅膝以下或踝部水肿经休息后消退，则属正常，但应及时发现异常情况。

### （二）腹部检查

先向孕妇做好解释，让孕妇排空膀胱后仰卧于检查床上，暴露腹部，双腿略屈曲分开，腹肌放松，检查者站于孕妇右侧。

**1.视诊**

观察腹部大小，有无妊娠纹、手术瘢痕及水肿。如腹部过大，应考虑是否双胎、巨大儿、羊水过多的可能。如腹部过小，应考虑有无宫内发育迟缓（IUGR）的可能。

**2.触诊**

检查腹部肌肉紧张程度，了解胎儿大小、羊水情况及胎位等。

**（1）测量子宫底高度、腹围**

用软尺由耻骨联合上缘，经脐至子宫底测得的弧形长度即为子宫底高度；用软尺经脐中央、绕腹部一周测得的周径，即为腹围。子宫底高度和腹围的测量，主要用来评估胎儿大小及体重。胎儿体重（g）=宫高×腹围＋500。

（2）四步触诊法

检查子宫大小、胎产式、胎先露、胎位及胎先露是否衔接。作前三步检查手法时，检查者位于孕妇右侧并面对孕妇。作第四步检查手法时，检查者则面向孕妇足端。

第一步：检查者两手置子宫底部，检查子宫外形并测得子宫底高度，估计胎儿大小是否与妊娠周数相符。然后两手指腹相对轻推，判断宫底部的胎儿部分，若为胎头则硬而圆，有浮球感；若为胎臀则较软而宽，形状不规则。

第二步：检查者两手分别置于腹部两侧，一手固定，另一手轻轻深按检查，两手交替，分辨胎背及胎儿四肢的位置。平坦饱满者为胎背，并确定胎背向前、向侧或向后；高低不平、结节感者为胎儿肢体，如胎儿肢体正在活动时则更易分辨。

第三步：检查者右手拇指与其他4指分开，置于耻骨联合上方，握住先露部，仔细判断先露是头还是臀，左右推动以确定是否衔接，如先露仍浮动，表示尚未入盆，如先露部不能被推动，则已衔接。

第四步：两手置于先露部两侧，向下深压，进一步确定胎先露及其入盆程度，如胎先露已衔接，头、臀难以鉴别时，可作肛门检查，以协助诊断。

3.听诊

即听诊胎心音。胎心音在靠近胎背上方的孕妇腹壁上听得最清楚。枕先露时，胎心音在孕妇脐右或左下方；臀先露时，胎心音在近脐部上方听得最清楚；横位时在脐上、下方听得最清楚。听诊胎心音时要注意其节律与速度，并注意有无脐带血流杂音。当触诊确定胎背方向有困难时，可借助胎心音和胎先露综合分析判断胎位。

（三）骨盆测量

骨盆测量分为外测量和内测量，以了解骨盆大小及形态，判断胎儿能否经阴道分娩。

1.骨盆外测量

虽不能直接测出骨盆内径，但从外测量各径线的比例中，可以对骨盆大小作出间接的判断。常用的径线有：

（1）髂棘间径（IS）

取伸腿仰卧位，测量两髂前上棘外缘的距离，正常值为23～26cm。

（2）髂嵴间径（IC）

取伸腿仰卧位，测量两髂嵴外缘最宽的距离，正常值为25～28cm。

（3）骶耻外径（EC）

取左侧卧位，右腿伸直，左腿屈曲，测量第5腰椎棘突下至耻骨联合上缘中点的距离，正常值18～20cm。第5腰椎棘突下相当于米氏菱形窝的上角，或相当于髂嵴后连线中点下1.5cm。

（4）出口横径（TO）或称坐骨结节间径

取仰卧位，两腿弯曲，双手抱双膝，测量两坐骨结节内侧缘的距离，正常值为8.5～9.5cm。大于8.5cm属正常。如出口横径小于8cm，则应测量出口后矢状径，即坐骨结节间径中点至骶骨尖端的距离，其正常值为8～9cm。如出口横径加后矢状径之和大于15cm，一般足月胎儿可以经阴道娩出。

（5）耻骨弓角度

用两拇指尖斜着对拢，放置于耻骨联合下缘，左、右两拇指平放在耻骨降支上面，测量两拇指间的角度即为耻骨弓角度，正常值为90°，小于80°为异常。

2.骨盆内测量

能较准确地经阴道测知骨盆大小，适用于外测量提示骨盆有狭窄者。测量时孕妇取膀胱截石位，外阴部消毒。检查者戴消毒手套并涂滑润剂，动作轻柔，一般在孕24～36周时测量为宜，太早阴道较紧，影响操作；太晚则容易引起感染。测量的主要径线有：

（1）对角径（DC，又称骶耻内径）

为耻骨联合下缘至骶岬上缘中点的距离，正常值为12.5～13cm，此值减去1.5～2cm，即为真骨盆入口前后径的长度，又称真结合径。方法是检查者将一手的示指、中指伸入阴道，用指尖触到骶岬上缘中点，示指上缘紧贴耻骨联合下缘，用另一手示指正确标记此接触点，抽出阴道内手指，测量此接触点到中指尖的距离，即为对角径，再减去1.5～2cm，即得出真结合径值，真结合径的正常值为11cm。测量时，若阴道内中指尖触不到骶岬，表示对角径值大于12.5cm。

（2）坐骨棘间径（BD）

测量两坐骨棘间的距离，正常值约为10cm。测量方法为一手示指、中指放入阴道内，分别触及两侧坐骨棘，估计其间距离。

还有坐骨切迹宽度检查，代表中骨盆后矢状径。

### （四）阴道检查

孕妇在妊娠早期初诊时均应进行阴道内诊检查，以了解产道、子宫及附件情况，及时发现异常。妊娠21～36周时，应同时作骨盆内测量。妊娠最后一个月及临产前，应避免不必要的阴道检查，如确系必要，则应严格消毒，避免引起感染。

### （五）肛查

可以了解先露部，骶骨的弯曲度，坐骨棘、坐骨切迹宽度及骶尾关节的活动度。

### （六）辅助检查

除常规检查血象、血型和尿常规外，还应根据具体情况作下列检查。

1.肝功能、血液生化学、电解质测定，及胸透、心电图、乙肝表面抗体等项目检查，以判断有无妊娠并发症发生。

2.B超：以了解胎儿发育情况，羊水量，胎盘附着位置，以及胎儿畸形等。

3.对有死胎、死产、胎儿畸形史和患有遗传性疾病的病例，应检测孕妇甲胎蛋白值，并作羊水细胞培养进行染色体核型分析等。

## 三、心理社会评估

妊娠不仅会造成身体各系统的生理变化，而且孕妇的心理也会随着妊娠而有不同的变化，因此护理人员在提供妊娠期护理时，也应对孕妇进行心理社会评估，其主要内容包括：

第一，孕妇对妊娠的态度、看法及感受。

第二，孕妇有无异常心理反应，如过度焦虑、恐惧、淡漠、无法接受妊娠现实、行为不当等。

第三，孕妇的社会支持系统如何，并对家庭功能进行评估。

第四，家庭经济状况及生活环境的评估，其经济状况能否维持医疗、护理费用的支出和生活所需，家庭的生活空间、周围环境等。

第五，孕妇寻求健康指导的态度、动力及能力。

第六，孕妇及家庭成员目前所得到的实际健康知识情况。

## 四、护理问题

### （一）体液过多、水肿

与妊娠子宫压迫下腔静脉，或水钠潴留有关。

### （二）便秘

与妊娠引起胃肠蠕动减弱有关。

### （三）知识缺乏

与不了解妊娠期保健知识有关。

### （四）焦虑

与担忧自身及胎儿安全、害怕不能胜任母亲职责等因素有关。

### （五）恐惧

与妊娠造成不适、分娩产生疼痛等有关。

### （六）自我形象紊乱

与妊娠引起外形改变有关。

### （七）睡眠形态紊乱

与频繁的胎动和子宫增大有关。

### （八）性生活形态紊乱

与妊娠引起活动不便、性交姿势不便等有关。

## 五、护理处理

第一，帮助孕妇了解妊娠的正常生理性过程，如孕妇妊娠发生的生理上的改变；正确认识和应对妊娠中出现的各种不适和常见症状，如出现阴道流血，妊娠3个月后的恶心、呕吐、寒战、高热、腹部疼痛、头晕、眼花、胸闷、心悸、气促，液体自阴道流出，胎动计数减少等情况，及时到医院就诊；教导孕妇抚养孩子的知识和技能。

第二，健康教育。在这里特别提到胎教的重要性，目前应用较多的胎教方式有抚摸训练、音乐训练等。

第三，帮助孕妇树立起妊娠、分娩的信心，解除对妊娠和分娩的焦虑、恐惧心理。告知孕妇母体是胎儿生活的环境，孕妇出现的各种心理变化常常波及胎儿的发育。如孕妇情绪改变，可通过血液循环、内分泌系统的改变对胎儿的发育产生影响，若孕妇常常心理剧变、情绪不佳、焦虑、恐惧、紧张、悲观等，将直接引起胎儿脑血管收缩，脑血流量减少，进而影响大脑的发育，过度紧张、焦虑、恐惧常引起胎儿大脑发育畸形。大量研究还证明，长期受情绪困扰的孕妇，更易出现妊娠期、分娩期并发症，如严重焦虑时，可合并剧烈的恶心、呕吐，甚至早产、流产、产程延长或难产。因此，孕妇必须正确对待妊娠和分娩时出现的自然生理现象。

第四，对临近预产期的孕妇，应告知她们分娩先兆。一旦出现阴道流血伴规律宫缩，则为临产，应立即送往医院。如阴道内大量液体流出，嘱产妇平卧，由家属送往医院，以免脐带脱垂危及胎儿生命。

第五，指导孕产妇采取正确有效的避孕措施，使孕产妇了解到过多人工流产的危害性。值得注意的是，产后月经复潮之前，同样可能怀孕。

# 第十二章 正常分娩孕妇的护理

## 第一节 影响分娩的因素

决定分娩的因素包括产力、产道、胎儿和孕妇的精神心理因素。若这四个因素均正常并能相互适应，则胎儿可顺利地经阴道自然娩出，称正常分娩。

### 一、产力

将胎儿及其附属物从子宫内逼出的力量称为产力，其主要力量为子宫收缩力，辅助力量为腹肌、膈肌和肛提肌收缩力。

#### （一）子宫收缩力

子宫收缩力是临产后迫使子宫颈口扩张，胎儿及其附属物娩出的主要力量。其贯穿于分娩全过程，并具有以下特点。

1.节律性

节律性是指临产后子宫平滑肌产生有规律的阵发性收缩。每次子宫收缩（宫缩）由弱到强（进行期），维持一段时间（极期）后又逐渐减弱（退行期）直至消失并维持一定时间（间歇期），随后再开始收缩，如此反复交替至分娩结束。

2.对称性

与极性正常宫缩从两侧子宫角处开始，先向子宫底中线集中，再向下扩散，左右对称，为宫缩的对称性。宫缩在子宫底部最强、最持久，向下依次递减，为宫缩的极性。

3.缩复作用

宫缩时子宫肌纤维缩短变宽，间歇期肌纤维放松，但不能恢复至原来的长度，此现象称缩复作用。此作用使子宫肌层逐渐增厚，子宫腔容积逐渐缩小，随着产程进展迫使胎先露不断下降，子宫颈管逐渐消失，子宫颈口逐渐开大。

### （二）腹肌、膈肌及肛提肌收缩力

腹肌、膈肌及肛提肌收缩力是第二产程胎儿娩出的重要辅助力量。子宫口开全后，宫缩推动胎先露下降压迫盆底组织及直肠前壁，反射性地引起排便感，产妇主动屏气用力，使腹肌和膈肌有力地收缩，腹压增加，协同宫缩迫使胎儿娩出。肛提肌收缩力协助胎先露在盆腔内旋转、仰伸，最后胎儿、胎盘娩出。

## 二、产道

产道是胎儿娩出的通道，分为骨产道及软产道两部分。软产道是由子宫下段、子宫颈、阴道及盆底软组织所构成的弯曲通道。

### （一）子宫下段的形成

子宫下段由子宫峡部形成。非孕期子宫峡部长约1cm，妊娠12周后至妊娠末期逐渐扩展拉长形成子宫下段。临产时规律宫缩使其进一步伸展拉长达7～10cm，成为软产道的一部分。由于子宫肌纤维缩复作用，子宫上段越来越厚，子宫下段被动扩张越来越薄，在两者之间的子宫内面有一环状突起，称为生理性缩复环。正常情况下腹部不易见到此环。

### （二）子宫颈的变化

临产前子宫颈管长约2cm，临产后由于宫缩牵拉子宫颈内口的肌纤维，子宫腔内压力升高，胎先露下降使前羊膜囊呈楔状，使子宫颈内口向上、向外扩张，子宫颈管逐渐变短消失，最后展平。子宫颈管消失后，初产妇子宫颈外口仅容纳一指尖，经产妇则能容纳一指。初产妇多是子宫颈管先消失而后子宫口扩张，经产妇则多是子宫颈管消失与子宫口扩张同时进行。

## （三）骨盆底、阴道及会阴的变化

子宫口开全后，子宫腔、子宫下段及阴道形成一前壁短、后壁长的弯曲状通道。宫缩使胎先露由子宫腔下降至阴道，与前羊膜囊一起将阴道撑开，破膜后胎先露直接压迫软产道，阴道黏膜皱襞展平使腔道变宽，盆底肌肉向下及向两侧扩展，肌纤维拉长，会阴体变薄。胎先露即将到达阴道口时，会阴体组织由原来的4～5cm伸展变薄至2～4mm，分娩时若保护不当，易造成会阴裂伤。

# 三、胎儿

胎儿是否能顺利娩出，除产力和产道等因素外，还取决于胎儿大小、胎位以及有无畸形。胎儿发育过大，胎头径线大，胎儿过熟时颅骨较硬、胎头不易变形，亦可引起相对性头盆不称造成难产。

## （一）胎头

胎头是胎体的最大部分，也是胎儿通过产道最困难的部分，胎头是由2块额骨、2块顶骨、2块颞骨及1块枕骨构成。颅骨之间的缝隙称为颅缝，两顶骨之间为矢状缝，顶骨与额骨之间为冠状缝，顶骨与枕骨之间为人字缝，两额骨之间为额缝，颞骨与顶骨之间为颞缝。颅缝汇合处的空隙称囟门，位于胎头前方称前囟门或大囟门，位于胎头后方称后囟门或小囟门。分娩时颅缝、囟门可变窄至颅骨发生轻度重叠，使胎头缩小以适应产道，有利于胎头娩出。

## （二）胎头径线

1.枕下前囟径

从前囟门中央至枕骨隆突下方的距离，足月时平均为9.5cm。

2.枕额径

从鼻根至枕骨隆突的距离，足月时平均为11.3cm。

3.枕颏径

从颏骨下方至后囟门顶部的距离，足月时平均为13.3cm。

4.双顶径

两顶骨隆突间的距离，足月时平均为9.3cm。

### 四、孕妇的精神心理因素

分娩是一个生理过程，但对孕妇却是一个持久而强烈的应激源。相当数量的孕妇对分娩阵痛的刺激及分娩结局产生担忧，普遍有焦虑倾向，加之待产室的环境陌生、分娩室的紧张氛围，使孕妇常常处于焦虑不安甚至恐惧的心理状态。这种精神心理状态，可影响产力及影响孕妇的适应力，进而影响产程的进展。

总之，在分娩过程中，产力、产道、胎儿及孕妇的精神心理因素之间相互联系、相互影响。一般来说，骨产道和胎儿大小是相对固定的。产力、胎位及产妇的心理状况是可变的。因此，助产人员需认真、细致地观察，及时调整产力异常，矫正异常胎位，恰当地疏导产妇心理问题，促使分娩顺利进行。

# 第二节　枕先露的分娩机制

分娩机制是指胎先露部通过产道时，为适应骨盆各平面不同的形态被动地进行一系列转动，以其最小径线通过产道的全过程。不同胎方位有其不同的分娩机制，临床上以枕左前位最为多见，故以枕左前位为例叙述分娩机制。

### 一、衔接

胎头双顶径进入骨盆入口平面，颅骨最低点接近或达到坐骨棘水平，称为衔接（入盆）。胎头半俯屈，以枕额径进入骨盆入口平面，胎头矢状缝衔接于骨盆入口平面右斜径上，胎头枕骨位于骨盆左前方。初产妇可在预产期前1～2周内进行胎头衔接，经产妇多在分娩开始后进行胎头衔接。

### 二、下降

胎头沿骨盆轴前进的动作称为下降。下降贯穿于分娩全过程。胎先露下降程度是临床上判断产程进展的重要标志之一。

### 三、俯屈

胎头呈半俯屈状态下降至骨盆底时，胎头枕部遇到肛提肌阻力，胎头进一步俯屈，下颏贴近前胸部，胎头由衔接时的枕额径（平均11.3cm）变为枕下前囟径（平均9.5cm），以最小的径线适应产道进一步下降，称俯屈。

### 四、内旋转

为适应中骨盆及骨盆出口平面前后径大于横径的特点，胎头俯屈下降至中骨盆时，肛提肌收缩力将胎头枕部推向阻力小、部位宽的前方，使胎头向母体骨盆右前方旋转45°，后囟转至耻骨弓下方，以利于胎头继续下降。一般胎头内旋转动作于第一产程末完成。

### 五、仰伸

胎头完成内旋转后，继续下降达阴道外口，宫缩和腹压使胎头继续下降，肛提肌反射性收缩使胎头向前推进，两者合力使胎头继续向下、向前，当胎头枕骨下部到达耻骨联合下缘时，以耻骨弓为支点，胎头逐步仰伸，顶、额、鼻、口、颏相继娩出。

### 六、复位及外旋转

胎头娩出后，胎头枕部向母体骨盆左前方回转45°，使头与肩恢复正常关系，称为复位。此时，胎儿双肩在骨盆内继续下降。为适应骨盆形态，胎前肩（右）向母体前方中线旋转45°，使胎儿双肩径与骨盆出口平面前后径相一致，胎头枕部随之在外继续向左旋转45°，以保持头与肩的关系，称为外旋转。

### 七、胎肩、胎体娩出

外旋转动作完成后，前肩（右）先从耻骨弓下娩出，继之后肩（左）娩出，随后胎体及四肢相继娩出。

# 第三节 临产的诊断与产程分期

## 一、分娩先兆

分娩发动前，往往出现一些预示孕妇不久即将临产的症状，称为分娩先兆。

### （一）不规律宫缩

孕妇临产前1～2周常出现不规则宫缩，其特点是持续时间较短而不恒定，间歇时间不规律，不能使子宫口扩张及胎先露下降，故又称假临产。

### （二）胎儿下降感

由于胎先露下降进入骨盆入口平面，使子宫底下降，多数孕妇常感到上腹部较前舒适。因胎先露入盆压迫膀胱，常出现尿频症状。

### （三）阴道血性分泌物

临产前24～48小时，阴道排出少量血性分泌物，俗称见红，此为分娩即将开始比较可靠的征象。

## 二、临产诊断

临产的标志是出现规律性宫缩，宫缩时间持续30秒及以上，间歇5～6分钟，并伴有子宫颈管进行性消失、子宫颈口扩张和胎先露下降。

## 三、产程分期

分娩全过程是指从出现规律宫缩开始至胎儿、胎盘全部娩出为止，简称总产程。临床上分为三个产程。

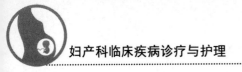
### （一）第一产程

又称子宫颈扩张期，从有规律宫缩开始到子宫口开全，初产妇为11~12小时，经产妇为6~8小时。

### （二）第二产程

又称胎儿娩出期，从子宫口开全至胎儿娩出，初产妇为1~2小时，经产妇约为1小时或仅几分钟。

### （三）第三产程

又称胎盘娩出期，从胎儿娩出至胎盘娩出，为5~15分钟，一般不超过30分钟。

# 第四节　第一产程的临床经过及护理

## 一、临床经过

### （一）规律宫缩

分娩开始时，子宫收缩力较弱，持续时间较短（约30秒），间歇时间较长（5~6分钟）。随着产程进展，宫缩持续时间逐渐延长，间歇时间逐渐缩短。子宫口接近开全时，持续时间可达60秒及以上，间歇时间1~2分钟，且强度不断增加。

### （二）子宫颈口扩张

临产后宫缩规律并逐渐增强，使子宫颈口逐渐扩张，胎先露逐渐下降。子宫颈口扩张规律是先慢后快，分为潜伏期和活跃期。

1.潜伏期

从规律宫缩开始至子宫颈口扩张3cm，此期子宫颈口扩张速度较为缓慢，约需8小时，最大时限为16小时。

2.活跃期

从子宫颈口扩张3cm至子宫颈口开全。此期子宫颈口扩张速度较快，约需4小时，最大时限为8小时。

### （三）胎先露下降

胎先露下降程度作为判断分娩难易的指标之一。潜伏期胎头下降不明显，进入活跃期胎头下降速度加快。判断胎头下降程度是以坐骨棘平面为标志，胎头颅骨最低点达坐骨棘时，记为"0"，在坐骨棘平面上1cm时记为在坐骨棘平面下1cm时记为"+1"，依此类推。根据每次检查的结果绘制成产程图。产程图是连续描记子宫口扩张和胎先露下降情况的坐标图。它以临产时间（h）为横坐标，以子宫口扩张程度（cm）和胎先露下降程度（cm）为纵坐标，画出子宫口扩张曲线和胎先露下降曲线，便于直观地了解产程进展情况。

### （四）胎膜破裂

胎膜破裂简称破膜。随着子宫口逐渐开大，胎先露逐渐下降将羊水阻隔为前、后两部分，形成前羊膜囊。胎先露进一步下降使前羊膜囊压力逐渐升高，当压力增高至一定程度时，胎膜自然破裂，多发生在第一产程末期子宫口接近开全或开全时。

## 二、护理评估

### （一）健康史

根据产前检查记录了解待产妇的一般情况，包括年龄、体重、身高、营养情况、既往史、过敏史、月经史、婚育史、分娩史等。了解本次妊娠的经过，孕期有无阴道流血、流液及有无内外科合并症等。了解宫缩出现的时间、强度及频率，了解胎位、胎先露、骨盆测量值及胎心情况。

## （二）身体状况

观察生命体征，了解胎心情况、宫缩、子宫口扩张和胎头下降情况，以及是否破膜，羊水颜色、性状及流出量。

## （三）心理及社会状况

由于第一产程时间较长，对分娩的认知及对疼痛的耐受性因人而异，且担心胎儿及自身的健康状况，产妇和家属容易产生紧张、焦虑和急躁情绪。

## （四）实验室及其他辅助检查

胎心监护仪可记录胎心变化情况和宫缩的情况。

# 三、护理问题

## （一）知识缺乏

缺乏分娩相关知识。

## （二）焦虑

与疼痛及担心分娩结局有关。

## （三）急性疼痛

与宫缩、子宫口扩张有关。

# 四、护理措施

## （一）心理护理

讲解相关知识，减轻焦虑。主动热情接待产妇，耐心回答产妇提出的有关问题，适当讲解分娩相关知识，鼓励产妇积极配合分娩，减轻产妇及家属的焦虑情绪。

### （二）观察产程进展

**1.监测胎心**

用胎心听诊器、多普勒仪于宫缩间歇时听胎心。潜伏期每1~2小时听1次，进入活跃期每15~30分钟听1次，并注意心率、心律、心音强弱。若胎心率超过160次/分或低于120次/分或不规律，提示胎儿宫内窘迫，应立即给产妇吸氧并报告医生。

**2.观察宫缩**

医护人员将一手掌放于产妇腹壁子宫体近子宫底处，宫缩时子宫体部隆起变硬，宫缩间歇时松弛变软，一般需连续观察3次，每隔1~2小时观察1次。观察并记录宫缩间歇时间、持续时间及强度。

**3.观察破膜及羊水情况**

一旦破膜，应立即监测胎心，记录破膜时间和羊水性状、颜色及量。若破膜后胎头未入盆，或胎位异常应嘱产妇卧床并抬高臀部，并注意观察有无脐带脱垂征象。破膜超过12小时尚未分娩者，遵医嘱给予抗生素预防感染。

**4.观察生命体征**

每隔4~6小时测量生命体征1次，发现异常应酌情增加测量次数，并予相应处理。

### （三）生活护理

**1.补充能量和水分**

鼓励产妇进食易消化、高热量的清淡食物，摄入足量水分，维持水、电解质平衡，保证充足的体力。

**2.活动与休息**

临产后胎膜未破且宫缩不强时，鼓励产妇在室内适当进行活动，以促进宫缩，利于子宫口扩张和胎先露下降。初产妇子宫口近开全，或经产妇子宫口扩张4cm时应取左侧卧位休息。

**3.清洁卫生**

协助产妇擦汗、更衣，保持外阴部清洁、干燥。

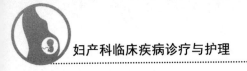

4.排便、排尿

鼓励产妇2~4小时排尿1次，并及时排便，以免影响宫缩及产程进展。

## 五、护理评价

第一，产妇是否了解分娩过程的相关知识。

第二，在产程中焦虑是否缓解，并主动配合医护人员。

第三，疼痛不适感是否减轻。

# 第五节　第二产程的临床经过及护理

## 一、临床经过

### （一）宫缩增强

此期宫缩强度进一步增强，频率进一步加快，宫缩持续时间可达1分钟甚至更长，间歇时间仅1~2分钟。

### （二）胎儿下降及娩出

子宫口开全后，胎头下降至骨盆出口压迫盆底组织时，产妇出现排便感，不自主向下屏气用力。会阴部逐渐膨隆变薄，阴唇张开，肛门松弛。宫缩时胎头显露于阴道口，间歇时又缩回，称胎头拨露。经过几次胎头拨露以后，胎头双顶径已超过骨盆出口，宫缩间歇不再回缩，称胎头着冠。此时，会阴极度扩张，胎头继续下降，当胎头枕骨抵达耻骨弓下方后，以此为支点进行仰伸、复位及外旋转，胎儿前肩、后肩、胎体相继娩出，羊水随即涌出。经产妇的第二产程较短，有时仅仅几阵宫缩即可完成上述过程。

## 二、护理评估

### （一）健康史

详细了解第一产程经过及处理情况，并注意了解产妇及胎儿情况。

### （二）身体状况

了解宫缩及胎心情况、产妇用力方法，观察胎头拨露及胎头着冠情况，评估有无会阴切开指征。

### （三）心理及社会状况

因剧烈疼痛及对分娩缺乏信心，同时担心胎儿安危而焦虑不安。

### （四）辅助检查

用胎儿监护仪监测胎心率基线与宫缩的变化。

## 三、护理问题

### （一）焦虑

焦虑与担心分娩是否顺利及胎儿健康有关。

### （二）疼痛

疼痛与宫缩及会阴伤口有关。

### （三）有受伤的危险

其与可能的会阴裂伤、新生儿产伤有关。

## 四、护理措施

### （一）观察产程

严密观察宫缩强度和频率；了解胎先露下降情况；每5～10分钟听胎心1次，仔细观察胎儿有无急性缺氧，发现异常及时通知医生并给予相应处理。

### （二）缓解焦虑

医护人员应给予产妇安慰和鼓励，并及时告之产程进展情况，同时协助产妇擦汗、饮水等，缓解产妇紧张、焦虑情绪。

### （三）正确指导产妇使用腹压

子宫口开全后指导产妇双足蹬在产床上，双手握住产床把手，宫缩时深吸气屏住，随后如排大便样向下屏气用力，宫缩间歇时放松休息，宫缩再现时重复上述动作。至胎头着冠后，指导产妇宫缩时张口哈气，宫缩间歇时稍向下用力使胎儿缓慢娩出。

### （四）正确接生，减少产妇及新生儿损伤

1.接生准备

初产妇子宫口开全或经产妇子宫口扩张至3～4cm时，将产妇送至产房做好消毒接生准备。产妇取膀胱截石位，双腿屈曲分开，臀下置便盆或橡胶单，分三步进行外阴擦洗及消毒：

（1）先用消毒肥皂水棉球擦洗外阴，顺序为阴阜、大腿内上1/3、大小阴唇、会阴和肛门周围，擦洗顺序为由上向下、由外向内。

（2）然后将消毒干棉球盖于阴道外口（防止擦洗液进入阴道），再用温开水冲去肥皂水。

（3）最后用0.5%碘伏棉球消毒，顺序为大小阴唇、阴阜、大腿内上1/3、会阴和肛门周围。消毒完后移去阴道口棉球及臀下的便盆或橡胶单，铺消毒中于臀下。检查好接生及新生儿抢救所需的所有用品后，接生者按无菌操作规程行外科洗手、穿手术衣、戴无菌手套、打开产包、铺消毒巾，准备接生。

2.接生前评估

行阴道检查了解胎位是否异常，并了解会阴条件及胎头大小，必要时行会阴切开。

3.接生步骤

接生者站在产妇右侧，当胎头拨露使阴唇后联合紧张时开始保护会阴。会阴部盖消毒中，接生者右肘支在产床上，右手拇指与其余四指分开，利用手掌大鱼际肌压住会阴部，当宫缩时应向上内方托压，左手适度下压胎头枕部，协助胎头俯屈和缓慢下降，宫缩间歇时右手放松但不离开会阴部，以免压迫过久致会阴水肿。当胎头枕骨在耻骨弓下露出时，嘱产妇宫缩时张口哈气，在宫缩间歇时稍用力，待胎头双顶径娩出时，左手协助胎头仰伸，使胎头缓慢娩出。胎头完全娩出后，右手继续保护会阴，左手拇指自胎儿鼻根向下颏挤压，其余四指白喉部向下颌挤压，挤出口鼻内的黏液和羊水，然后协助胎头复位及外旋转，左手将胎儿颈部向下轻压，使前肩自耻骨弓下完全娩出，再轻托胎颈向上，协助娩出后肩。双肩娩出后松开右手，然后双手协助胎体及下肢以侧位娩出。

4.脐带绕颈的处理

胎头娩出后若有脐带绕颈1周且较松时，应将脐带顺肩上推或从胎头滑下；若缠绕过紧或绕颈2周以上，则用两把止血钳夹住后从中间剪断，注意勿使胎儿受伤。

## 五、护理评价

第一，产妇情绪是否稳定。

第二，疼痛是否缓解。

第三，产妇是否有严重会阴裂伤，新生儿是否发生产伤。

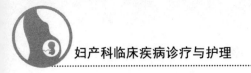

# 第六节　第三产程的临床经过及护理

## 一、临床经过

### （一）宫缩胎儿娩出后

子宫底下降至平脐部，宫缩暂停，产妇顿感轻松，几分钟后宫缩再现。

### （二）胎盘娩出

由于宫缩，附着于子宫壁的胎盘不能相应缩小而与子宫壁发生错位剥离，剥离面出血形成胎盘后血肿。子宫继续收缩，胎盘剥离面越来越大，最终完全剥离而排出。

## 二、护理评估

### （一）健康史

内容同第一、二产程，并了解第二产程的临床经过及处理。

### （二）身体状况

1.新生儿

（1）Apgar评分

用于判断新生儿有无窒息及窒息的严重程度。以出生后1分钟的心率、呼吸、肌张力、喉反射及皮肤颜色五项体征为依据，每项为0～2分（表12-1）。

表12-1　新生儿Apgar评分法

| 体征 | 0分 | 1分 | 2分 |
|---|---|---|---|
| 每分钟心率 | 0 | ＜100次 | ≥100次 |
| 呼吸 | 0 | 浅、慢而不规则 | 佳 |
| 肌张力 | 松弛 | 四肢稍屈曲 | 四肢活动好 |
| 喉反射 | 无反射 | 有少量动作 | 咳嗽、恶心 |
| 皮肤颜色 | 全身苍白 | 躯干红，四肢青紫 | 全身红润 |

（2）一般情况评估

测量身长、体重及头径，判断是否与孕周相符，有无胎头水肿及头颅血肿，体表有无畸形如唇裂、多指（趾）、脊柱裂等。

2.母亲

（1）胎盘娩出评估

①胎盘剥离征象包括以下几种

第一，子宫底上升至脐上，子宫体变硬呈球形。

第二，阴道少量流血。

第三，阴道口外露的脐带自行下移延长。

第四，用手掌尺侧按压产妇耻骨联合上方，子宫体上升而外露的脐带不回缩。

②胎盘娩出的方式有以下两种

第一，胎儿面娩出式：胎盘从中央开始剥离，而后向周边剥离，其特点是先胎盘娩出，后有少量阴道流血，较多见。

第二，母体面娩出式：胎盘从边缘开始剥离，血液沿剥离面流出，其特点是先有较多阴道流血，后胎盘娩出，较少见。

（2）宫缩及阴道流血量评估

正常情况下，胎儿娩出后宫缩迅速，经短暂间歇后，再次收缩致胎盘剥离。胎盘排出后，若宫缩良好，子宫底下降至脐下两横指，子宫壁坚硬，轮廓清楚，呈球形。若子宫轮廓不清、子宫底位置高为宫缩乏力的表现。阴道出血量多者，多由宫缩乏力、软产道损伤或胎盘残留等因素引起。

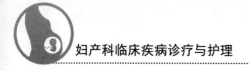

（3）软产道检查

胎盘娩出后，应仔细检查会阴、小阴唇内侧、尿道口周围、阴道和子宫颈有无裂伤。

## 三、护理问题

### （一）潜在并发症

如新生儿窒息、产后出血等。

### （二）有母儿依恋关系改变的危险

与产后疲惫及对新生儿性别不满意有关。

## 四、护理措施

### （一）新生儿处理

1.清理呼吸道

新生儿娩出后应立即置于辐射台保暖，用吸痰管清除口鼻腔内黏液和羊水，保持呼吸道通畅。若新生儿仍不啼哭，可轻抚背部或轻弹足底使其啼哭。

2.进行Apgar评分

出生后1分钟进行评分，8～10分为正常；4～7分为轻度窒息，缺氧较严重，除一般处理外需采用人工呼吸、吸氧、用药等措施；0～3分为重度窒息，又称苍白窒息，为严重缺氧，需紧急抢救。缺氧新生儿5分钟、10分钟后应再次评分并进行相应处理，直至连续2次大于或等于8分为止。

3.脐带处理

用75%乙醇或0.5%碘伏消毒脐根及其周围直径约5cm的皮肤，在距脐根0.5cm处用粗棉线结扎第一道，距脐根1cm处结扎第二道（注意必须扎紧脐带以防出血，但要避免过度用力致脐带断裂），距脐根1.5cm处剪断脐带，挤出残余血，用饱和高锰酸钾溶液消毒断面（药液切勿触及新生儿皮肤，以免灼伤），待干后以无菌纱布覆盖，再用脐带卷包裹。目前还有用气门芯、脐带夹、血管钳等方法结扎脐带。处理脐带时注意新生儿保暖。

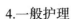

4.一般护理

评估新生儿一般情况后，擦净足底胎脂，盖新生儿的足印及产妇拇指印于新生儿记录单上，系上标明母亲姓名、住院号、床号、新生儿性别及体重和出生时间的手圈。用抗生素眼药水滴眼以预防结膜炎。如无禁忌证，产后半小时内进行母婴皮肤早接触、早吸吮，注意新生儿保暖及安全。

（二）协助胎盘娩出

胎盘未完全剥离前，切忌牵拉脐带或按摩子宫。当出现胎盘剥离征象时，接生者左手轻压子宫底，右手轻拉脐带使其向外牵引，当胎盘下降至阴道口时，双手捧住胎盘向一个方向旋转并缓慢向外牵拉，协助胎盘、胎膜完整娩出。若这期间发现胎膜部分断裂，用血管钳夹住断裂上端的胎膜，继续沿原方向旋转直至胎膜完全娩出。

（三）检查胎盘、胎膜

胎盘娩出后应立即检查胎盘小叶有无缺损、胎膜是否完整。若疑有副胎盘、胎盘小叶或大部分胎膜残留，应及时行子宫腔探查并取出。

（四）检查软产道

胎盘娩出后，应仔细检查软产道，如有裂伤立即予以缝合。

（五）预防产后出血

胎儿前肩娩出后立即静脉注射缩宫素10～20U，加强宫缩促进胎盘迅速娩出。胎盘娩出后，按摩子宫刺激宫缩，必要时遵医嘱予缩宫素或麦角新碱肌内注射。

（六）心理护理

及时告知产妇分娩情况及新生儿情况，给予心理安慰和鼓励，协助母婴接触，建立母子感情。

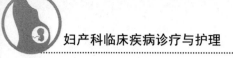

（七）产后 2 小时护理

胎盘娩出后产妇继续留在产房内观察2小时。严密观察血压、脉搏、宫缩、子宫底高度、膀胱充盈及会阴切口情况。如发现宫缩乏力、阴道流血量多、会阴血肿等立即报告医生并给予相应处理。观察2小时无异常后，方可送产妇回休养室休息。

## 五、护理评价

第一，是否发生了产后出血或新生儿窒息等并发症。

第二，产妇是否接受新生儿并进行皮肤接触和早吸吮。

# 参考文献

[1]  纪学芹. 产前超声筛查基础教程. 银川：阳光出版社，2019.

[2]  Joseph J.Apuzzio（约瑟夫·J·阿普齐奥）. 产科手术学. 第4版. 北京：中国科学技术出版社，2019.

[3]  韩晓云. 实用临床妇产科疾病诊疗学[M]. 上海：上海交通大学出版社，2018.

[4]  李玲. 实用妇产科护理技术[M]. 汕头：汕头大学出版社，2019.

[5]  徐光霞，秦山红，赵群. 临床妇产科诊疗技术[M]. 广州：世界图书出版广东有限公司，2019.

[6]  田海珍. 现代妇科与产科[M]. 上海：上海交通大学出版社，2018.

[7]  郑华恩. 妇产科临床实践[M]. 广州：暨南大学出版社，2018.

[8]  吴沃栋，黄艳仪，陈次滨. 心脏病与妊娠[M]. 北京：科学出版社，2016.

[9]  林其德. 自然流产[M]. 北京：人民卫生出版社，2015.

[10] 李玲. 现代产科护理学进展[M]. 汕头：汕头大学出版社，2019.

[11] 张春红. 实用妇产科手术学[M]. 天津：天津科学技术出版社，2018.

[12] 张睿，陈志辽. 剖宫产术：产科手术的操作规范[M]. 沈阳：辽宁科学技术出版社，2020.

[13] 姬春慧. 临床产科规范化诊疗[M]. 北京：中国纺织出版社，2018.

[14] 陈芬，王莉杰. 妇产科护理学[M]. 西安：西安交通大学出版社，2016.

[15] 丁淑贞，王起兰. 妇产科临床护理[M]. 北京：中国协和医科大学出版社，2016.